国家出版基金项目
NATIONAL PUBLICATION FOUNDATION

平乐正骨系列丛书

总主编 郭艳幸 杜天信

高泉阳 鲍铁周 郭珈宜 主编

平乐正骨手法学

6

PINGLE GUO'S
ORTHOPAEDIC

中国中医药出版社
·北京·

图书在版编目（CIP）数据

平乐正骨手法学 / 高泉阳，鲍铁周，郭珈宜主编 .—北京：中国中医药出版社，2018.12
（平乐正骨系列丛书）

ISBN 978 – 7 – 5132 – 5091 –7

Ⅰ . ①平…　Ⅱ . ①高…　②鲍…　③郭…　Ⅲ . ①正骨手法　Ⅳ . ① R274.2

中国版本图书馆 CIP 数据核字（2018）第 14955 号

中国中医药出版社出版

北京市朝阳区北三环东路 28 号易亨大厦 16 层
邮政编码　100013
传真　010-64405750
保定市中画美凯印刷有限公司印刷
各地新华书店经销

开本 787 × 1092　1/16　印张 25.25　字数 507 千字
2018 年 12 月第 1 版　2018 年 12 月第 1 次印刷
书号　ISBN 978 – 7 – 5132 – 5091 – 7

定价　159.00 元
网址　www.cptcm.com

社 长 热 线　010-64405720
购 书 热 线　010-89535836
维 权 打 假　010-64405753

微信服务号　zgzyycbs
微商城网址　https://kdt.im/LIdUGr
官 方 微 博　http://e.weibo.com/cptcm
天猫旗舰店网址　https://zgzyycbs.tmall.com

如有印装质量问题请与本社出版部联系（010-64405510）

正骨医学瑰宝　造福社会民生（陈序）

　　平乐郭氏正骨，享誉海内外，是我国中医正骨学科的光辉榜样，救治了大量骨伤患者，功德无量，是我国中医药界的骄傲。追溯平乐正骨脉络，实源于清代嘉庆年间，世代相传，医术精湛，医德高尚，励学育人，服务社会，迄今已有220余年历史。中华人民共和国成立以后，平乐正骨第五代传人高云峰先生将其家传秘方及医理技术传于天下，著书立说，服务民众。在先生的引领下，1958年创建河南省平乐正骨学院，打破以往中医骨伤靠门内传授之模式，中医骨伤医疗技术首次作为一门学科进入大学及科学研究部门之殿堂，学子遍布祖国各地，形成平乐正骨系统科学理论与实践体系，在推动中医骨伤学科的传承与发展方面做出了重大的贡献。以平乐正骨第六代传人、著名骨伤科专家郭维淮教授为代表的平乐正骨人，更是不断创新、发展和完善，使"平乐正骨"进一步成为以理论架构完整、学术内涵丰富、诊疗经验独特、治疗效果显著等为优势的中医骨伤科重要的学术流派，确立其在中医骨伤科界的重要学术地位。由于平乐郭氏正骨的历史性贡献与影响，"平乐郭氏正骨法"于2008年6月被国务院列入国家第一批非物质文化遗产保护名录；2012年，"平乐郭氏正骨流派"被国家中医药管理局批准为国家第一批中医学术流派传承工作室建设单位。

　　《平乐正骨系列丛书》从介绍平乐正骨的历史渊源、流派传承等发展经历入手，分别论述了平乐正骨理论体系、学术思想、学术特色及诊疗特色，包括伤科"七原则""六方法"，平乐正骨固定法、药物疗法、功能锻炼法等。此外，还生动论述了平乐正骨防治结合的养骨法、药膳法，以及平衡思想等新理念、新思路和新方法，囊括了平乐正骨骨伤科疾病护理法及诊疗规范，自成一体，独具特色。从传统的平乐正骨治伤经典入手，由点及面，把平乐正骨的预防规范、诊疗规范、护理规范、康复规范等立体而全面地呈献给社会，极具实用性及科学性。该书集我国著名的骨伤科学术流派——平乐正骨之大成，临床资料翔实、丰富、可靠，汇聚了几代平乐正骨人的心血，弥足珍贵。

该书系从预防入手，防治结合，宗气血之总纲，守平衡之大法，一些可贵的理论或理念第一次呈献给大家，进一步丰富、发展了平乐正骨理论体系，集理、法、方、药于一体，具有较强的系统性、创新性、实用性和科学性，丰富和完善了中医骨伤疾病诊疗体系，体现了平乐正骨中西并重、兼收并蓄、与时俱进的时代性和先进性。该书既可供同行参考学习，寓教于学，也可作为本学科的优秀教材。

随着世界医学的发展、人类疾病谱的变化，以及医学科学技术的进步，人们更加关注心理因素和社会因素对于疾病的影响，更加关注单纯医疗模式向"医疗、保健、预防"综合服务模式的转变。在为人民健康服务的过程中，平乐正骨始终坚持以患者需求为本，疗效为先，紧紧围绕健康需求，不断探索、创新与发展。今天，以杜天信院长及平乐正骨第七代传人郭艳幸教授为代表的平乐正骨人，秉承慎、廉、诚之医道医德，弘扬严谨勤勉之学风，继承发扬，严谨求实，博采众长，大胆创新，在总结、继承、更新以往学术理论和临床经验的基础上，对平乐正骨进行了更深层次的挖掘、创新，使得平乐正骨从理论到实践都进一步取得了重大突破。

纵观此系列丛书，内涵丰富，结构严谨，重点突出，实用性强，体现了"古为今用，西为中用"和中医药学辨证论治的特点，可以为中医骨伤科学提供重要文献，为临床医师提供骨伤科临床诊疗技术操作指南，为管理部门提供医疗质量管理的范例与方法，为从业者提供理论参考标准和规范，为人民大众提供防治疾病与养生的重要指导。

我深信此套丛书的出版，必将对中医骨伤科学乃至中医药学整体学术的继承与发展，做出新的贡献，是以为序。

陈可冀

中国科学院资深院士

中国中医科学院首席研究员

2018 年元月于北京西苑

继往开来绽新花（韦序）

受平乐郭氏正骨第 7 代传人、国家级非物质文化遗产项目中医正骨疗法（平乐郭氏正骨法）代表性传承人郭艳幸主任医师之邀，为其及杜天信教授为总主编的《平乐正骨系列丛书》做序，不由得使我想到了我的母校——河南平乐正骨学院，如果不是受三年自然灾害影响，今年就是她的"花甲之年"。

1955 年冬天，平乐郭氏正骨第 5 代传人高云峰先生到北京参加全国政协会议，当毛泽东主席见到高云峰时，指着自己的胳膊向她说："就是这里折了，你能接起来吗？现在公开了，要好好培养徒弟，好好为人民服务！"毛主席的教导，给予高云峰先生多么大的鼓舞啊。她回到洛阳孟津平乐家中，不久就参加了工作，立下了要带好徒弟，使祖传平乐郭氏正骨技术惠及更多患者的决心。

在党和政府的关怀、支持下，于 1956 年 9 月成立了河南省平乐正骨医院（河南省洛阳正骨医院的前身），这是我国最早的一家中医骨伤专科医院，高云峰先生为首任院长。平乐郭氏正骨也因其技术优势与特色在全国产生了巨大影响，《河南日报》《健康报》《人民日报》为此做了相继报道，平乐郭氏正骨医术被誉为祖国医学宝库中的珍珠（见 1959 年 10 月 17 日《健康报》）。

1958 年，为进一步满足广大人民群众对医疗保健事业日益增长的需求，把中医正骨医术提高到新的水平，经国家教育部和河南省政府有关部门批准，在平乐正骨医院的基础上，由高云峰先生主持成立了我的母校河南平乐正骨学院——全国第一所中医骨科大学，高云峰先生任院长。平乐正骨学院的成立，开辟了中医骨伤现代教育的先河，为中医骨伤科掀开了光辉灿烂的历史篇章，使中医骨伤由专有技术步入了科学的殿堂。高云峰先生是我国中医骨伤高等教育当之无愧的开拓者和奠基人。新中国成立后，中医骨伤的骨干力量由此源源不断地输送到祖国各地，成为各省公立医院骨伤科或学院骨伤系的创始人及学术带头人。因此，河南平乐正骨学院被学术界誉为中医骨伤的"黄埔军校"。同时，在学术界还有"平乐正骨半天下"的美誉。

1960 年 9 月上旬，我第一次乘火车，在经过两天两夜的旅程后，来到了位于洛阳市白马寺附近的河南平乐正骨学院，被分在本科甲二班，这个班虽然仅有 19 名学生，却是来自国内 14 个省、市、自治区的考生或保送生。日月如梭，50 多年前的那段珍贵的经历令我终生难忘，我带着中医骨伤事业的梦想从平乐正骨学院启航，直到如今荣获"国医大师"殊荣。

经过几代平乐正骨人的不懈努力，平乐正骨弟子遍及海内外，在世界各地生根、发芽、开花、结果，为无数患者带来福祉。如今的平乐正骨流派已成为枝繁叶茂的全国最大最具影响力的学术流派之一，河南省洛阳正骨医院也已成为一所集医疗、教学、科研、产业、康复、文化于一体的具有 3000 多张床位的三级甲等省级中医骨伤专科医院。站在新时代的起点，发展和创新平乐正骨、恢复高等教育是新一代平乐正骨人的肩负使命，也是我和其他获得平乐郭氏正骨"阳光雨露"者的梦想和愿望。

《平乐正骨系列丛书》共约 700 余万字，含 18 个分册，包含《平乐正骨发展简史》《平乐正骨史话》《平乐正骨基础理论》《平乐正骨平衡学》《平乐正骨常见病诊疗规范》《平乐正骨诊断学》《平乐正骨影像学》《平乐正骨骨伤学》《平乐正骨筋伤学》《平乐正骨骨病学》《平乐正骨手法学》《平乐正骨外固定法》《平乐正骨药物治疗学》《平乐正骨养骨学》《平乐正骨康复药膳》《平乐正骨康复法》《平乐正骨护理法》《平乐正骨骨伤常见疾病健康教育》等，是对 220 余年平乐正骨发展成果与临床经验的客观总结，具有鲜明的科学性、时代性和实用性。此套丛书图文并茂，特色突出，从平乐正骨学术思想到临床应用等，具体翔实地介绍了平乐正骨的诊疗方法和诊疗特色。平乐正骨有高等院校教育的过去和今天的辉煌，将来也必然能使这段光荣的历史发扬光大，结出累累硕果。《平乐正骨系列丛书》是中医骨伤从业者难得的一套好书，也是中医骨伤教学的好书，特别适用于高等医药院校各层次的本科生、研究生阅读。

特为此序！

韦贵康

国医大师

世界手法医学联合会主席

广西中医药大学终身教授

2018 年 6 月

百年正骨 承古拓新（孙序）

在河洛文化的发祥地、十三朝古都洛阳，这块有着厚重历史文化底蕴的沃土上，孕育成长着一株杏林奇葩，这就是有着220余年历史、享誉中外的平乐郭氏正骨。自郭祥泰于清嘉庆元年（1796）在平乐村创立平乐正骨以来，其后人秉承祖训，致力于家学的发展与创新，医术名闻一方。1956年，平乐正骨第五代传人高云峰女士，在毛泽东主席的亲切勉励下，带领众弟子创办了洛阳专区正骨医院，1958年创建平乐正骨学院，1959年创建平乐正骨研究所，并自制药物为广大患者服务，使平乐正骨于20世纪50年代末即实现了医、教、研、产一体化，学子遍及华夏及亚、欧、美洲等地区和国家，成为当地学科的带头人和骨干力量，平乐正骨医术随之载誉国内外，实现了由医家向中医著名学术流派的完美转型。平乐郭氏正骨第六代传人郭维淮，作为首届国家级非物质文化遗产传承人，带领平乐正骨人，将平乐郭氏正骨传统医术与现代科学技术结合，走创新发展之路，使平乐郭氏正骨以特色鲜明、内涵丰富、理论系统、疗效独特等为优势，为"平乐正骨"理论体系的形成奠定了坚实的基础，为中医骨伤科学的发展做出了重要贡献。

《平乐正骨系列丛书》全面介绍了国家非物质文化遗产——平乐郭氏正骨的内容，全方位展现了平乐正骨的学术思想和特色。丛书包含18个分册，从介绍平乐正骨的历史渊源、流派传承等情况入手，分别论述了平乐正骨学术思想、学术特色、理论体系及诊疗特色，尤其是近年理论与方法的创新，如"平衡思想""七原则""六方法"等。丛书集220余年平乐正骨学术之精华，除骨伤、骨病、筋伤等诊疗系列外，还涵盖了平乐正骨发展史、基础理论、平衡学、正骨手法、固定法、康复法、护理法等，尤其是体现平乐郭氏正骨防治结合思想的养骨法、药膳法和健康教育等，具有鲜明的时代特点，符合现代医学的预防－医学－社会－心理之新医学模式，为广大患者带来了福音。

统观此丛书，博涉知病、多诊识脉、屡用达药，继承我国传统中医骨伤科学之精华，结合现代医学之先进理念，承古拓新，内容丰富，实用性强，对骨伤医生及研究者有很好的指导作用。全书自成一体，独具特色，是一套难能可贵的好书。

《平乐正骨系列丛书》由洛阳正骨医院、郑州骨科医院、深圳平乐骨伤科医院等平乐正骨主要基地的百余名专家共同撰著，参编专家均为长期工作在医、教、研一线，临床经验丰富的平乐正骨人；临床资料翔实、丰富、可靠，汇聚了几代平乐正骨人的心血，弥足珍贵。

叹正骨医术之精妙，殊未逊于西人，虽器械之用未备，而手法四诊之法既精，则亦足以赅括之矣。愿此书泽被百姓，惠及后世。

中华中医药学会副会长

中华中医药学会骨伤专业委员会主任委员

中国中医科学院首席专家

2018 年 3 月

施 序

　　"平乐正骨"是我国中医骨伤学科著名流派之一，被列为国家级非物质文化遗产，发祥于我国河南省洛阳市孟津县平乐村，先祖郭祥泰自清代创始迄今已历七代，相传220余年，被民众誉为"大国医""神医"，翘楚中华，饮誉海内外。中医药学是一个伟大宝库，积聚了历代医家深邃的创新智慧、理论发明和丰富的临证经验。在如此灿若星河的中医药发展历史画卷中，"平乐正骨"俨然是一颗熠熠生辉的明珠。"洛阳春色擅中州，檀晕鞓红总胜流。"近220余年来，西学东进，加之列强欺凌，包括中医药在内的我国优秀民族传统文化屡遭打压。然而，"平乐正骨"面对腥风血雨依然挺立，诚为奇葩。我国中医骨伤同道在引以为傲的同时每每发之深省，激励今日之前行。

　　"平乐正骨"自先祖郭祥泰始，后经郭树楷、郭树信相传不辍，代有建树，遂形成"人和堂""益元堂"两大支系。郭氏家族素以"大医精诚"自励，崇尚"医乃仁术"之宗旨，坚持德高济世、术优惠民为己任之价值取向和行为规范，弘扬"咬定青山不放松，立根原在破岩中。千磨万击还坚劲，任尔东西南北风"的创业精神，起废除伤、病愈膏肓、妙手回春等众多轶事传闻誉溢乡里域外，不绝于耳。"平乐正骨"植根民众，形成"南星""北斗"之盛况经久不衰。中华人民共和国成立后的60多年来，在中国共产党的中医政策指引下，更是蓬勃发展。在第五代传人高云峰女士和第六代传人郭维淮教授的推进下日臻完善，先后建立了公立洛阳正骨医院、平乐正骨学院、河南省平乐正骨研究所。河南省洛阳正骨医院以三级甲等医院的规模和医疗品质，每年吸引省内外乃至海外数以百万计的骨伤患者，为提升医院综合服务能力，他们积极开展中西医结合诊疗建设，不断扩大中医骨伤治疗范围和疗效水平。平乐正骨学院及以后的培训班为国家培育了数千名优秀骨伤高级人才，时至今日，他们中的大多数已成为我国中医骨伤科事业的学科带头人、领军人才或著名学者。改革开放以来，在总结临床经验的同时，引入现代科技和研究方法，河南省洛阳正骨研究所获得多项省和国家重大项目资助，也获得多项省和国家科技奖项，在诸多方面为我国当代中医骨伤事业发展做出了重大贡献，河南省洛阳正骨医院也被国家列为部级重点专科和全国四大基地之一。"天行健，君子以自强不息"，郭氏门人始终在逆境中搏击，在成功中开拓。以"平乐正骨"为品牌的洛阳正骨医院，在高云峰等历届院长的带领下，成功地将"平乐正骨"由民间医术转向中医现代化的诊疗体系，由传统医技转向科技创新的高端平台，由单纯口授身传的师承育人模式转向现代学校教育制度的我国高等中医骨伤人才培养的摇篮，从而实现了难能可贵的历史跨越。中医药事业的发展应以"机构建设为基础，人才培养为关键，学术发展为根本，科学管理为保障"，这是 20 世纪 80 年代国家中医药管理局向全国提出的指导方针，河南省洛阳正骨医院的实践和成功无疑证实了其正确性，而且是一个先进的范例。

牡丹为我国特产名贵花卉，唐盛于长安，至宋已有"洛阳牡丹甲天下"之说，世颂为"花王"。刘禹锡《赏牡丹》诗曰："庭前芍药妖无格，池上芙蕖净少情。唯有牡丹真国色，花开时节动京城。""平乐正骨"正是我国中医药百花园中一株盛开不衰的灿烂花朵，谨借此诗为之欢呼！

继承创新是中医药事业振兴的永恒主题。在流派的整理与传承中，继承是前提、是基础。"平乐正骨"以光辉灿烂的传统文化为底蕴，有着丰富的学术内涵和独具特色的临证经验。其崇尚"平衡为纲，整体辨证，筋骨并重，内外兼治，动静互补"的学术思想，不仅是数代郭氏传人的经验总结，而且也充分反映了其哲学智慧，从整体上阐明了中医药特色优势在"平乐正骨"防治疾病中的运用。整体辨证是中医学的基本观点，强调人与自然的统一，人自身也是一个统一的整体。中医学理论体系的形成渊薮于中国古典哲学，现代意义上的"自然"来自拉丁语 Nature（被生育、被创造者），最初含义是指独立存在，是一种本能地在事物中起作用的力量。中国文人的自然观远在春秋时期即已形成，闪烁着哲学睿智。《道德经》曰："人法地，地法天，天法道，道法自然。"后人阮籍曰："道即自然。"《老子》还强调"柔弱胜刚强""天下莫柔弱于水，而攻坚强者莫之能胜，以其无以易之。弱之胜强，柔之胜刚，天下莫不知，莫能行"。相传出于孔子之手的《周易大传》提出刚柔的全面观点，认为"刚柔者，昼夜之象也""君子知微知彰，知柔知刚，万夫之望""刚柔相推而生变化""一阴一阳之谓道"。《素问·阴阳应象大论》进一步明确提出："阴阳者，天地之道也；万物之纲纪，变化之父母，生杀之本始，神明之府也。"天人相应的理念，加之四诊八纲观察分析疾病的中医学独有方法，不仅使整体辨证有可能实施，而且彰显了其优势。"平乐正骨"将这些深厚的哲理与骨伤临床结合，充分显示其文化底蕴和中医学的理论造诣。"骨为干，肉为墙"，无论从生理或病理角度，中医学总是将筋骨密切联系，宗筋束骨，在运动中筋骨是一个统一的整体，只有在动静力平衡的状态下才能达到最佳功能。"肝主筋""肾主骨""脾主肌肉"，"平乐正骨"提出的"筋骨并重，内外兼治"正是其学术思想的灵活应用。在我看来，"动静互补"比"动静结合"有着更显明的理论特征和实用价值。在骨伤疾病的防治中，动和静各有其正面和负面的作用，因而要发挥各自的正能量以避免消极影响，这样便需要以互补为目的形成两相结合的科学方法，如果违背了这一目的，动和静失去量的限制，结合仅是一种形式，甚至不利于损伤的修复。科学的思维，其延续往往不受光阴的限制，甚至有异曲同工之妙。现代研究证实，骨膜中的骨祖细胞对骨折愈合起着重要作用，肌肉是仅次于骨膜最接近骨表面的软组织，适当的肌肉收缩应力可以促进骨的发育和损伤愈合，肌肉中的丰富血管为骨提供了营养供应，肌肉的异常（包括功能异常）也会影响骨量和骨质。临床研究表明，即使不剥离骨膜，肌肉横断损伤也会延迟骨折愈合。因此，除骨膜和骨髓间充质的干细胞外，肌肉成为影响骨折愈合的又一重要组织，其中肌肉微环境的改变则是研究的重要方面。220多年前的"平乐正骨"已在实践中体现了这种思维，并探索其规律。

基于上述的理论和实践，"平乐正骨"形成了一整套独具特色的诊疗方法，包括手法、内外药物治疗、练功导引等，将骨伤疾病的防治、康复、养生一体化。早在20世纪50年代，高云峰、郭维淮等前辈已将众多家传秘方和技术公诸于世。"平乐正骨"手到病除的技艺来自于郭氏历代传人的精心研究和积累，也与其注重学术交流、博采众长密切相关。"平乐正骨"的发源地也是少林寺伤科的发祥地。相传北魏孝文帝（495）时，少林寺始建于河南登封市北少室山五乳峰下。印度佛教徒菩提达摩曾在该寺面壁9年，传有"达摩十八手""心意拳"等。隋末少林寺僧助秦王李世民有功受封，寺院得到发展，逐渐形成与武术相结合的伤科技法，称为"少林寺武术伤科"，在唐代军营中推广应用，少林寺秘传内外损伤方亦得以流传。作为文化渊源，对"平乐正骨"不无影响。

洛阳之称首见于《战国策·苏秦以连横说秦》。早在距今六七千年前，该地区已发展到母系氏族繁荣阶段，著名的仰韶文化即发现于此。自周以来相继千年，成为中原地区历史上重要的政治、文化、经济、商贸、科技中心。在我国历史上有着重要地位的大批经典名著、科技发明多发迹于此。如《说文解字》《汉书》《白虎通义》《三国志》《博物志》《水经注》《新唐书》《资治通鉴》，以及"蔡侯纸""龙门石窟""唐三彩"等均为光灿千古之遗存。此外，如"建安七子"、三曹父子、"竹林七贤"、"金谷二十四友"、李白杜甫相会、程氏兄弟理学宣讲，以及白居易以香山居士自号，晚年居洛城 18 年等群贤毕至、人才荟萃。唐·卢照邻曾曰："洛阳富才雄。"北宋·司马光有诗曰："若问古今兴废事，请君只看洛阳城。"在如此人文资源丰富的地域诞生"德才兼高、方技超群"的"平乐正骨"应是历史的必然。以"平乐正骨"第七代传人杜天信教授、郭艳幸教授为首的团队肩负历史责任和时代使命，率领河南省洛阳正骨医院和河南省正骨研究院，在继承、创新、现代化、国际化的大道上快速发展，为我国中医骨伤学科建设和全面拓展提供了宝贵经验，做出了重大贡献，他们不负众望，成为"平乐正骨"的后继者、兴旺的新一代。汇积多年经验，经过认真谋划，杜天信教授、郭艳幸教授主编的《平乐正骨系列丛书》共 18 册即将出版，该套书图文并茂，洋洋大观，可敬可贺。当年西晋大文豪左思移居洛阳，筹构 10 年，遂著《三都赋》而轰动京城，转相录抄以致难觅一纸，遂有"洛阳纸贵"之典故脍炙人口，千年相传。本书问世，亦当赞誉有加，再现"洛阳纸贵"，为世人目睹"平乐正骨"百年光彩而呈献宝鉴。

　　不揣才疏，斯为序。

施杞

中医药高校教学名师

上海中医药大学脊柱病研究所名誉所长、终身教授

中华中医药学会骨伤分会名誉主任委员

乙未夏月

总前言

发源于河洛大地的平乐郭氏正骨医术是中医药学伟大宝库中的一颗明珠,起源于1796年,经过220余年的发展,平乐正骨以其特色鲜明、内涵丰富、理论系统、疗效独特、技术领先的优势及其所秉承的"医者父母心"的医德、医风,受到海内外学术界的广泛关注,并成为国内业界所公认的骨伤科重要学术流派。2008年6月,平乐郭氏正骨法被载入国务院公布的第二批国家级非物质文化遗产名录和第一批国家级非物质文化遗产扩展项目名录。平乐正骨理论体系完整,并随着时代进步和科学发展而不断丰富,其整体性体现在理、法、方、药各具特色,诊、疗、养、护自成体系等方面。但从时代发展和科学进步的角度看,平乐正骨理论一方面需要系统总结与提炼,进一步规范化、系统化,删繁就简;另一方面需要创新与发展,突出其实用性及科学性。在国家大力倡导发展中医药事业的背景下,总结和全面展示平乐正骨这一宝贵的非物质文化遗产,使其造福更多患者,《平乐正骨系列丛书》应运而生。

发掘与继承、发展与创新是平乐正骨理论的显著特征。平乐正骨在中医及中西医结合治疗骨伤科疑难疾患方面,形成了自己的学术特色。其学术特征主要表现为"平衡为纲、整体辨证、筋骨并重、内外兼治、动静互补、防治结合、医患合作"七原则和"诊断方法、治伤手法、固定方法、药物疗法、功能疗法、养骨方法"六方法及"破瘀、活血、补气"等用药原则。这些原则和方法是平乐正骨的"法"和"纲",指导着平乐正骨的临床研究与实践,为众多患者解除了痛苦。在不断传承发展过程中,平乐正骨理论体系更加系统、完善。

在新的医学模式背景下,平乐正骨的传承者重视生物、心理、社会因素对人体健康和疾病的综合作用和影响,从生物学和社会学多方面来理解人的生命,认识人的健康和疾病,探寻健康与疾病及其相互转化的机制,以及预防、诊断、治疗、康复的方法。作者结合中医养生理论及祖国传统文化,审视现代人生活、疾病变化特点,根据人类生、长、壮、老、已的规律,探索人类健康与疾病的本质,不断提高平乐正骨对筋骨系统的健康与疾病及其预防和治疗的理性认识水平，提出了平乐正骨的平衡思想，并将平乐正骨原"三原则""四方法"承扬和发展为"七原则""六方法"，形成了平乐正骨理论体系的基本构架。

作为平乐正骨医术的传承主体，河南省洛阳正骨医院（河南省骨科医院）及平乐正骨的传承者在挖掘、继承、创新平乐郭氏正骨医术的基础上，采取临床研究与基础研究相结合的方法，通过挖掘、创新平乐正骨医术及理论，并对现有临床实践及科学技术进行提炼总结、研究汇总，整理成《平乐正骨系列丛书》，包含 18 个分册，全面介绍国家级非物质文化遗产——平乐郭氏正骨法的内容，全方位展现平乐正骨的学术思想、学术特色，集中体现平乐正骨的学术价值及其研究进展，集 220 余年尤其是近 70 年的理论与实践研究之精粹，以期更好地造福众患，提携后学，为骨伤学科的发展及现代化尽绵薄之力。

最后，感谢为平乐正骨医术做出巨大贡献的老一辈平乐正骨专家！感谢为平乐正骨医术的创新和发展努力工作的传承者！感谢一直以来关注和支持平乐正骨事业发展的各级领导和学术界朋友！感谢丛书撰稿者多年来的辛勤耕耘！同时也恳请各界同仁对本丛书中的不足给予批评指正。再次感谢！

《平乐正骨系列丛书》编委会

2017 年 12 月 18 日

主编简介

高泉阳 男，主任医师，于 1990 年 7 月毕业于河南中医学院，医学学士，现任河南省洛阳正骨医院手法微创正骨科主任、手法治疗中心主任，是全国名老中医张天健学术继承人，全国中西医结合协会外固定委员会常务委员。从事骨伤科临床工作 20 余年，临床经验丰富，能熟练运用平乐郭氏正骨手法整复四肢骨折及脱位，运用小夹板治疗尺桡骨骨折、孟氏骨折、肱骨髁上骨折、胫腓骨骨折、股骨骨折、股骨颈骨折、肱骨骨折等，具有固定合理可靠、患者痛苦小、治疗费用低、功能恢复快等特点。

鲍铁周 主任医师，硕士生导师，首批"河南省名中医"。河南省洛阳正骨医院颈肩腰痛疾病研治中心主任，国家"十一五"重点专科颈肩腰腿痛科学术带头人。

擅长运用中医传统疗法治疗颈肩腰腿痛疾患，特别是在平乐手法治疗颈椎病、腰椎间盘突出症及脊柱相关疾病方面有独到之处。完成课题多项，其中《牵弹三步法治疗腰椎间盘突出症》于 2009 年被河南省人民政府授予"河南省科技进步二等奖"，并被国家中医药管理局确定为适宜推广的"全国首批百项中医诊疗项目"。撰写论文 20 余篇，其中《优值牵引法治疗颈型颈椎病》发表于《中国骨伤》杂志。编写专著 4 部，其中任主编的《颈肩腰腿痛》一书，于 2007 年由人民卫生出版社出版，并参与编写由人民卫生出版社出版的《洛阳平乐正骨》一书。曾先后参与 CCTV-4《中华医药》、CCTV-2《健康之路》栏目的专题报道节目。曾担任央视电视剧《大国医》医学顾问。

现为中国针灸学会理事，中华中医药学会整脊分会常务委员，河南省省级非物质文化遗产"平乐正骨"代表性传承人，洛阳市优秀专家。

郭珈宜 女，1970 年 10 月生，医学硕士，副主任中医师，副教授，平乐郭氏正骨第八代传人，第五批全国老中医药专家学术经验继承人，洛阳市非物质文化遗产"洛阳正骨（平乐郭氏正骨）"代表性传承人，全国中医学术流派（平乐郭氏正骨）传承工作室成员。现任河南省洛阳正骨医院（河南省骨科医院）骨关节病非手术疗法研究治疗中心（骨关节病研究所）主任，平乐正骨研究室主任，兼任湖南中医药大学、安徽中医药大学硕士研究生导师，中华中医药学会骨伤科分会委员，中国中西医结合学会委员，中华中医药学会亚健康分会常委，中华中医药学会整脊分会常委，中华中医药学会学术流派传承分会常委，中华中医药学会治未病分会委员，世界手法医学联合会副秘书长，世界中医药学会联合会骨关节疾病专业委员会常务理事，世界中医药学会联合会骨伤专业委员会理事，世界中医药学会联合会脊柱健康专业委员会委员，国际数字医学会数字中医药分会青年委员，洛阳市瀍河回族区政协副主席，洛阳市人大代表，农工党河南省委委员等职。

从事中医骨伤教学、科研、临床工作 20 多年，具有扎实的理论基础和丰富的临床经验，擅长以平乐正骨特色疗法诊治骨伤科疑难杂症。学术上，师承平乐郭氏正骨第七代传人郭艳锦教授及平乐郭氏正骨第七代传人、博士生导师郭艳幸教授，深得平乐正骨真传，在全面继承的基础上，结合多年临床经验及现代医学技术，熟练运用平乐正骨理、法、方、药治疗骨伤疾患，擅长治疗颈肩腰腿疼、股骨头缺血性坏死、老年性骨关节疾病及创伤后遗症等病症。在开展医疗实践的同时，积极创造条件进行科研工作，致力于平乐正骨流派传承、整理、研究，在国内外发表学术论文数十篇，其中以第一作者发表 SCI 论文 1 篇，核心期刊论文 10 余篇，著书 4 部，获得地厅级以上科技成果奖 8 项，国家发明专利 1 项，实用新型专利 7 项，主持承担、参与厅级以上科研项目 11 项。

前　言

　　洛阳平乐郭氏正骨起始于清朝嘉庆年间，从洛阳市平乐村郭氏家族十七世郭祥泰发端，至今有 220 余年的历史。她经八代相传，不断深邃恢弘，在新中国成立前就已名闻遐迩。她继承中国传统医学和家族医术，创立了独具特色的正骨医术，是中国医药学重要的组成部分，是骨伤科领域中的一颗璀璨明珠。

　　新中国成立后，在各级政府的支持关怀下，在平乐正骨第 5 代传人高云峰的带领下，相继在洛阳市白马寺镇建立了河南省洛阳专区正骨医院、平乐正骨学院、平乐正骨研究所。1990 年，国家中医药管理局批准了对"平乐正骨经验总结"立题研究，由全国著名骨伤科专家、平乐正骨第 6 代传人郭维淮主任医师亲自主持，并于 1995 年出版了《平乐正骨》。全书 130 余万字，插图 1400 余幅，图文并茂，较为系统全面地介绍了对每个骨伤疾病的治疗，体现平乐正骨的"整体辨证、筋骨并重、内外兼治"三个原则和"手法治疗、器具固定、药物疗法、功能疗法"的系列治疗方法，基本上反映出平乐正骨的学术思想和现实水平。《平乐正骨》一书的出版发行，对我国的骨伤科学术的发展和提高起到了积极的促进作用。2008 年在《平乐正骨》的基础上，融入了近 10 余年的发展成果，修订出版了《洛阳平乐正骨》。

　　河南省洛阳正骨医院为国家中医骨伤诊疗中心，国家临床重点学科、专科建设单位，国家中医重点专科项目建设单位，国家中医药管理局重点学科建设单位，国家博士后科研工作站，国家药品临床研究基地，河南省骨科疑难疾病国际会诊中心，全国骨伤科医师培训基地；承担着多所院校教研培训工作，并开办了各种形式的基层医师培训班、进修班、学习班。平乐正骨通过不断传承、发展与弘扬，无论从非物质文化遗产的保护，还是从临床应用和教学传承方面，都迫切需要对平乐郭氏正骨理论、学术思想、技术方法与近年进展进行更为详细、规范的整理与研究，以便更好地传承和发展国家非物质文化遗产"平乐郭氏正骨法"，使之更好地服务于人民，同时指导骨伤科医生的临床与教学工作。通过多年的准备，由全国著名骨伤科专家、平乐正骨第 7

代传人郭艳幸主任医师在前人经验的基础上，主持编撰《平乐正骨系列丛书》。《平乐正骨手法学》是其中重要分册，该书的出版使中医骨伤拥有了更加标准的临床操作规范，对指导骨伤临床与教学具有深远的意义和重要作用。

《平乐正骨手法学》重点对平乐正骨手法进行详细的说明，全书上、中、下3篇共15章。上篇总论6章，重点阐述洛阳平乐正骨手法发展概况、学术思想、诊疗原则及平乐正骨手法原理与特色等内容。中篇平乐正骨诊治手法5章，重点介绍了平乐正骨检查手法、复位手法、治筋手法、康复手法、养骨手法等操作规范及要点、作用原理、适应证及注意事项等内容，附以应用举例等对手法进行了详尽介绍。下篇骨科常见病手法治疗4章，对常见骨折、关节脱位、关节错缝及骨伤杂病的手法治疗进行了详细阐述。全书图文并茂，让复杂的手法变得清晰明了、重点突出，有利于广大临床医生掌握与运用。

平乐正骨七代相传，加之新中国建立以来的大力发展，理论与实践经验非常丰富。在编写过程中，尽管得到了本学术流派同仁，特别是全院同志的多方支持，但由于我们编写人员的水平有限，加之时间仓促，错误和不当之处在所难免，望广大骨伤科同道，特别是与平乐正骨学派有关的同志多加指正，特表谢意！

《平乐正骨手法学》编委会

2018 年 6 月

目录

下篇 骨科常见病手法治疗

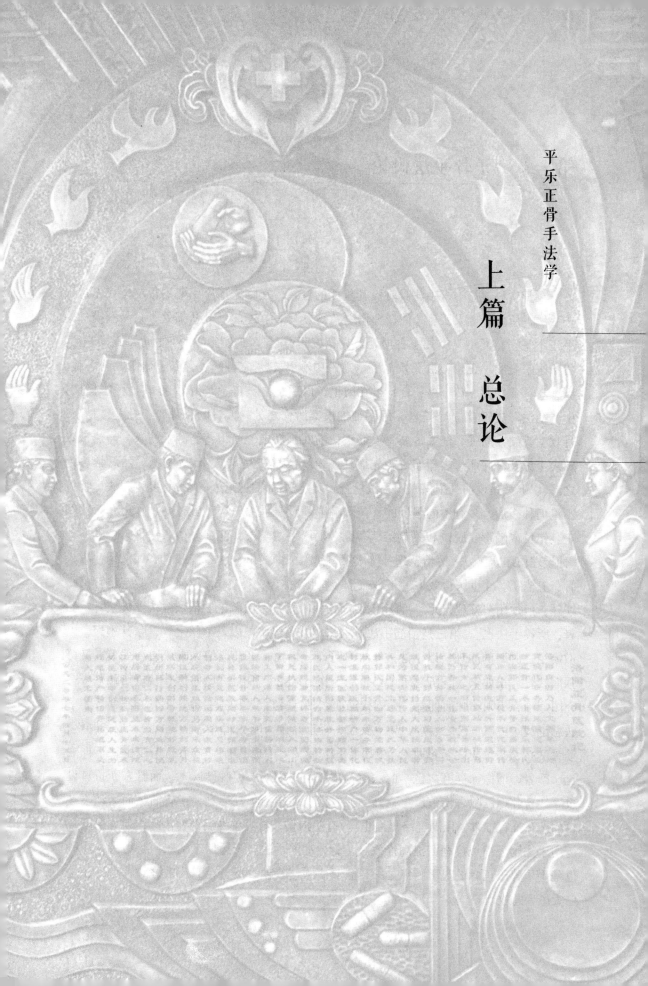

平乐正骨手法学

上篇 总论

第一章　正骨手法概论

在骨伤科治疗中，手法具有极其重要的位置，在临床上应用范围很广。首先是检查手法，唐代蔺道人所著《仙授理伤续断秘方》书中载有："凡认损处，只需揣摸骨头平正不平正，便可见。凡左右损处，只相度骨缝，仔细捻捺，忖度便见大概。"至清代《医宗金鉴·正骨心法要旨》手法总论中载有："骨之截断、碎断、斜断，筋之弛、纵、卷、挛、翻、转、离、合，虽在肉里，以手扪之，自悉其情。"在其《手法释义》中"摸法"居于首位："摸者，用手细细摸其所伤之处，或骨断、骨碎，骨歪、骨正，骨软、骨硬，筋强、筋柔，筋歪、筋正，筋断、筋走，筋粗、筋翻，筋寒、筋热，以及表里虚实，并所患之新旧也。先摸其或为跌仆，或为错闪，或为打撞，然后依法治之。"以上都是说明凡损伤先用手法检查，确定病情以便施治。其次是复位手法。骨折不论何种楔形，多有不同程度的移位和畸形，没有手法复位，虽有灵丹妙药亦无法纠正其错位或畸形。脱位和关节错缝，也必须用手法复位，使其合槽。伤科第1本专著《仙授理伤续断秘方·医治整理补接次第口诀》中即指出："……三拔伸，四或用力收入骨，五捺正。"《世医得效方·正骨兼金镞科秘论》也指出："骨节损折，肘臂腰膝出臼蹉跌，但须用法整理归元。"直至清代《伤科补要·手法总论》依然强调"夫接骨入骱者，所赖手法也"。第三是治筋手法，根据"按其经络，以通郁闭之气，摩其壅聚，以散瘀结之肿"的原理，以手法按摩推拿可行气活血，舒筋通络，既可通利关节，又可强筋壮骨。正如宋《圣济总录·伤折门·伤折统论》所说："坠堕倒仆，折伤蹉跌……究图疗治，小则消肿而伸挛，大则接筋而续骨。"清代《医宗金鉴·正骨心法要旨》手法总论载"可以一己之卷舒，高下疾徐，轻重开合，能达病者之血气凝滞，皮肉肿疼，筋骨挛折，与情志之苦欲也"。在其《手法释义》中也载有："按者，谓以手往下抑之也；摩者，谓徐徐揉摩之也，此法盖为皮肤筋肉受伤，但肿硬麻木，而骨未断折者设也。""若肿疼已除，伤痕已愈，其中或有筋急而转摇不甚便利，或有筋纵而运动不甚自如……惟宜推拿，以通经络气血也。"有些损伤，虽可单纯用药物治疗，但如果配合运用手法则可缩短疗程，提高疗效。正骨、理筋手法广泛运用于临床，是中医骨伤科也是平乐郭氏正骨的显著特点之一，它具有方法简便、痛苦小、疗效好的特点，深受广大患者的欢迎。

第二章　平乐正骨手法发展概况

平乐郭氏正骨是以辨证用药和手法见长的著名骨伤科学术流派，起源于河南省洛阳市孟津县平乐村。平乐村是九朝古都洛阳东郊的一个镇，郭氏世居此地，祖传正骨至今。其渊源有文字记载者，可追溯到清嘉庆年间。口头传说不一，有云一和尚相传，有云一道士相授，但多传由洛阳明末清初正骨名医祝尧民氏，自称薛衣道人授之。据《虞初新志》载：祝少年时，已以文字才华而名。后于崇祯甲申年（1644）放弃仕途而学医专外科，凡患各种毒疮重症者，得到他的药敷治后都能很快痊愈。手臂、小腿骨折只要请他治疗，没有不治愈的。此外，洛阳远郊少林寺乃武术发源地，寺僧一以习武，一以治伤自救，久而久之，积累了丰富的治疗骨伤的经验，异元真人的跌损妙方中就记载了少林寺派治伤的"秘宝"。由此，我们认为上述二者对平乐正骨的形成和发展有很大的影响。平乐正骨传至今日的循经推拿、点穴按摩、摸接端提，以及术后按摩活筋、舒筋利节等，与少林治伤如出一辙。

《洛阳县志》第十二册记载："聘三字礼尹，祖籍平乐，世以接筋骼著，自其大父敦甫获异授，父寸耕踵方术……"另据《龙嘴山馆文集》卷九郭礼尹墓道碑中记载："洛阳东二十里平乐园，郭氏世以专门攻接骨，医名天下，其在清末民国间者，为礼尹先生聘三，其法于明堂图，人之骨骼筋骸，支节要会莫不审察，抚摸而不差纤毫，疮疽不仁、跌压撞摔、榨辗损伤、折断筋绝而骨碎者，天寒暑风雨霜雪，门庭若市。"关于平乐正骨五世传人郭灿若和夫人高云峰的手法技巧传奇，更是方圆左近家喻户晓，人口皆碑。1948年，解放大军进入洛阳，中国人民解放军特意在郭家大门口贴出保护祖国医学遗产平乐正骨的布告。中华人民共和国成立后，在党和政府的关怀下，在中医政策的指引下，正骨世医高云峰和他的儿子郭维淮，冲破技术私有的陈规陋习，于1952年将祖传秘方接骨丹、展筋丹公诸于世，毛泽东主席和周恩来总理接见了高云峰女士，并勉励她多带徒弟，好好为人民服务。20世纪50年代末，在政府的支持下，高云峰女士带领其子郭维淮和众徒弟相继建立了洛阳专区正骨医院、河南省平乐正骨学院和河南省平乐正骨研究所，配备了各种先进的现代化设备，共有8个基础研究室，借助现代科学技术对平乐正骨手法等特色技术加以研究与创新，为弘扬、传承和发展平乐正骨插上了现代科学技术的翅膀。

改革开放后，在平乐郭氏正骨第 6 代传人郭维淮先生的带领下，平乐正骨大放光彩，科研成果层出不穷，步入首批国家"三级甲等医院"行列，并成为医、教、研、产一体化的大型骨专科医院，在业内影响巨大，蜚名国内外。

平乐郭氏正骨历经 220 余年传承，历代传人在长期实践中总结提高，形成了独具特色的学术思想"七原则"和临床诊疗"六方法"。其中手法是其主要诊疗方法之一，包括一套完整的检查、复位、治筋、康复及养骨手法，其中有些手法既可用作检查，也可用作治疗，但其运用目的则不同。平乐正骨手法以平衡为纲，调衡为法，是平乐正骨平衡理论在手法治疗方面的具体应用和体现。精巧、准确地运用平乐正骨手法既可养骨护筋，保养形体；还可明确诊断，恰当复位，减轻患者痛苦，缩短疗程，提高疗效，达到疗病除疾、恢复平衡的目的。

第三章　平乐正骨学术思想与诊疗法则

平乐正骨兼容并蓄，并随着时代和社会的进步与变迁，新技术的产生与发展，在实践中不断改进与创新，形成了独特的平乐正骨的学术思想和诊疗法则。

一、学术思想

平乐正骨学术思想，即平衡为纲、整体辨证、筋骨并重、内外兼治、动静互补、防治结合、医患合作等七个方面。

（一）平衡为纲

平衡是宇宙万物生存的永恒法则。平衡是平乐正骨理论体系的基础。平乐正骨认为人体是一个内外平衡的有机体。机体内在的阴阳、脏腑、气血及气机升降出入的协调平衡构成了人体的内平衡；人与自然、社会关系的相互依赖、和谐统一构成人体的外平衡。平衡是人体生命健康的标志，在生理上衡则泰，失衡则疾；恢复平衡是伤科治疗的目标，在病理转归上衡则康，失衡则痼。在临床治疗及养骨实践过程中，平乐正骨以平衡思想为指导，以"守平衡、促平衡"为目的，理、法、方、药处处体现平衡思想。如骨折的发生是暴力造成筋骨失衡所致，骨折的治疗过程即用手法、固定、药物调理等方法恢复筋骨平衡的过程。尤其是用手法复位时，一定要理清骨折的移位方向、移位机理、骨折后周围肌力失衡状态，在复位过程中要巧借可借肌力，克服阻抗肌力，方能顺势顺利复位，达到良好的复位效果的同时避免医源性损伤。

（二）整体辨证

其一，平乐正骨理论认为，宇宙万物是一个整体，人生活在天地之间，是整个物质世界的一部分，人与自然也是一个有机的整体，自然界的四时四气等变化，无不与人体息息相关，直接影响着人的生产生活、生理病理及疾病的治疗与康复。

其二，平乐正骨强调人身是一个整体，组成人体的四肢百骸如：皮肉、筋骨、脏腑、经络气血等组织器官，在结构上互为一体不可分割，在功能上相互依存、相互协调、相互为用、相互制约。

其三，外伤侵及人体局部，往往兼有脏腑、气血、经络等损伤，造成气机紊乱，脏腑功能失调等，不可只看表面现象，忽略、遗漏内伤；不可只看局部表现，忽略全身症状，而造成不可挽回的损失。

临床上，术者应全面检查全身情况，整体辨证，分清轻重缓急，辨证施治，急则治其标，缓则治其本，或标本兼治，并根据四时四气变化辨证施治，调理气机、经络、全身脏腑功能，使营卫充盈以收良效。

（三）筋骨并重

1. 生理上 筋与骨在生理上互相依存，相互为用。"骨张筋、筋束骨养骨"。《灵枢经》记有："骨为干，脉为营，筋为刚，肉为墙。"骨骼是人体的支架，为筋提供了附丽点和支撑构架，筋有了骨的支撑才能收缩，才能产生力与运动。筋则为骨提供了连接、动力与滋养，骨正是有了筋的附着和收缩，才能显示其骨架作用，否则只是几根散乱无有功能的骨骼。

2. 病理上 筋与骨在病理上是相互影响的，骨病必及筋，筋损则束骨无力，亦影响骨之功能。人体骨居其里，筋附其外，外力侵及人体，轻则伤筋，亦名软伤，重则过筋中骨，又名硬伤。不论其单一受伤，或者两者皆伤，都会出现两者的功能协同障碍。筋与骨的动态平衡关系犹如桅杆和缆绳之间的关系，其中任何一方遭到破坏，均可引起筋骨平衡紊乱，从而导致伤科疾病的发生。

3. 治疗上 平乐正骨强调"筋健则骨强，骨健则筋坚"。强调即使单纯的筋伤，从治疗开始，即应注意不断维持、发挥骨的支撑作用和筋的约束与运动功能，筋骨并重，恢复筋与骨的平衡，才能促使疾病痊愈，收到事半功倍之效。

（四）内外兼治

平乐正骨的内外兼治思想包括两种含义。

其一，指外伤与内损兼治。筋骨损伤，势必连及脏腑气血。轻则局部肿痛，重则筋断骨折，甚则波及内脏，或致脏腑失调，或致阴阳离绝而丧失生命。术者必须全面观察和掌握病情，内外兼顾，辨证施治，既治外形之伤，又治内伤之损。

其二，指治法，即内治和外治并重。①内服药物与外敷药物同用，以内服药物调理气血，外敷药物消肿止痛。②既重视药物辨证施治，又重视以手法接骨续筋、推拿理筋。平乐正骨十分强调骨折、脱位手法复位，与推拿按摩，理筋治伤。

（五）动静互补

平乐正骨强调在临床治疗中要尽可能进行和坚持有利于气血调畅的各种活动；把必要的暂时制动，限制在最小范围和最短时间内，把适当的活动贯穿于整个疾病治疗的过程中。骨折后患肢失去支撑作用，功能受到影响，在骨折未愈合之前，需要一个安静的环境，以防止骨折再错位；而骨折断端之间，却需要生理性嵌插刺激活动，以缩小两断端之间距，加速骨折愈合。所以，应以固定制动，限制和防止不利的活动，反过来亦可鼓励适当的、适时的、有利的活动，以促进气血循环，做到形动精流，以加速骨折愈合和伤病的恢复。

（六）防治结合

"不治已病治未病"是《黄帝内经》中提倡的防病策略，应在疾病的不同阶段重点实施，防范于未然，止之于始萌。平乐正骨认为绝大多数骨折治疗中的并发症是可以通过适当有效的措施加以避免，至少可以降低其发病率或程度。平乐郭氏正骨特别重视预防的重要性，认为预防是防治结合的核心，主张：①未病先防，养筋骨，养气血，守平衡，促康健。②既病防变，在治伤过程中整筋骨，调气血，旨在恢复人体阴阳、脏腑、气血、经络的平衡，预防并发症及后遗症。

（七）医患合作

平乐正骨的医患合作思想包括四个方面内容：其一，患者要客观全面汇报疾病发生、发展经过，搬运、处置、诊疗历史及其效果，个人既往身体状况及家族成员既往健康状况等信息，以便医生对疾病做出客观准确的诊断，从而制定出恰当的治疗方案，有利于疾病的治疗和康复。其二，医生要给患者讲清楚诊疗期间的注意事项，取得患者的理解和有效配合，提高其对医疗行为的依从性，严格按照医嘱行事，有利于疾病的治疗和康复。其三，医生和患者的有效沟通可以解除患者的思想负担，达到情志条畅，饮食、起居调和，有利于疾病的康复。其四，医生和患者的有效沟通，医患关系协调，有利于避免纠纷。

二、诊疗法则

平乐正骨诊疗法则，包括诊断法、手法、固定法、药物疗法、功能锻炼法、养骨法等六个方面。

（一）诊断法

平乐正骨诊断方法包括望、闻、问、切、检、动、量"七诊"，强调七诊和参，全面诊察，整体辨证，缺一不可。

手法检查是平乐正骨诊断法的核心、根本和基础，是任何先进设备无法取代的。平乐正骨"检查十一法"，即触摸法、按压法、对挤法、推顶法、叩击法、扭旋法、伸屈法、二辅法、对比法、弹拨法、器具辅助法。"手摸心会""知常达变"是平乐正骨手法检查的技术核心。检查时，要遵循由轻到重，由浅入深，由远及近，由正常处到病变处的顺序原则。轻柔缓和，健患对比。

平乐正骨注重合理利用现代化科学仪器，如：影像学检查及实验室检查等，中西并用，互为补充，提高临床检查水平，更精确地做出诊断。

（二）手法

平乐正骨手法分五部分。

1.诊断手法　要想治好病，首先是认清病症，借用术者的手，通过触、摸、揣、探，对病情了如指掌，做出正确诊断。平乐正骨十分强调要多思考，从成功和失败中积累经验。平素先弄清正常的骨骼、经筋，结合临床检查，知常达变。其手法由浅及深，由正常处到病变处。若为骨伤，分清骨折部位及骨折类形，以及错位情况；若为筋伤，是扭伤、挫伤，还是筋裂筋断，以及筋长筋短，是否有筋出槽等情况，均须一一弄清。必要时，结合利用现代科学仪器，补充临床手法的检查之不足，更精确地做出诊断。值得注意的是：现虽有很多科学仪器能对人体进行直接检查，但也有其局限性，还不能代替术者的手法检查诊断。换句话说，手法检查仍是不可替代的临床检查基本方法。平乐正骨常用检查手法共有十一法。

2. 复位手法 骨折、脱位一般均有移位，这些移位若不恢复正常，则功能必然或多或少受到影响。因此，在治疗上要求尽可能达到解剖复位和功能复位。另外，也应认识到，再熟练、巧妙的复位手法，都能造成新的损伤。毫无疑问，不熟练和粗暴的手法，将会造成重大损伤，不但可延长其疗程，还可能影响其功能的恢复。为此，平乐正骨十分强调，术者要掌握熟练的复位手法，综合分析病情，以恢复其正常形态和功能为目的，在平衡辨证的基础上进行手法复位。解剖复位的目的是为了更好、更完全地恢复其功能，但切忌不顾一切地盲目追求解剖复位而反复多次的施以手法，以免造成筋肉、气血的过多耗损而影响其功能恢复。应当记住，人是血肉之体，有其自身的协调修复和代偿能力。平乐正骨常用复位手法包括骨折复位十一法和关节复位九法。

3. 治筋手法 筋伤往往伴随气血损伤。《素问·阴阳应象大论》说："气伤痛，形伤肿，故先痛而后肿者，气伤形也；先肿而后痛者，形伤气也。"急性筋伤肿痛者，当分清经筋所属，给以循经向远端疏导的手法，配合穴位点按，通经止痛，可收立竿见影之效。慢性筋损伤者，主要表现为疼痛、麻木或酸困，当分清病因病机，在治疗上以就近取穴为主，给以按摩通经活络，配合肢体功能活动。其方法是在生理活动范围内，活动患者病属关节，先轻后重，再轻收功，应注意根据情况辨证施法，或欲左先右、欲前先后，或正向渐进、越是有障碍的活动方向就越要活动，并要求有所进展，直至达到正常活动范围。均不能求之过急，一张一弛为之道，一定要循序渐进，持之以恒。平乐正骨常用治筋手法包括五大法二十则。

4. 康复手法 平乐正骨认为康复贯穿于疾病治疗的全过程，是临床治疗的补充和延续，越来越被广大患者和术者关注。平乐正骨康复手法包括关节调整手法、关节松动手法、推拿手法（经筋推拿、脏腑推拿、经穴推拿）、揉药手法、点穴手法、电疗手法与肌筋松解手法等。施法原则为：渐：即循序渐进，施法有度，根据病情变化逐渐加量加力，忌粗暴蛮力；恒：即贵在坚持、持之以恒；稳：即沉稳有度，忌浮越不定；透：即通透、透达，使法到收效，效果持久、稳定。平乐正骨常用康复手法包括七大法二十则。

5. 养骨手法 养骨手法包括点穴、按摩和导引等，可以通行气血、疏泄积郁，普遍用于治病和养骨。平乐正骨认为手法可以调理气血、疏通经络、调整筋骨，通过手法达到舒筋通络，使经络通畅、气血充沛，肌肉强健条达，筋柔骨强，关节滑利自如。平乐正骨注重辨证施法，即根据不同的情况施以针对手法，无病养骨，有病促进康复。施法原则为：柔：即轻柔缓和，忌粗暴蛮力；稳：即沉稳有度，忌浮越不定；透：即通透、透达，法到体舒、法到病除。平乐正骨常用养骨手法包括九大法三十六则。

（三）固定法

平乐正骨固定法以塑形小夹板固定和经皮系列外固定为特色。有效的固定是手法治疗的延续和疗效固化手段，可使机体处于保护状态和修复状态。平乐正骨固定法以效、便、短见长。

（四）药物疗法

外力侵及人体，伤及皮肉、筋骨者为外损，伤及气血、脏腑者为内伤。无论外损或内伤，其病机均以气血紊乱为本。以药物活通气血、调理脏腑是伤科治疗的不可缺少的一个重要方面，是手法治疗的补充。平乐正骨十分强调药物与手法并重、内治和外治并举、治本与治标兼顾。

（五）功能疗法

功能疗法是指在术者的指导下，患者进行的自主活动锻炼。这是促进伤痛的减轻和骨折的愈合、恢复患肢原有生理功能的重要手段。可用于骨伤科疾病的后期，起疏通气血、舒筋利节的作用。平乐正骨十分强调在固定和用药的同时，进行适当的功能锻炼的重要性，使固定和活动两者起到互用、互补的功效，从而达到治疗的目的。

（六）养骨法

养骨的根本要义即在日常生活中，养成良好习惯，顺应四时，科学起居、运动与膳食，调畅情志，使人体始终处于平衡、稳定的状态，防患于未然或促进疾病康复。主要包括：体质养骨，情志养骨，起居养骨，膳食养骨，运动养骨，药物养骨，手法养骨，调气养骨，音乐养骨、器具养骨等方法，手法治疗是其重要内涵。

第四章　平乐正骨手法治疗原则

一、整体辨治，筋骨并重

　　平乐正骨理论强调人体是一个小天地，组成人体的四肢百骸、脏腑气血等在结构上互为一体、不可分割，在功能上相互依存、相互为用。同时，人与自然环境、社会状态也是一个有机的整体，自然界的四时四气变化及社会生态变化等因素无不与人体健康息息相关。在伤科疾病治疗过程中，平乐正骨重视人体本身的统一性、完整性，认为"伤一发而动全身"，局部病变会引起五脏六腑、气血经络等整体病理反应；强调构成人体的各个组成部分之间，在结构上不可分割，在功能上相互协调、相互为用，在病理上相互影响，因此，在运用手法治疗伤科疾病的过程中，强调整体治疗，注重人的整体性，把治疗局部的伤与恢复全身的脏腑、气血平衡结合起来。同时，治疗过程中，充分考虑自然环境及社会生活对患者的影响，从四时天气变化、饮食、起居、工作环境等方面对患者进行指导，避免不利于患者伤病愈合的因素。

　　平乐正骨认为，筋与骨保持着相互依存的动态平衡关系。筋与骨在生理上相互依存，在病理上互相影响。骨病必及筋，筋损则束骨无力，亦影响骨之功能。平乐正骨在手法治伤过程中重视筋骨并重，认为骨强则筋健，筋健则骨强。筋骨并重是手法治疗伤科疾病的重要原则，其本质是提示术者在要全面理解筋骨平衡的内涵，在手法治疗伤科诸疾的过程中重视筋与骨的相互依存、相互为用、巧相辅佐、动态平衡关系，做到二者兼顾，避免顾此失彼，从而达到优化治疗、减轻损伤、促进康复之目的。

二、标本兼治，动静互补

　　明确标本轻重缓急、把握标本的辨证关系是确立伤科疾病治则、治法的基础。在诊治伤科疾病的过程中，应充分认识标与本的辨证关系，标本兼顾，从而达到最好的治疗效果。在运用手法治伤过程中，遵循标本兼治，一是：急则治标，缓则治本。如股骨骨折、多发骨折等患者，出血量大，生命垂危，应采取紧急措施，制动、止痛、止血固脱以治其标，首顾气血平衡，待病情缓解、生命体征平稳后，再采用手法或手术整复骨折，恢复筋骨平衡，以治其本。二是：诊治具体伤科疾病时应详审标本，整体辨证，灵活施法，正确地处理好标与本、局部与整体的关系。三是：治疗过程中强调医患合作，医生治疗应以患者为本，以患者病情的动态变化为核心，加强与患者的沟通，及时告知患者病情的预后、转归，争取患者最大程度的配合；并结合具体病情从饮食、起居、情志、功能锻炼等方面给予患者正确的指导。

在治伤过程中，平乐正骨强调动静互补，动是绝对的，静是相对的，动与静对立统一，互补互用，动中有静，静中有动，相对平衡；把必要的暂时制动，限制在最小范围和最短时间内；把无限的适当活动，贯穿于防治伤科疾病的全过程中。如骨折后患肢失去支撑作用，功能受到影响，在手法整复后，骨折未愈合之前，需要一个安静的环境，以防止骨折再错位；而骨折断端之间，却需要生理性嵌插刺激活动，以缩小两断端之间距，加速骨折愈合，但要防止影响骨折愈合的剪力活动和旋转力活动。总之，根据病情，以固定制动，限制和防止不利的活动，反过来亦可鼓励适当的、适时的、有利的活动，并依伤病的不同时期动态辨证，是以适当理筋、活筋手法，以促进气血循环，做到形动精流，以加速骨折愈合。

三、因人制宜，恰到好处

因人制宜，恰到好处，强调在手法治伤过程中应根据患者的年龄、性别、体质等不同特点，来制订科学的治疗方案，采用相应的治疗手法，把握适度的原则，不可千篇一律，不可矫枉过正。年龄不同、性别不同及体质等不同，则生理功能、病理反应各异，治宜区别对待，运用手法治疗伤科疾病，充分考虑到这些因素，如幼儿、老人与素体羸弱多病者，忌用、慎用强手法等。

运用平乐正骨手法，还应注意不同个体筋骨局部解剖特点及病理特点，施术时注意患者全身状况，做到整体平衡在心，局部平衡在手，因人施治，恰到好处，注意手法的力度、不矫枉过正，不顾此失彼，不蛮暴施力。

四、扶正祛邪，补虚泻实

平乐正骨强调，病有虚实，当明辨而分治之，虚则补之，实则泻之，方能取得良好效果，手法施治亦然。

扶正祛邪，指通过平乐正骨系统手法扶助机体的正气，减少邪气侵袭和损害，以增强体质，提高机体御邪、抗病能力，达到战胜疾病、邪去正安、恢复健康的目的。补虚泻实强调的是手法的补泻效应，因疾病有虚实之分，治疗方法有补泻之别，扶正祛邪，补虚泻实作为治疗原则其目的是恢复机体内外平衡。

临床实践证明，手法能通经活络，舒筋利节，调节阴阳、脏腑、气血，提振人体正气，提高抗病能力，起到预防保健作用。使机体内的阴阳处于相对平衡状态，"阴平阳秘"，则身体健康。在人体处于不同的病理状态时，施以不同的手法可以产生不同的治疗效果。如机体处于虚证，施以缓柔提补等手法可以起到补虚的作用。如机体因为邪气偏盛而现实证，点穴泻邪等手法也可以达到泻邪祛病的作用。手法的补泻作用与施术的部位，手法的轻重、频率，经络的循行方向、患者的机能状态密切相关。在施术过程中，着眼整体，辨证论治，方能凑效。

第五章 平乐正骨手法治疗原理

一、通经活络，消肿镇痛

手法施术具有疏通经络的作用，当手法作用于体表，则能引起局部经络反应，并通过经络系统而影响其所属的脏腑、组织的功能活动，使百脉疏通，五脏安和，四肢百骸筋骨保养而健。对于伤病而言，如跌仆扭挫，易伤及筋骨气血，导致血瘀气滞，阻滞经络，局部肿胀疼痛。按、摩、推、揉、点穴等手法，能疏通经络，促进损伤组织周围的气血运行，使瘀血逐渐吸收消散，从而起到活血化瘀、消炎镇痛的作用。

二、整复筋骨，重建力学平衡

调整紊乱，通利关节，重建力学平衡是手法的一大特色。平乐正骨手法自成体系，内容丰富，在施术过程中，根据筋骨失衡的部位、性质、轻重，施以相应的手法。在手法复位方面，筋骨同治，首务正骨，以骨伤复位为先，次调筋之失衡。正骨调筋，纠正伤骨的重叠、成角、侧方、旋转移位等失衡态，重建力学平衡，促进伤肢功能恢复，实现结构与功能的平衡统一。在手法治筋方面，治筋治骨，调筋为先，纠正筋伤的筋滞、筋翻、筋萎、筋痹、筋痉、筋急、筋缓、筋强等应力失衡态，重建筋骨应力平衡；在手法养骨方面，筋骨同养，尤重养筋，"按其经络，通郁闭之气，摩其壅聚，以散瘀结之肿"，达到疏通经络、调和气血、骨正筋柔、气血以流的目的。

三、舒筋利节，促进伤病康复

手法施术具有疏通经络的作用，当手法作用于体表，则能引起局部经络反应，并通过经络系统而影响其所属的脏腑、组织的功能活动，使百脉疏通，五脏安和，四肢百骸筋骨保养而健。筋骨一旦损伤，则见筋脉拘挛，肢体关节的活动度受限。如果失治或误治，日久则会形成筋骨粘连，进一步影响肢体关节活动，轻者仅关节不利，重者完全冻结、畸形，或痿废不用。通过施加手法，辅以主动的功能锻炼，具有松解粘连、滑利关节、恢复功能的作用。例如，平乐正骨"活节法"，通过伸屈、收展、侧屈、旋转、环转、抖摆、拔伸等手法操作，可加速局部的气血运行，改善局部营养，促进津液的生成，增强津液对关节的润滑作用，使强硬的关节灵活，挛缩的筋肉舒展，筋弛无力的肢体恢复筋肉力量，肿疼部位的气血和顺，肿减疼止。此外，对劳损和痹证引起的肢节筋骨疼痛，也有很好的效果。适当的手法可松解粘连，舒筋活络，通利关节，促进关节与肢体功能恢复。

四、调节平衡，改善内脏功能

平乐正骨理论认为，人体以五脏为中心，联络四肢百骸、五官九窍、气血津液、精神情志等，形成了以心、肝、脾、肺、肾为中心的 5 个机能子系统的整体。经络内属脏腑，外络肢节，沟通表里，是气血运行的通道，脏腑平衡的杠杆，具有"行气血、营阴阳、濡筋骨、利关节"的功能。手法主要通过对局部穴位和经络的刺激以及脏腑相关躯干力线、承载和运动平衡的调整，达到疏通经络、激发经络系统的调节作用，来改善内脏的功能，实现调节平衡的作用。

第六章 平乐正骨手法治疗特点

一、衡恒

衡恒是以平衡为纲,既以平衡为出发点、又以平衡为辨证依据与施法要素,最终以平衡为结点,实现平衡。恒:即贵在坚持、持之以恒,达到康复;另为效果持久、恒定。

二、手摸心会

平乐正骨强调以常达变,以意贯田,辨明证症,手随心转,法从手出,从容施法,手到病除。平乐正骨手法的核心是"手摸心会",如检查手法,施法时应由轻到重,由浅入深,由远及近,轻柔缓和,两相对比,了然病情,确定疗法。

三、稳准透达

稳准透达即沉稳有力,力道透达,法到骨正、痛消。禁浮越不定或滥施暴力。

四、轻柔

轻柔即轻柔缓和,忌粗暴蛮力;法到之处患者不知其所苦,顷刻之间法到病除。

五、巧效

巧效即轻巧、施法、施力巧妙,以四两拨千斤,收到意想不到的效果。
法到收效,效果持久、稳定。

六、科学有序

科学有序即循序渐进,施法有度,根据病情变化逐渐加量加力,忌粗暴蛮力。如骨折脱位并存,一般应先正复脱位再正复骨折;如关节周围骨折侧方和前后移位并存,一般应先矫正侧方移位再矫正前后移位;再如舒筋利节法是治疗关节功能障碍的方法,应在生理活动范围内,逐渐活动病属关节,先轻后重,再轻收功,应注意根据情况辨证施法，或欲左先右、欲前先后，或正向渐进，要求每次施法有所进展，直至达到正常活动范围。一张一弛为之道，不能求之过急，一定要循序渐进，持之以恒。

七、舒适

手法适合、适当、适度、适时、适地，以达舒适。

八、丰富多样

手法丰富多样、全面、适应证广。

平乐正骨手法学

中篇　平乐正骨诊治手法

第七章　检查手法

检查手法也叫"诊断手法"，是术者用手在患者躯体上的一定部位进行触摸、按压，借以了解疾病的性质、发生发展的根由及其变化和预后的一种检查方法。在骨伤科的检查中，除中医望、闻、问、切四诊外，更重要的是受伤局部的手法检查。只有通过观察、检查其伤情及轻重，才能做出正确诊断，从而为进一步的治疗打下基础。术者平乐郭氏正骨常用的检查手法，有触摸、按压、对挤、推顶、叩击、扭旋、伸曲、二辅、对比、弹拨、器具辅助共 11 种检查手法。

第一节　触摸法

触摸法是术者用拇指或拇、食二指轻柔地由远而近、由轻而重地触摸皮肤筋肉及骨骼的一种检查方法。一般触摸多在软组织较薄的骨表浅部位进行。若伤部肌肉丰厚，须由肌间隙深触；若肿胀严重者，可先揉按以驱散瘀血后，再行触摸，这样才能检查清楚。触和摸有浅深之别，触一般用于体表感觉检查，摸既可用于体表、也可用于较深部位检查，临床上可单独应用，也可联合应用，应遵循由远而近、由轻而重逐渐深入地触摸皮肤、筋肉及骨骼的原则。触摸法在检查过程中常首先使用且使用广泛，内容包括摸畸形、摸肿胀、触温度、触感觉（图 7-1）。

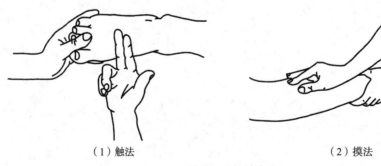

（1）触法　　　　　　　　　　　　　　（2）摸法

图 7-1　触摸法

【操作方法】

1. 摸畸形　利用触摸揣探手法，仔细触摸骨的形态和关节轮廓有无改变，关节缝隙和周围骨性标志位置是否正常。若伤后关节部位空虚凹陷，其旁有圆形骨性突起者，为关节脱位的表现；关节周围的骨性突起标志有移位者，亦多为关节脱位或撕脱性骨折；骨干部的凹凸不平，则是骨折的表现。折端平齐者，为横断形骨折；折端尖锐者，为斜形骨折；有多个尖锐突起者，为粉碎性骨折。若无明显外伤，指下有局限性肿物者多为肿瘤，应注意鉴别良性或恶性。

2. 摸肿胀　一般新伤或表浅性损伤出现肿胀较快。如果肿胀发硬者，说明伤已2～3日；损伤严重肿胀硬而顶指者，为瘀血停聚，应注意血循情况；若肿而虚软有"捻发"音感者，乃皮肉腠理间有气体积聚，应进一步查明原因；若小范围的漫肿而有"捻发"音者，为劳损性疾患；若肿胀较久，周边硬而中间虚软者，为瘀血化热腐脓；若损伤不久而肿胀虚软有波动感者，为瘀血积聚；若关节周围软组织内触摸到条索状或结节样肿物者，为劳损或痹证的表现，如梨状肌和臀上神经疾患以及顽痹的关节皮下结节等。

3. 触温度　用食、中指腹或指背触摸患处或末梢，以测知肿胀和患肢末梢的温度变化，以判别肿胀性质和损伤情况。若肿胀灼热，为瘀血化热，热毒郁结；若伤肢末梢发凉，为瘀血阻滞，气机不通，血循障碍，或血管损伤。

4. 触感觉　用手指或竹签、钝针轻触或触刺、触划伤肢末梢由远及近，或从伤处由近及远，或于某些特定部位测试患者的感觉变化和程度、范围及反应，用以确定损伤的性质、程度和合并症。若伤肢末梢知觉减退或消失，表示有神经损伤，应进一步检查感觉变化的范围，以确定为某一个或几个神经损伤；如颈、胸或腰椎损伤时，损伤平面以下感觉减退或消失，则表示有脊髓神经损伤。

【适应证】

本法适用于检查各部位骨折、脱位、表浅部位病变，以及血管神经损伤。

【禁忌证】

开放外伤处及皮肤肿胀张力水泡较多部位禁用。

【注意事项】

一般触摸多在软组织较薄的骨表浅部位进行。若伤部筋肉丰厚，须由肌间隙探触；若肿胀严重者，可先揉按，待瘀血驱散后，再行触摸。触摸时要注意手摸心会，医患配合，动作轻柔，循序渐进。

【临床应用举例】

患者张某，男，6岁，于2天前摔伤右肘部，肿痛，活动受限，当地医院诊断为肱骨髁上骨折并给予手法正复、夹板外固定治疗。患者来诊时见肘部以下至手部肿胀明显，手指屈曲畸形，活动时疼痛难忍。经触摸检查，桡动脉搏动微弱，手指感觉迟钝、发凉、肿胀甚。因外固定过紧，导致前臂血液循环障碍，诊断为筋膜室间综合征。立即放松肘部外固定，抬高患肢，应用活血化瘀、消肿止痛药物治疗后，肿胀减轻，血液循环恢复。肿消后，再次进行骨折复位、固定治疗，1个月后解除外固定，中药外洗，功能锻炼，功能恢复良好。

第二节　按压法

按压法是用手指在伤处进行上、下、左、右、前、后按压的一种检查手法。通过此手法可以了解伤处有无疼痛，并根据疼痛的轻重以辨别是骨折损伤，或是软组织损伤。这既是一种检查手法，也是一种正骨、按摩治疗手法。在按摩手法中，压法在临床中应用最为广泛。"按摩"中的"按"是指按压类手法，其中包括点法、按法、压法、掐法等。检查手法中的按压法包括单指按压法、双指按压法和手掌按压法3种。

【操作方法】

按压法，一般以指腹、手掌等作为着力点（图7-2）。在整个按压操作过程中，通常要求医师合理设置自己与受术者的体位关系。对于深部组织病变患者，按压时尽可能与地面垂直用力，借助自身重力，以达到有效按压检查。

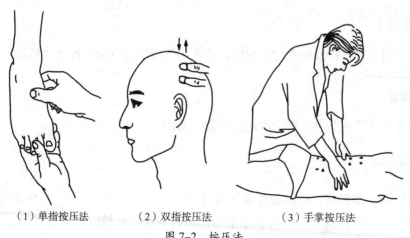

　（1）单指按压法　　　　（2）双指按压法　　　　　（3）手掌按压法

图7-2　按压法

1. 单指按压法　用一指指腹纵向或横向按压，借此了解局部病变情况。

2. 双指按压法　用两个手指相辅按压患处，以测定有无波动或漂浮感，用以判断有无积血、积液或积脓。

3. 手掌按压法　以单手掌或掌根，或以双手掌或掌根叠加用力按压患处，以判断深部组织损伤情况。

【适应证】

适用于各部位骨折、软组织损伤。本手法应用广泛，既可作为检查手法，亦可作为治疗方法。

【禁忌证】

开放外伤处及皮肤肿胀张力水泡较多部位禁用。肋骨骨折及骨盆骨折时慎用，防止出现气血胸及内脏损伤。

【注意事项】

按压时，方向要与体表垂直，着力部位要紧贴体表，不可于皮肤上产生滑动；用力要由轻到重缓缓增加，动作要稳定而持续，使力量达到组织深部。禁止使用蛮力，应注意手摸心会，医患配合，动作轻柔，循序渐进。

【临床应用举例】

患者赵某，男，36 岁，腰部扭伤疼痛，活动不便 2 个月来诊。患者腰部活动部分功能受限，行走远时，左下肢有胀痛感。腰部按压检查时，L4-5 棘突旁压痛明显，并伴有左下肢后侧放射痛，直腿抬高试验阳性，腰部前屈、旋转活动部分功能受限。经 CT 检查，L4-5 腰椎间盘突出。行腰牵引、手法按摩及按压等复位治疗，症状减轻；同时给予内服药物，并指导腰背肌功能锻炼。2 周后病情缓解，功能恢复。

第三节　对挤法

对挤法是用两手掌或两指以相对方向相向挤压患处，借以测定有无疼痛来确定损伤性质的一种检查手法。

【操作方法】

用两手掌或两手指以相对方向相向挤压患处（图 7-3）。

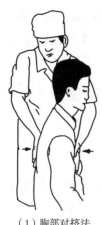

（1）胸部对挤法　　　　　　　（2）骨盆对挤法

图 7-3　对挤法

【作用机理】

通过相对方向的相向压力，使病变组织产生剪切力，引发疼痛，以明确检查部位的损伤情况。

【适应证】

常用于检查胸部损伤和骨盆损伤，以确定有无肋骨和骨盆骨折。

【禁忌证】

对已知的严重胸部、骨盆损伤者，或已知伴有血管、神经及内脏损伤的骨折禁用或慎用该手法，以免加重损伤。

【注意事项】

对挤时，用力要由轻到重缓缓增加，动作要稳定而持续，禁止粗暴用力。

【临床应用举例】

患者李某，男，35岁。5天前骑自行车摔伤左胸部，第二天因胸部疼痛难忍、呼吸不利、不敢咳嗽及深吸气而来就诊。让患者坐在方凳上，挺胸抬头，先进行前后挤压。检查者一手扶住后背部，另一手从前面推压胸骨部，使之产生前后挤压力，发现左胸部疼痛明显并有骨槎音，经拍片检查为左胸部第5、第6肋骨骨折，给予活血接骨止痛膏外贴，并用肋骨带外固定，内服接骨药物治疗，1个月后康复。

第四节　推顶法

推顶法是术者一手持患处，一手持患肢远端沿肢体纵轴向近端推顶，以此来测定有无传导疼，借以判定有无骨折或骨折愈合情况的一种检查手法，也可用于检查骨折愈合情况。

【操作方法】

推和顶是两个相反的动作，一般是沿肢体的纵轴相向用力顶推。对于上肢损伤或小腿损伤，多由术者一手持患处，一手持患肢远端沿肢体纵轴向近端推顶。对大腿及髋部损伤，检查者常站于肢体的远端，助手固定患肢近端，逐渐用力推顶，而产生肢体纵向传导力和患肢近端剪切力至伤部，以引发伤部症状（图7-4）。

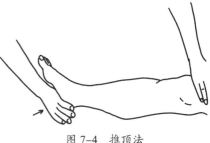

图 7-4　推顶法

【适应证】

常用于长管状骨的裂纹，无移位和临床症状较轻，甚或 X 线亦无明显阳性显示的一类骨折，也可用作对长管骨愈合情况的测定。本法也可和叩击法联合应用。叩击法是间断用力产生深部组织的震动，推顶法则是持续用力产生深部组织的应力压迫。

【禁忌证】

损伤严重者，或有明显移位的长管状骨骨折，或伴有血管、神经及内脏损伤的骨折禁用。

【注意事项】

推顶时，用力要由轻到重、缓慢均匀，动作要稳定而持续，禁止粗暴用力。

【临床应用举例】

患者刘某，女，76 岁。患者于 3 天前下公交车摔倒，臀部着地，经人扶起回家，3 天后仍然感右髋部疼痛，不能用力行走。来诊时，右髋关节活动部分功能受限，推顶下肢并叩击足跟部时右髋部疼痛明显，拍片检查示右股骨颈嵌插骨折、无移位。住院给予空心钉内固定，扶拐功能锻炼，内服接骨药物治疗 3 个月后，拍片示右股骨颈折线模糊，继续功能锻炼。

第五节　叩击法

叩击法是术者一手持患处，一手握拳由患肢远端沿肢体纵轴向近端叩击以测定有无传导痛，或用手指叩击或拍击体表某部来测定音响，或借助器具叩打肢体某部以察其反应，借以判定有无骨折及损伤情况的一种检查手法。

【操作方法】

术者一手持患处，另一手握拳由患肢远端沿肢体纵轴向近端叩击以测定有无传导痛，或用拳直接叩击病变局部以察其反应，或用手指叩击或拍击体表某部，或借助器具叩打肢体某部，以检查局部有无病变，初步判断病变的性质（图7-5）。

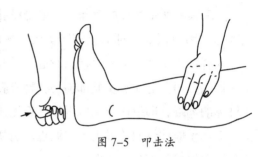

图7-5　叩击法

【适应证】

本法适用于检查长管状骨骨折愈合情况、脊柱与骶髂关节病变或损伤、胸腹部损伤合并内脏损伤和神经系统疾患等。

【禁忌证】

局部有皮损者禁用。

【注意事项】

叩击时，用力要缓慢均匀，动作要沉稳，忌施蛮力。

【临床应用举例】

如跟骨无移位骨折。一患者约一米高处跳下后足跟着地，遂觉局部疼痛，临床见局部轻微肿胀，足弓无明显异常，自足底叩击跟部疼痛明显，做 MR 检查证实跟骨无移位骨折。嘱患者卧床休息制动，1 周后患肢不负重活动，4 周后逐渐负重活动，2 个月后行走自如，痊愈。

第六节　扭旋法

扭旋法是利用旋转力的传导来排查、诊断隐性骨折等损伤的一种常用方法。

【操作方法】

术者一手持患部近端，另一手持肢体远端，并沿肢体长轴扭旋，以测定有无传导痛和旋转受限，借以判定有无骨折、脱位或筋肉损伤的一种检查手法（图7-6）。

【作用机理】

利用扭旋剪切应力的传导作用，测定肢体有无隐形损伤。

【适应证】

本法适用于长管状骨的裂纹，无移位、临床症状不典型的一类骨折和关节脱位及筋肉韧带损伤的检查。

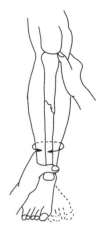

图7-6 扭旋法

【禁忌证】

长管状骨肿瘤及结核禁用。

【注意事项】

扭旋时，用力要缓慢均匀，动作要稳定而持续。

【临床应用举例】

一患者摔伤后右小腿轻微肿胀、疼痛，负重时明显，但仍可行走。术者令患者仰卧，一手持患者膝部，另一手持患者踝部，沿肢体长轴扭旋，出现小腿中段固定疼痛，MR检查确定为胫骨中段裂纹骨折，遂用小夹板保型固定、卧床休息，6周后逐渐下床活动，12周骨折愈合。

第七节　伸屈法

伸屈法是用于检查关节损伤的常用方法。

【操作方法】

术者一手扶持损伤的相应关节近端，另一手持肢体远端做相应关节的伸屈活动，以测定关节的功能情况，用以辨别肢体的损伤性质、范围、轻重程度，借以确定是脱位或韧带损伤或关节周围骨折（图7-7）。

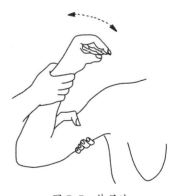

图7-7 伸屈法

【作用机理】

利用肢体屈伸而产生剪切应力及杠杆作用，探测肢体的损伤部位、损伤性质与损伤程度。

【适应证】

本法适用于关节脱位、关节周围韧带损伤和关节周围或近关节部骨折的检查。

【禁忌证】

肌肉撕裂、肌腱断裂者禁用。

【注意事项】

伸屈时，用力要缓慢均匀，动作要稳定而持续。

【临床应用举例】

患者仰卧位或坐位，术者一手固定患肢上臂中段，一手持腕上方，顺势用力向远端牵拉并屈伸肘关节。肘关节呈半屈曲弹性固定，畸形姿势不能改变，从而可判定为肘关节后脱位。遂用手法复位，石膏固定，3 周后去除石膏逐渐活动。

第八节　二辅法

二辅法是术者用两手相互辅助的一种检查方法。

【操作方法】

术者一手持伤处，一手持伤肢远端，做前后或左右的轻柔摆动。用于测定骨折愈合情况时，用两手分持近骨折处的上下部位，做相反方向的轻柔摆动（图 7-8）。

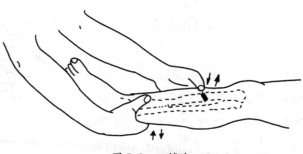

图 7-8　二辅法

【作用机理】

此方法是用以测定有无骨和关节的异常活动，借以判定有无骨折和筋肉韧带损伤。也可用以测定有无骨或异常活动，借以判定骨折的愈合情况。

【适应证】

本法适用于骨折和筋肉韧带损伤的检查。

【禁忌证】

软组织损伤严重者禁用。

【注意事项】

使用此方法时，用力要缓慢均匀，动作要稳定而持续。

【临床应用举例】

侧副韧带紧张试验：患者仰卧，膝关节伸直位，术者一手持小腿下段做外展动作，另一手推膝关节外侧向内，使内侧副韧带紧张，若出现疼痛和异常摆动，即为阳性，表示内侧副韧带损伤或松弛。

第九节　对比法

对比法是术者通过目测或器具对双侧肢体周径或长短或关节活动度等指标进行比较的一种检查方法。

【操作方法】

通过目测或器具对双侧肢体周径或长短、关节活动度、感觉、肌肉力量、步态等指标进行比较检查以发现异常，进行诊断。

【作用机理】

没有比较就没有鉴别，运用比较法原理，知常辨病，可杜绝漏诊、误诊。

【适应证】

本法适用于四肢不典型损伤的检查。

【禁忌证】

双侧肢体损伤者禁用。

【注意事项】

对比所取测量部位的健、患侧要相同、精确，以免做出错误判断。

【临床应用举例】

如不典型性右膝单膝关节滑膜炎，除觉局部轻度酸胀外无明显异常，与健侧对比检查，发现膝关节轻度肿胀，皮温轻度增高，膝关节活动时有轻度捻发音和酸胀不适，关节活动轻度受限，故诊断为右膝关节滑膜炎。

第十节　弹拨法

弹拨法是用于检查筋急、筋挛、筋出槽的一种检查手法。

【操作方法】

术者手指端或指腹与筋腱等条索状组织垂直的方向做来回揉拨，状如弹拨琴弦，观察其肌腱与神经的粗细、活动度、柔韧度、有无筋结；或用于做 hoffman 征的检查：在患者放松情况下，术者以一手中食二指夹持患者中指，另一手自背侧向前弹拨指甲，如其余四指反射性屈曲，则为阳性，提示上运动神经元疾病（图 7-9）。

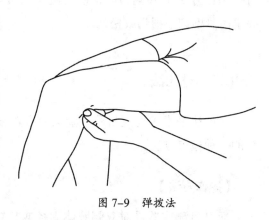

图 7-9　弹拨法

【作用机理】

以手感检测发现异常，或通过神经反射弧发现疾病，定位诊断。

【适应证】

本法适用于颈、肩及腰部筋肉韧带损伤、神经损伤的检查。

【禁忌证】

急性期软组织损伤禁用。

【注意事项】

用力要缓慢均匀，动作要稳定而持续。

【临床应用举例】

颈项部肌筋膜炎：术者常采用弹拨手法对颈部肌肉筋膜触摸，可发现筋节及痛性条索状物，多伴肌筋粘连，可明确诊断。

第十一节　器具辅助法

一、尺量法

尺量法是术者借用器具测量肢体长度、力线、周径和关节活动范围等并与健侧做对比的一种检查方法。

【操作方法】

借用器具测量肢体长度、力线、周径和关节活动范围等，并与健侧做对比（图7-10）。

【作用机理】

借用器具测量肢体长度、力线、周径和关节活动范围等，借以判定有无骨折或关节脱位和软组织损伤程度，以及患肢关节活动度、活动能力等。

【适应证】

本法适用于骨折、关节脱位、肌肉萎缩、神经损伤等检查。

【禁忌证】

开放性骨折禁用。

【注意事项】

操作时，动作轻柔，技术娴熟；要在肢体同处同段处做对比检查。

【临床应用举例】

如肩关节的盂下脱位，患肢显著增长。

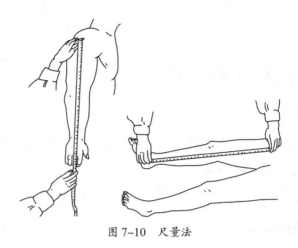

图 7-10　尺量法

二、叩诊（锤）法

叩诊（锤）法是借用叩诊锤以检查神经肌肉反射的一种检查方法。

【操作方法】

术者用叩诊锤叩击肌腱以观察其反应，是亢进还是减弱或是消失等，常与其他检查法合参（图 7-11）。

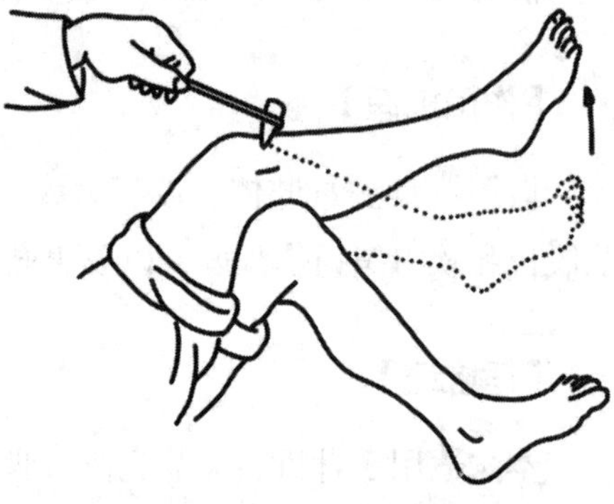

【作用机理】

肌腱是运动反射弧中的效应器，用叩诊锤叩击，可引发传入冲动入脊髓和大脑，经过脑的分析，发出指令（传出冲动），令效应器做出相应动作反应。以此观察神经肌肉及中枢的反射情况，判定和诊断相关疾病及其位置。

图 7-11　叩诊（锤）法

【适应证】

本法适用于神经反射的检查。

【禁忌证】

开放性神经损伤禁用。

【注意事项】

操作时，用力要缓慢均匀，动作要稳定而持续。

【临床应用举例】

如肱三头肌反射：患者外展前臂，肘部半屈，检查者托住其前臂，用叩诊锤叩击鹰嘴上方的肱三头肌腱，反应为肱三头肌收缩，肘关节伸直。

三、量角器法

量角器法是借用关节量角器测量关节活动度的一种检查方法。

【操作方法】

术者采用关节量角器测量关节的活动度，常用的测量记录方法有两种：中立位 0°法和邻肢夹角法（图 7-12）。

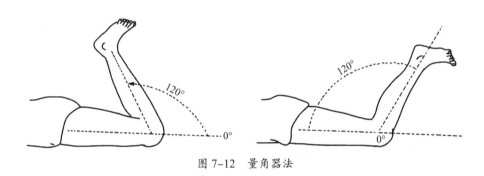

图 7-12　量角器法

【适应证】

本法适用于四肢关节的检查。

【禁忌证】

关节内骨折或关节韧带明显断裂者禁用。

【注意事项】

操作时，动作轻柔，技术娴熟。

【临床应用举例】

若膝关节强直于屈曲 30°位，则伸直为 -30°，屈曲为 30°；如有 5°过伸，则记录为 +5°。

第八章 复位手法

第一节 骨折复位手法

一、拔伸牵拉法

拔伸牵拉法是正骨骨折的基本手法，也可用于筋伤疾病引起的关节不利，筋肉挛缩（图 8-1）。严格说来，该法含拔伸和牵拉两种方法，虽有共同之处，但又有不同之点，临床应用也各有所侧重。

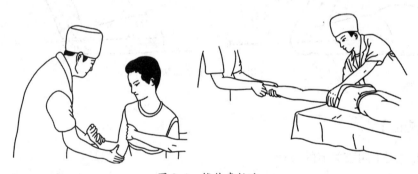

图 8-1　拔伸牵拉法

【操作方法】

1.拔伸　一般情况下不需要助手，多是术者拔患者伸，由轻到重，使肢体伸向远侧，用力相对较小，所需时间也较短。

2.牵拉　将肢体牵拉到治疗所需要的位置，可分为短时牵拉和持续牵引两种。短时牵拉一般需要助手配合，常用于较为严重的骨折或骨折后合并脱位；持续性牵引系借助器具进行长时间的牵引，如下肢等肌肉丰厚的部位骨折，整复前需要骨牵引；小儿骨折的皮牵引等，常用于一次性复位困难或不宜于一次性手法复位的患者。

【作用机理】

筋骨受伤，一般均发生瘀血壅滞，筋肉挛缩，故首先是拔伸牵拉，克服肌肉拉力，矫正重叠移位以恢复肢体的长度。按照"欲合先离，离而复合"的原则，肢体在开始牵引时应先保持在原来的位置，然后沿肢体纵轴由远近骨折段对抗牵引，以使筋肉舒展，气血活顺，肿消痛减，易于复位。

【适应证】

本法适用于四肢、脊柱、骨盆骨折的复位。

【禁忌证】

1. 患肢皮肤损伤严重者禁用。
2. 伴有明显血管、神经损伤者禁用。

【注意事项】

1. 骨质疏松严重者，切忌用力过大以造成二次骨折。
2. 患者耐受力差或者年老体弱者，可在麻醉下进行操作。

【临床应用举例】

如肱骨外科颈外展型骨折的复位：患者仰卧，一助手用宽布带穿过患侧腋下，向上牵拉肩部（作为反牵拉），另一助手持患肢腕关节上方，先顺势向远端牵拉。术者站于患侧，用双手或扳拉骨折远折端向外向后，同时牵臂的助手，在用力牵拉的情况下，使患臂内收、前屈，横过胸前，使之复位。

二、推挤提按法

推、挤、提、按为一法四则。推和挤可单独应用，亦可联合应用，这四则手法常需在牵引的基础上进行。临床根据骨折的不同部位、不同类型和伤后时间的长短，或单一应用，或联合应用。

【操作方法】

1. 推法（图 8-2）
（1）掌推法：术者用掌着力于治疗部位上，进行单方向的推动。
（2）指推法：术者用指着力于治疗部位上，进行单方向的推动。
2. 挤法　包括单向对挤和双向对挤，即术者两手在治疗部位上做挤压运动（图 8-3）。
3. 提法　术者用手作用于治疗部位上，提拉下陷部位以恢复至原来状态（图 8-4）。
4. 按法　术者用手作用于治疗部位上，按压高突部位以恢复至原来状态（图 8-5）。

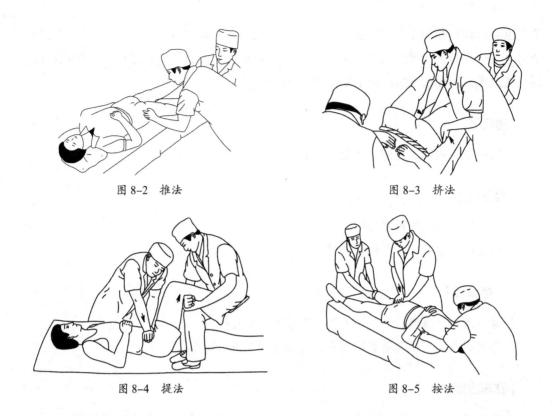

图 8-2　推法　　　　　　　　　　　　　图 8-3　挤法

图 8-4　提法　　　　　　　　　　　　　图 8-5　按法

【作用机理】

筋骨受伤，一般均发生瘀血壅滞，筋肉挛缩。在治疗中，首先是拔伸牵拉，克服肌肉拉力，矫正重叠移位恢复肢体的长度。若有侧方移位时，可用推法或挤法矫正；前后移位或成角畸形时，可用按法或提法矫正。此法可以使筋肉舒展，气血活顺，肿消痛减并易于复位。

【适应证】

本法适用于四肢骨折。

【禁忌证】

1.局部皮肤损伤严重者禁用。

2.有血管、神经损伤者慎用。

【注意事项】

1.切忌逆着骨折槎形方向施法。

2.年老体弱者，应在麻醉下操作。

3.注意技巧得当，切忌使用暴力。

【临床应用举例】

如股骨干或胫腓骨骨折：首先，经牵引使骨折端重叠拉开。若折端出现侧方移位时，可用推法或挤法矫正；前后移位或成角畸形时，可用按法或提法矫正。

三、折顶对位法

折顶对位法，也叫"成角对位法"。该法根据力学原理，借用巧力使骨折对位，适用于近关节部位和某些长管状骨干的横断形骨折经拔伸牵引等手法不能复位时。

【操作方法】

治疗时，术者以手法加大断端成角，使两骨折面同侧之边缘接触，然后将远、近骨折端同时回折，即可使骨折面对合。该法要领是在筋肉松弛的情况下，将两骨折端推向同一个方向，并使之成角接触，在保持其成角相抵的同时，再行反折，使之复位（图8-6）。

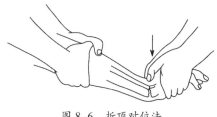

图 8-6　折顶对位法

【作用机理】

骨折后由于筋肉收缩，两折端多重叠移位，加之局部血肿，内部张力增加，牵拉复位比较困难。应用折顶法复位，可以使筋肉舒展，并运用杠杆原理使骨折易于复位。

【适应证】

本法适用于尺桡骨骨折、肱骨骨折、股骨骨折等横断形骨折。

【禁忌证】

1. 患肢皮肤损伤严重者。
2. 有明显血管、神经损伤者慎用。

【注意事项】

1. 须在麻醉下进行。
2. 治疗前应充分了解骨折移位情况，做到手法技巧得当，避免矫枉过正。

【临床应用举例】

如儿童尺桡骨下段同一水平骨折，折端多呈横断槎形而向背侧重叠移位，使用本法较易复位。术者面对患者，两手紧握腕部，两拇指于背侧扣住尺桡骨远折端，在肌肉松弛的情况下，两拇指用力按压远折端向掌侧，其余四指提腕掌向背侧，使尺桡骨两折端于掌侧成角相抵，然后反折使之复位。

四、嵌入缓解法

嵌入缓解法为会意手法，临床常用于以下三种情况：一是皮肉嵌在两骨折端之间，如髌骨骨折、儿童肱骨髁上骨折、锁骨骨折、胫腓骨骨折等。有时可见锐利骨槎将皮肤顶起，稍有不慎即可造成开放性骨折。二是移位的骨块嵌夹在关节缝内，如肱骨内髁 3 度骨折、内踝骨折等，会严重影响关节能功能。三是脱位的关节头被肌腱、筋膜或关节囊缠绕绞锁，这种情况常见于拇、食二指掌指关节脱位，脱位后的指关节呈弹性摆动状态。以上骨折、脱位用其他手法均难奏效，必须应用本法使嵌入的骨折块或软组织得以恢复原位。

【操作方法】

该法需在筋肉松弛下缓慢扩大畸形，使脱位的关节或骨折两端松解张口，然后根据不同情况施以不同方法。缓解骨片嵌入关节缝的方法是利用关节伸屈及远端肢体的旋转使关节间隙改变，部分筋肉紧张而将嵌入的骨片拉出。缓解脱位嵌入筋肉的方法是持远端左旋或右旋即可解脱；或扩大畸形向一个方向牵拉，同时推脱出的关节头滑动，即可将纽扣状嵌夹解脱而复位（图 8-7）。

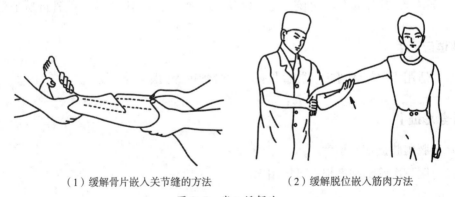

（1）缓解骨片嵌入关节缝的方法　　　　　　（2）缓解脱位嵌入筋肉方法

图 8-7　嵌入缓解法

【作用机理】

骨折后由于皮肉嵌在两骨折端之间，移位的骨块嵌夹在关节缝内而被肌腱、筋膜或关节囊缠绕绞锁，加之局部血肿，内部张力增加，复位比较困难。嵌入缓解法通过扩大畸形使筋肉松弛，并巧妙运用旋撬等解除软组织嵌夹，或利用嵌夹骨块上附着的肌肉肌腱的张力将嵌夹骨块拉出。

【适应证】

本法适用于尺桡骨骨折、儿童肱骨髁上骨折、锁骨骨折、胫腓骨骨折等四肢骨折。

【禁忌证】

1. 患肢开放性损伤者禁用。
2. 患肢血管、神经损伤严重者禁用。

【注意事项】

1. 切忌使用暴力造成周围软组织再度挫伤。
2. 要了解骨折移位特点，手法技巧得当，不要强行牵拉。

【临床应用举例】

如儿童肱骨髁上伸展型骨折有时可见肘前侧皮肉嵌夹。术者在筋肉松弛下，先顺势推肘后，使两骨折端向前突起成角，而前侧的两骨折端就会张口松解；术者乘机用拇指推肘窝前外侧，利用皮下组织的牵拉，被嵌夹的软组织即可缓解。

又如肱骨内髁3度骨折，骨折片嵌夹在肘关节间隙的内侧。术者一手持腕，另一手持肘，两手向相反方向用力，使肘关节过伸，前臂外展、外旋以扩大肘关节内侧间隙，利用屈肌总腱的紧缩牵拉，将骨折片拉出来。

五、回旋拔槎法

回旋拔槎法，是纠正骨折背向移位的一种复位手法。当用其他手法（包括持续牵引）难以复位时，才会想到用背向槎形，旋即采用回旋拔槎法，往往能顺利使背向槎合拢。

【操作方法】

当骨槎背向不能用拔伸牵拉复位时，应在筋肉松弛情况下，以近折端为中心，将远折端环绕近折端回旋，背向槎即能矫正。若向一侧回旋不成功，再向另一侧回旋；两侧都不成功，可配合牵拉法，在筋肉紧张情况下，再施行回旋法，背向槎多可拔正吻合（图8-8）。

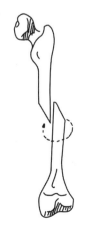

【作用机理】

骨折背向移位的原因可能与暴力的方向、肌肉的牵拉和肢体　　图8-8　回旋拔槎法的扭转有关，抑或为伤后骨折未做临时固定而搬运移动所致，造成局部血肿加剧，内部张力增加。采用回旋拔槎法，往往能使背向槎顺利合拢，筋肉舒展，气血活顺，肿消痛减，易于复位。

【适应证】

本法适用于四肢长管骨折。

【禁忌证】

1. 患肢皮肤损伤严重者。
2. 有明显血管、神经损伤者。

【注意事项】

使用本法时，要充分了解骨折移位特点，手法技巧得当，不要强行牵拉。必要时，可以在影像监视下实施。

【临床应用举例】

股骨干骨折折端背向移位用其他手法（包括持续牵引）难以复位时，可以在筋肉松弛的情况下，以近折端为轴心，持远端围绕近折端回旋。若向一侧回旋不成功时，再向另一侧回旋；若两侧都不成功时，可配合牵拉法，在筋肉紧张情况下，再施行回旋法，背向槎多可拔正吻合。

六、摇摆推顶法

摇摆推顶法是解决骨折复位后尚有残留移位，或横断骨折有部分移位的方法。

【操作方法】

摇摆推顶法包括摇摆法和推顶法两种方法（图 8-9）。

1. 摇摆法　治疗时，在维持牵拉的情况下，术者双手于前后或两侧保护捏持骨折端，在约 30°的范围内，根据变位情况做前后、左右的摇摆，使残留移位复位，保持两折端更加紧密的对合与稳定。

2. 推顶法　术者一手持患处，另一手持患肢远端沿肢体纵轴向近端推顶，使骨折更加严密对合。此法也可用来测定有无传导痛，借以判定有无骨折和骨折愈合情况的一种检查手法。

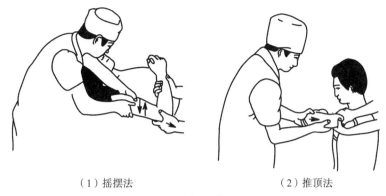

（1）摇摆法　　　　　　　　　　　　　（2）推顶法

图 8-9　摇摆推顶法

【作用机理】

筋骨受伤，一般均发生瘀血壅滞，筋肉挛缩，故在治疗中，首先是拔伸牵拉，克服肌肉拉力，矫正重叠移位，恢复肢体的长度。但复位后往往存在残余移位，摇摆推顶法则是利用肢体摇摆的杠杆力和推顶的挤压力，使骨折端对合更加紧密，进而使筋肉舒展，气血活顺，利于骨折愈合。

【适应证】

本法适用于四肢长管骨横断形骨折。

【注意事项】

1.注意摇摆的幅度不可过大，以免造成骨折再移位。

2.注意手法技巧得当，切忌使用暴力。

【临床应用举例】

肱骨干横断骨折予以手法复位后保持对位，在维持牵拉的情况下，术者双手于前后或两侧捏持骨折端，术者持远侧端沿纵轴推顶，根据变位情况做前后、左右的摇摆活动，从而使残留移位复位，有利于骨折的稳定和愈合。

七、倒程逆施法

倒程逆施法又叫"原路返回法"，是指根据骨折发生的过程，采用相应的手法，使其一步一步地回归原位的方法。

【操作方法】

术者根据骨折的解剖特点及其损伤机制，一手固定骨折近端，另一手持骨折远端或骨折块，运用手法将移位的折块按损伤移位原路一步一步的回归原位（图 8-10）。

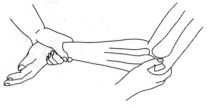

图 8-10　肱骨外髁防撞骨折
倒程逆施复位法

【作用机理】

根据骨折发生的过程，利用移位通道的自然空疏易通过的特性，反其道而行之，使其骨折一步步回归原位。

【适应证】

本法适用于肱骨内、外髁翻转移位型骨折等，也可用于关节脱位的复位。

【禁忌证】

局部有皮损者禁用。

【注意事项】

1. 应在麻醉下施法。

2. 术前要详细询问患者受伤姿态，认真分析移位机理与通道，这样才能有针对性地施法。

3. 操作时，要做到稳、准、巧，同时要循序渐进地进行，不要用力过猛。

【临床应用举例】

肱骨外髁外前侧翻转型骨折：患者仰卧，一助手固定上臂。术者站于患侧，一手持前臂腕关节上方，使肘关节屈曲 40°左右，并使前臂外旋、桡侧伸肌放松。另一手拇指轻轻研揉骨折局部，推散瘀血，摸清骨折块，然后以拇指推挤骨折块内侧前缘，使其向后移动，并绕过肱骨外髁嵴，接近原关节囊的破裂口处（骨折块向后推移的过程中，由于拇指的压力，自身即围绕伸肌止点旋转）。若此时骨折块棱起，说明骨折块向前、向外、向下旋转移位的畸形已基本得到矫正，再用拇食二指捏持骨折块沿横轴翻转，同时向前、向内推挤，并同时伸肘，前臂旋前即复位。

八、旋撬复位法

旋撬复位法是利用骨折部位的解剖特点及其损伤机制，借用杠杆力量，巧妙使骨折复位的方法。

【操作方法】

此法可徒手正复，也可借助器具进行。

1. 徒手正复　一助手固定近端，术者持患肢远端，根据骨折移位方向，确定相应的旋撬方向，克服并利用肌肉张力，使骨折端靠拢，同时运用旋撬力使骨折复位。

2. 借助器具　即借用钢针打入骨折旋转段，以针代手旋转撬压，迫使近折端向远折端靠拢而复位。

【作用机理】

旋撬复位法是利用杠杆原理，克服肌肉对折端拉力，矫正旋转侧方移位，使骨折端复位。

【适应证】

本法适用于股骨上段骨折和股骨颈骨折等。

【禁忌证】

局部有较重皮损或有感染灶者禁用。

【注意事项】

注意选择杠杆的支点，做到稳、准、巧地复位骨折。

【临床应用举例】

股骨上 1/3 骨折，由于该部位骨折近折端受外展、外旋肌群和髂腰肌的作用，使近折端出现典型的外展、外旋、前屈畸形；粗隆下骨折时，可出现严重的前屈畸形。一般的整复手法难以奏效，可借用钢针旋转撬压法以代替手的推挤按压，克服外展、外旋和屈肌的牵拉，迫使近折端向远折端靠拢而复位。

具体操作方法：患肢置板式牵引架上，中立位下根据重叠情况先行股骨髁上牵引，矫正重叠移位后，再于小转子下缘水平打进一钢针，行钢针旋转撬压复位。抬高针尾既可产生撬压近折端以克服其前屈的作用，又可旋撬以克服近折端外旋的作用。同时，针尾抬高后，则针体即向内倾斜，加之向后的牵拉力，即产生向内、向后顶压近折端的双重作用，这样近折端的前屈、外展、外旋移位即可解除，与远折端靠拢而复位。

九、牵引复位法

牵引复位法是在平乐正骨平衡理论的指导下，治疗因肌肉丰厚、肌力较强所致的难复性骨折、脱位、特殊性脊柱骨折脱位等的一种方法。

【操作方法】

患者仰卧，患肢远端骨皮牵引，临床密切观察牵引效果，待骨折端牵开、重叠移位消除后，施行手法复位。

【作用机理】

肌张力高是阻碍骨折复位的主要因素之一，此法是利用持续牵引的力量，克服肌张力过强所致的难以矫正的重叠移位，从而使骨折顺利复位。

【适应证】

本法主要适用于下肢骨折。

【禁忌证】

牵引部位有较重皮损或有感染灶者禁用。

【注意事项】

1. 注意选择合适的牵引方式。
2. 密切观察，避免过牵，影响骨折愈合。

【临床应用举例】

患者，男，30岁，股骨中段骨折，重叠移位约3cm，患肢肿胀畸形明显，入院后遂给予股骨髁上牵引，重量1/7体重，牵引2天后重叠移位矫正；给予手法正复，小夹板固定，维持牵引重量1/12体重，并注意调整牵引力线，保持患肢外展，逐渐进行足、踝、膝功能锻炼。7周后，骨折端大量骨痂生长，去除牵引，床上功能锻炼1周后扶拐下床逐渐活动，11周骨折愈合。

十、金针拨骨法

金针拨骨法是利用钢针结合手法治疗，从而较好地将折端复位的一种方法。

【操作方法】

患者仰卧，麻醉及无菌条件下，术者采用经皮钢针插入骨折端，撬拨骨折块，将塌陷或错位的折端复位，然后配合外固定，维持骨折良好的对位、对线。

【作用机理】

本法以针代手，加长力臂，并利用杠杆原理，克服筋肉挛缩，使骨折复位。对于特殊部位的骨折，单靠手法复位不能达到满意的疗效，为了克服这种局限性，用金针拨骨配合手法治疗，使中医正骨手法治疗骨折更具有特色。

【适应证】

跟骨骨折、桡骨小头骨折、胫骨平台骨折、内踝骨折并发翻转移位等关节内骨折。

【禁忌证】

开放性骨折或局部有感染灶者禁用。

【注意事项】

操作时，要技术娴熟、轻柔、进针点准确，切忌暴力操作。

【临床应用举例】

桡骨颈骨折：患者仰卧位，常规消毒铺巾，一助手固定上臂，另一助手扶持前臂。术者站于患侧，在移位的桡骨头下方1cm处，用尖刀片在皮肤上切一小口，然后将骨圆针刺入，直抵桡骨干时，再顺桡骨干向上斜进针，将桡骨小头逐渐撬起，直到针尖达骨折远折端，以远折端作为支点，利用杠杆作用，将桡骨头全部撬起推移而复位，无菌包扎针眼（图8-11）。

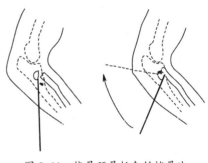

图8-11 桡骨颈骨折金针拨骨法

十一、牵拉按压法

牵拉法是指在患处上下两端用力做持续对抗牵拉，或借助器械牵拉，结合按压使骨折复位的一种方法。按压法是刺激性较强的一种手法，适用于全身各个部位，可以解痉散结、通经活络镇痛、整形复位。

【操作方法】

1. 牵拉 术者在患处上下两端用力做持续对抗牵拉，或借助器械牵拉，使骨折部位牵开，或平复成角，有利于复位。

2. 按压 用指、掌、肘或肢体其他部分着力，施力于骨折高突畸形处，由轻到重、由浅到深地逐渐按压，或突发寸力按压，使骨折复位。

【作用机理】

运用此方法可以纠正骨折成角移位、解痉散结、通经活络镇痛、整形复位。

【适应证】

胸腰段及腰椎骨折、掌骨骨折、青枝骨折等。

【禁忌证】

局部皮损严重者禁用。

【注意事项】

1. 牵拉要充分。
2. 按压应在维持牵拉下进行。

【临床应用举例】

向背侧成角移位的掌骨干骨折：患者坐位，一助手固定前臂下段，术者一手持相应的手指，向远端牵拉，一手按压骨折端使其复位（图8-12）。

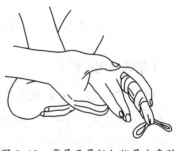

图8-12　掌骨干骨折加指骨皮牵引

第二节　关节复位法

一、倒程逆施法

倒程逆施法又叫"原路返回法"，多用于关节脱位的治疗。所谓倒程逆施，就是根据脱位发生的过程，采用相应的手法，沿脱位原路使其一步一步的回归原位的方法。

【操作方法】

一助手顺畸形牵引患肢远端，术者把持脱位关节近端做对抗牵引，待肢体长度恢复时，令助手逆关节脱位方向拔牵患肢远端，术者同时把持近端予以对抗，二力相合，使关节顺势复位。

【作用机理】

根据骨折发生的过程，利用移位通道的自然空疏易通过的特性，反其道而行之，使脱位关节一步步回归原位。

【适应证】

本法适用于各关节脱位。

【禁忌证】

1. 患肢皮肤损伤严重者禁用。
2. 患肢血管、神经损伤严重者禁用。

【注意事项】

1. 年老体弱或耐受能力差者，可适当配合麻醉。
2. 明确脱位发生的机理与过程。

【临床应用举例】

患者因前倾跌倒，手掌撑地，形成了肘关节后上方脱位，肘关节半屈曲状弹性固定位。术者先将肘关节伸直，再过伸，继而牵拉，使尺骨冠状突向远侧滑降，当其越过肱骨滑车顶点后，维持牵拉，按压肱骨下端向后，同时屈肘复位成功（图8-13）。

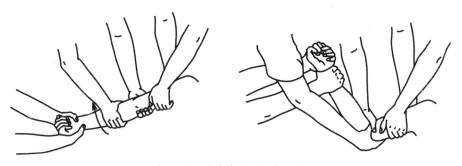

图8-13　肘关节后脱位复位法

二、挤旋屈伸法

挤旋屈伸法是通过推挤、旋转并配合屈伸，使脱位的关节复位的一种复位手法。

【操作方法】

此法多用于儿童桡骨小头半脱位。一助手固定患肢近端，术者一手持患肢远端轻轻拔伸牵拉，另一手推挤脱位的桡骨头向内，同时将患肘旋转屈伸，即可复位。

【作用机理】

挤旋屈伸法运用杠杆原理，通过牵拉，使关节间隙增大，再伸屈或挤旋，使旋转错移在牵拉旋转过程中恢复原位或缓解嵌夹。

【适应证】

桡骨小头半脱位等。

【禁忌证】

无特殊禁忌证。

【注意事项】

1. 诊断必须明确。
2. 操作时，手法娴熟，用力得当，切忌使用暴力。

【临床应用举例】

桡骨小头半脱位：家长将患儿抱于膝上，用两手持患儿上臂作固定以反牵拉，术者一手持患腕上方，一手持肘，拇指在前，按压于桡骨头前外侧，其余四指在后。适当用力向远端牵拉，并使前臂逐渐旋后，在牵拉的情况下屈曲肘关节，同时拇指推挤桡骨头向后内方，手下有复位弹动感复位成功（图8-14）。

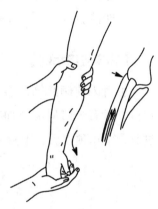

图8-14 肘关节后脱位挤
旋屈伸法

三、旋撬复位法

旋撬复位法是用来正复关节脱位的一种手法。该法利用脱位关节的解剖特点及其损伤机制，借用杠杆力量，巧妙地使关节复位。

【操作方法】

患者仰卧，术者立于患者患侧，面朝患者头端。一助手固定患部近端，术者一手持患部远端关节，另一手持患肢远端，以脱位关节盂缘为支点，根据不同脱位方向，进行旋撬，迫使脱位关节头滑入臼或盂中，而使关节复位。

【作用机理】

旋撬复位法是利用脱位关节的解剖特点及其损伤机制，运用旋转手法，以患者臂肘或股胫等为杠杆，将脱位关节撬回原位，使脱位关节复位。

【适应证】

本法适用于髋、肩关节脱位等。

【禁忌证】

1.患有严重高血压、心脏病史者禁用。
2.患肢血管、神经损伤严重者禁用。

【注意事项】

1.应用杠杆原理选择杠杆的支点，做到稳、准、巧地复位。
2.对于耐受性差的患者，应配合麻醉进行。

【临床应用举例】

1.肩关节喙突下前脱位　患者坐位或仰卧位，一助手固定患肩，术者站于患侧，以相对之侧的一手握持患肢腕部，另一手握持肘部，令患者肌肉放松。先屈肘，继使上臂外旋、内收，缓慢加力，当肘部内收接近胸部的中线时，即可听到复位声，然后令上臂内旋，回复中立位，屈肘于胸前即可（图8-15）。

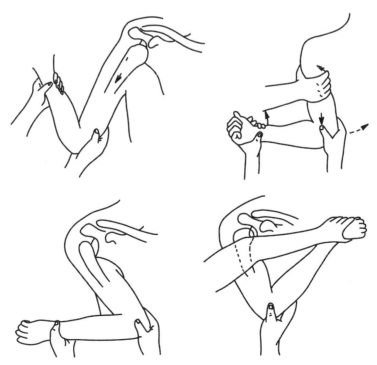

图8-15　肩关节喙突下前脱位旋撬复位法

2. 髋关节后上方脱位　　通常髂股韧带完好，股骨头脱出后停留在髋臼后上方的髂骨外侧面。用本法复位时，患者仰卧，助手按压两髂前上棘固定骨盆，术者两手分别握持患肢膝、踝关节，顺畸形姿势屈膝屈髋。当大腿贴近腹壁时，脱出的股骨头即绕髋臼后外缘而逐渐滑动到髋臼后下方，此时术者将大腿由内收内旋逐步变为外展外旋，在保持外展外旋位的同时，缓缓伸展下肢，借助髂股韧带的紧缩力，股骨头便可顺利滑入髋臼而复位（图 8-16）。

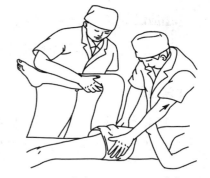

图 8-16　髋关节后上方脱位旋撬复位法

四、牵拉摇摆法

牵拉摇摆法是用来整复陈旧性关节脱位的手法。此法利用脱位关节的解剖特点，借用牵拉和摇摆，使关节周围粘连的肌肉得以松解，达到关节复位的目的。

【操作方法】

1. 牵拉法　　术者用手或肘持患肢与助手对抗牵引，牵开关节间隙并使关节周围粘连的肌肉得以松解（图 8-17）。

2. 摇摆法　　在维持牵拉的情况下，术者双手于前后或两侧握持骨端，在约 60°的范围内，根据变位情况做前后、左右的摇摆活动，使关节周围粘连的肌肉得以松解，并使突出的关节头顺势滑入关节盂内，从而达到关节复位（图 8-18）。

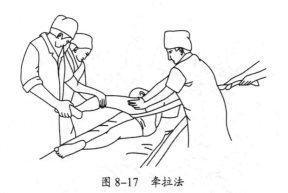

图 8-17　牵拉法　　　　　　　　　　　　　图 8-18　摇摆法

【作用机理】

牵拉摇摆法是利用脱位关节的解剖特点，借用牵拉摇摆法使关节周围粘连的肌肉得以松解，从而达到关节复位。

【适应证】

本法适用于肩、髋关节陈旧性脱位等。

【禁忌证】

1. 血管、神经损伤严重者禁用。
2. 脱位日久伴严重骨质疏松者禁用。
3. 关节强直者禁用。

【注意事项】

1. 手法要稳健有力，避免粗暴，切忌急于求成。
2. 活筋要充分，避免硬扳硬牵、强力旋转，导致关节头压缩或骨折。
3. 应配合麻醉进行治疗。

【临床应用举例】

如陈旧性髋关节后上方脱位：由于损伤后时间较久，引起一系列病理变化。如气血凝滞，关节周围的肌肉韧带发生挛缩、粘连，股骨头在异常位置被血肿机化所形成的瘢痕包绕。用本法复位时：患者健侧卧位，一助手用宽布带绕过大腿根部向后牵拉，一助手持患肢膝关节，使髋膝关节屈曲 90°，向前牵拉，并同时徐缓地做髋关节的伸屈、摇摆活动。术者站于患者背后，一手扳拉髂前上棘部向后，另一手掌推脱出的股骨头向前。这样反复操作，直至股骨头滑入髋臼。

五、手牵足蹬法

手牵足蹬法是用于肩关节脱位及骶髂关节错缝的专用手法。

【操作方法】

患者仰卧或俯卧（骶髂关节），术者双手握住患肢，将足跟置于患侧脱位合适之处（如肩关节脱位置于腋窝处），双手握住其患侧肢体缓慢拔伸，同时用足跟与之相对抗。持续牵引一段时间后，再逐渐内收内旋或后伸（骶髂关节）患肢，使之复位。

【作用机理】

手牵足蹬法是利用脱位关节的损伤机制及复位的特点，运用足与手对抗牵引，并以足跟为支点，运用杠杆原理，使关节复位。

【适应证】

本法适用于肩关节脱位及骶髂关节错缝。

【禁忌证】

1. 局部有皮损者禁用。

2. 有严重心肺功能不全者禁用。

【注意事项】

1. 患者耐受能力差者，应配合麻醉治疗。

2. 手法运用得当，牵引要充分，避免硬扳硬牵、强力旋转，对于年老体弱患者，动作切忌粗暴，以免引起肱骨干骨折、肱骨外科颈骨折、臂丛神经牵拉伤等医源性损伤。

【临床应用举例】

1. 肩关节脱位　以右侧为例，患者取仰卧位，自然放松。术者立于患侧，双手紧握患者腕部，将患侧上肢伸直，患侧腋窝放置海绵垫，术者以右侧足跟抵于患侧腋下，沿患肢纵轴方向牵引，顺势将患肢外展、前屈、外旋，与此同时抵腋下之足跟稍稍用力，此过程注意动作柔和，牵引力量逐渐加大。待1分钟左右患肢徐徐内收、内旋，术者此时用力抵住患肢腋下，

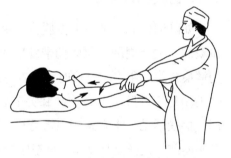

图 8-19　肩关节脱位手牵足蹬法

利用足跟的杠杆作用，即可感觉肱骨头复位之弹响声（图 8-19）。

2. 骶髂关节错缝　骶髂关节上移性后错缝，患者俯卧于板床上，术者站于患侧，一助手双手握住患肢踝关节，足跟抵于患侧坐骨结节，牵引力量逐渐加大。术者一手按压患处，推骶髂关节向前，两手同时猛然用力，即可听到弹响声或感到弹动感。患者疼痛消失或大减，表明复位成功。

六、对抗提拉法

对抗提拉法是用来正复关节脱位的手法。此法利用脱位关节的解剖特点及其损伤机制，借用对抗牵引同时提拉，使关节复位。

【操作方法】

患者仰卧，一助手固定患肢近端，另一助手牵引患肢远端，尽量将关节间隙牵开，

术者根据脱位方向施以手法提拉，使脱位关节复位。

【作用机理】

"欲合先离"，提拉复位。

【适应证】

本法适用于髋关节与踝关节脱位等。

【禁忌证】

1. 患肢皮肤损伤严重者禁用。
2. 患肢血管、神经损伤严重者禁用。

【注意事项】

熟悉脱位的机理与特点，做到手摸心会，准确对位。

【临床应用举例】

踝关节后脱位：患者仰卧，膝关节屈曲。一助手固定患肢小腿部，将小腿端起；一助手一手持足跖，另一手持足跟，顺势向远端牵拉，并扩大畸形。术者用力按压胫腓骨下端向后，同时牵足的助手在牵拉的情况下，提足向前，并背屈，即可复位（图 8-20）。

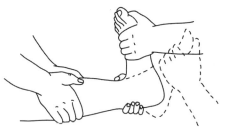

图 8-20　踝关节后脱位对抗提拉法

七、牵推旋转法

牵推旋转法是用来正复小关节脱位的常用手法。此法利用脱位关节的解剖特点及其损伤机制，借用牵推旋转法，使关节复位。

【操作方法】

首先，对抗牵拉持续 2–3 分钟，使关节间隙增大，后推挤错移骨并略带旋转，解除周围组织阻挡，同时使关节复位（图 8-21）。

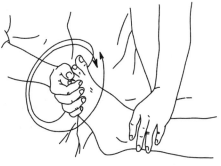

图 8-21　距骨前外前侧脱位牵推旋转法

【作用机理】

牵推旋转法根据脱位的特点及损伤机制，巧妙利用推挤力和旋转杠杆力，使关节复位，从而使经络得通、瘀血得散，气血得通。

【适应证】

本法适用于胸锁关节后脱位、距骨脱位、腕骨脱位等。

【禁忌证】

1. 患肢皮肤损伤严重者禁用。
2. 患肢血管、神经损伤严重者禁用。

【注意事项】

1. 牵拉时要力量持续，并略带旋转，推按要快速，配合密切。
2. 必要时，配合局部麻醉进行整复。

【临床应用举例】

距骨前外侧脱位：患者仰卧或健侧卧位，患肢膝关节屈曲。一助手固定小腿部，将小腿抬起；另一助手一手持足跖部，另一手持足跟部，顺势牵拉，并尽量扩大畸形。术者以两手拇指，推挤脱出的距骨向内、向后。同时牵足的助手，以维持牵拉的情况下，使足外翻外旋，即可复位。

八、屏气按压法

屏气按压法是用于肋椎关节脱位的一种复位方法。此法利用脱位关节的解剖特点及其损伤机制，借用屏气按压法即可巧妙地使关节复位。

【操作方法】

患者俯卧，术者站于患者一侧，使两手相叠压于患部脊柱正中。先令患者深呼吸数次，然后深吸气屏气，术者同时向下压患部至最大限度时停留片刻，然后突发寸力骤然下压，听到咯噔声即复位成功。

【作用机理】

以胸廓肋骨为杠杆，借用屏气按压法撬移关节，从而使之复位，经络得通，瘀血得散，气血得通。

【适应证】

本法适用于肋椎关节错缝。

【禁忌证】

1. 年老体弱或有严重高血压、心脏病患者禁用。
2. 严重骨质疏松者。

【注意事项】

操作时，手法技巧得当，寸力速发速止。

【临床应用举例】

一患者疑似岔气，胸背不适，周余不愈，诊断为肋椎关节错缝。令患者俯卧，术者站于患者一侧，使两手相叠压于患部脊柱正中，先令患者深呼吸数次，然后深吸气屏气。术者同时沉稳下压患部至最大限度时停留片刻，突发寸力骤然下压，听到咯噔声即复位成功，然后轻轻回位，症状消除。

九、按压推端法

按压推端法是治疗颞颌关节脱位的专用手法。

【操作方法】

屏气按压法包括按压和推端两步（图8-22）。

1. 按压法　患者端坐，以头抵墙保持体位固定不变。术者用双手拇指伸入患者口腔，按于智齿后端向下按压，老年人习惯性脱位者也可在外侧进行按压，以牵开关节间隙。

2. 推端法　在维持按压牵引的情况下，术者双手持脱位远端，拇指向关节臼方向推压端提患肢。同时，其余四指配合拇指托端颏部，施以旋撬杠杆力，听到咯噔声，即复位成功。

【作用机理】

按压牵引力和推端之杠杆旋撬力共同作用是复位成功的关键。

【适应证】

本法适用于颞颌关节脱位。

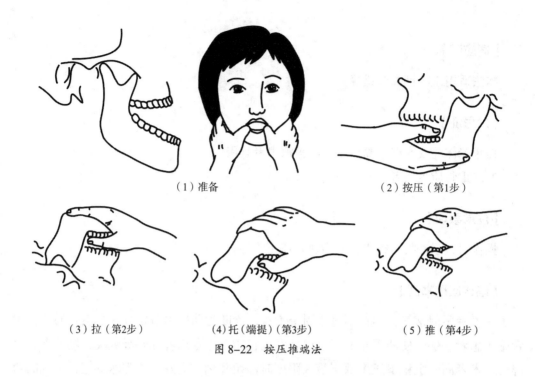

（1）准备　　　　　　　　　　　　　　　（2）按压（第1步）

（3）拉（第2步）　　　　（4）托（端提）（第3步）　　　　（5）推（第4步）

图 8-22　按压推端法

【禁忌证】

精神病患者禁用。

【注意事项】

1.当推端至关节即将复位时，双拇指应及时向两侧分开滑出，以免拇指被咬伤。

2.必要时，可在麻醉下进行。

【临床应用举例】

患者背靠墙坐于低凳上，面向前，双眼平视。一助手站患者侧方，以两手固定头部，勿使头部俯仰或左右摆动；术者站于患者对面，两手拇指以纱布包裹，伸入患者口腔，按于两侧最后方的大臼齿上，余指托住下颌体，此时两拇指用力向后下方按压，余指向前牵，向上提并后推，使下颌骨向后旋转，关节头即滑入臼窝。当听到复位声时，两拇指顺势滑向牙齿外侧，以免咬伤，同时使上下齿咬紧，抽出拇指即可。

第九章 治筋手法

第一节 揉药法

揉药法特指用平乐展筋丹于特定部位贴揉的一种手法，按不同用途可分为三种：即穴位揉药法、围关节揉药法与痛点揉药法，属中医外治法范畴。药法结合，具有舒筋活血、分离粘连、通利关节、理气止痛等功效。

展筋丹是平乐正骨特效方，由十数种中药经过混合、粉碎、过滤、加工，装入特指鼻烟壶备用，其重要成分是血竭、珍珠、冰片等。

【操作方法】

1. 先将展筋丹摇晃均匀，再用拇指腹贴于鼻烟壶口，蘸少量的展筋丹粉末，施于疾病的相应反应点或穴位上。

2. 用蘸药拇指指腹于作用点上，沿顺时针方向轻柔旋转，力度不宜太大，以不带动指下皮肤为度。揉药范围以一元钱硬币大小为宜；频率为 80 ～ 100 转。

3. 每日 1 ～ 3 次，每点 1 ～ 2 分钟，10 天为 1 个疗程。

【作用机理】

1. 其作用机制是通过拇指指腹在患处旋转摩擦，这种物理刺激可以使局部皮肤温度升高，毛孔开泻，病邪外逸，药粉通过开泻的毛孔直达病所。

2. 根据揉药手法的速度快慢不同、用力大小不同，可使药物达到的部位也不同。

3. 根据患者具体的病情、病位不同，采用相应的揉药手法，可使药物达到皮下、肌肉、筋膜、韧带、骨关节等部位，使其达到最大功效。

【适应证】

1. 凡外伤所致的气滞血瘀，肿胀疼痛，筋骨关节疼痛，功能障碍。

2. 肢体麻木不用，筋强筋急，筋挛筋缩，筋弛筋软无力，或肌肉萎缩，或闪腰岔气等均可采用本法。

【禁忌证】

1. 局部皮肤破损，或起有皮疹水泡者忌用。

2. 红肿热痛的热毒凝结者忌用。

【注意事项】

1. 展筋丹的储存应密闭、防潮，避免光线直接照射。

2. 揉药处的皮肤应清洁干燥。

3. 手法药要轻柔，部位要固定，旋圈不宜过大，以一元钱硬币大小为宜，否则药物分散，不利于吸收，疗效不佳。

4. 揉药时，不能上下左右无规律搓动，应依靠拇指指腹在皮肤上做顺时针方向的旋转摩擦，使毛孔开放，药物透入。

5. 揉药点的选择是根据病情需要循经取穴，或伤处附近取穴，或痛点附近取穴，或关节周围取穴，一般多取体表的阳侧。

6. 对新伤手法宜轻；对旧伤或筋骨伤的后期治疗常配合活筋和练功，以借助功能恢复；对急性疼痛多用循经取穴，或配合点按、揉捏手法。

7. 足底、手掌和瘢痕处不宜选作揉药点，因局部皮肤粗厚，药物不宜透入。

【临床应用举例】

杨某，女，55岁，教师。患者4年前因劳累出现肩背部疼痛、沉困，夜间及阴雨天痛甚，影响睡眠。在当地诊所就诊，诊断为背肌筋膜炎，给予非甾体类抗炎药对症治疗，使疼痛缓解，后病情时轻时重。2周前，患者因长时间阅卷出现肩背部撕裂样疼痛、困重，活动受限，口服药物治疗效果不佳，遂来我院求诊，经门诊检查以"背肌筋膜炎"收住入院。自发病以来，患者神志清，夜寐差，纳差，二便调。专科检查：肩背部疼痛伴活动受限；肩部肌肉触之板硬，两肩胛骨之间压痛，沿骶棘肌走行方向触及条索状结节；上肢上举、内收受限，肌力5级，双上肢感觉正常；双侧肱二头、肱三头、肱桡反射正常，双侧霍夫曼征阴性。颈椎X线示：颈椎生理曲度存在，序列可；椎间隙无狭窄，椎体后缘骨质轻度增生，双斜位片示椎间孔无明显异常。实验室检查：无明显异常。

1. 诊断   肩背肌筋膜炎属风寒痹阻证。

2. 治疗

（1）平乐治筋手法：患者取坐位。术者先用拇指指腹蘸取展筋丹粉末少许，置于选定的揉药点上，在皮肤上做局部旋转按摩；再用散法放松患者肩背部肌肉；后嘱患者双手交叉紧抱两肩，使背部肌肉处于紧张状态。术者用手掌根按揉风门、肺俞、魄户、膏肓等穴位 3 ～ 5 分钟；后让患侧上肢极力旋后贴于后背，术者以拇指指腹沿肩胛骨内侧缘向里揉动 3 ～ 5 分钟；最后按揉激痛点，弹拨筋束，使结散气通后用叩击法结束治疗。每日 2 次，手法以患者耐受为度。

术后处理：嘱患者避风寒潮湿，治疗期间不要肩背过重物品。

（2）辨证用药：辨证属风寒痹阻证，治宜祛风散寒除湿。急性疼痛期，给予正清风痛宁缓释片 120mg，每日 2 次，口服；肿节风分散片 1.6g，每日 3 次，口服；4 天后疼痛缓解，改用中药汤剂口服，方用羌活胜湿汤加减。

处方：羌活 15g，蔓荆子 15g，防风 10g，川芎 10g，伸筋草 15g，葛根 15g，白芷 10g，甘草 6g，共 7 剂。

水煎服，每日 1 剂，分早晚服。1 周后症状缓解，停止服药。

（3）外用药：选用河南洛阳正骨医院协定软伤外洗方，将药物倒入熏洗槽内。患者仰卧，平躺于熏洗床上，暴露患部于熏洗孔上方，每次熏洗 30±5 分钟，每日 2 次。

（4）膳食调养：避免过食寒凉、油腻及辛辣之品，清淡饮食，多进食高蛋白、富含维生素食物。

（5）功能疗法：项背肌、肩胛带肌肌力锻炼，耸肩、双手背伸、大云手等。治疗期间配合功能锻炼，每组锻炼 3 ～ 5 分钟，每日 3 ～ 5 次。

本患者经平乐手法、辨证用药、功能锻炼及膳食调养综合治疗 2 周后，肩背部疼痛、沉困消失，颈部及上肢活动无受限，条索状结节处稍有压痛，病情好转。嘱患者出院后继续行项背肌及肩胛带肌功能锻炼，方法如前。6 周后随访，肩背部无困痛，结节处稍有压痛，生活及工作正常。

第二节　理筋法

理筋法具有活血化瘀、消肿止痛、舒筋活络、松解粘连、滑利关节等作用，其中包括揉摩法、捏拿法、推按法、弹拨法和牵顺法五步。

一、揉摩法

揉摩法是揉法与摩法之结合，是用指腹或手掌放置患处，做轻柔灵活的环形或直线往返的揉摸的方法。其手法轻柔，具有消瘀退肿、舒筋止痛作用，适用于筋伤初期的局部肿痛。

常用掌揉摩，揉结合摩法可加大作用范围，摩加揉法可增加力度。本法刺激轻柔和缓，适用于胸腰部、胸肋部、头面部、腰背部及四肢部，尤其多用于全身穴位，常配合按法按揉穴位。此外，也可配合本院制剂七珠展筋散揉药治疗，疗效更佳。

【操作方法】

1. 掌揉摩法　术者沉肩，肘关节屈曲，
腕关节略掌屈，将手掌的全掌着力于施术
部位上，以肘关节为支点，前臂做主动运
动，通过腕掌指面做轻柔灵活的环形或直
线往返摩动和揉动。一般先行掌摩法，然
后适当加力行掌揉，再以摩法结束。手法
频率为每分钟 120～160 次，每个施术部位
2～5 分钟即可（图 9-1）。

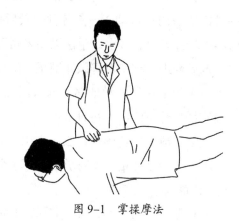

图 9-1　掌揉摩法

【作用机理】

揉摩法具有消瘀退肿、舒筋止痛作用。筋伤无论是急性期或慢性期，肿胀、疼痛
往往是其主要症状。损伤后，由于血离经脉，经络受阻，气血流通不畅，从而出现局
部肿胀，"不通则痛"而产生疼痛。揉摩法可以促进局部血液和淋巴循环，加速局部瘀
血的吸收，改善局部组织代谢，理顺筋络，并可提高局部组织的痛域，使气血通畅，
从而起到舒筋活络、消肿止痛的作用，这也就是"通则不痛"的道理。正如《医宗金
鉴·正骨心法要旨》所说："为肿为痛，宜用按摩法，按其经络，以通郁闭之气，摩其
壅聚，以散郁结之肿，其患可愈。"

【适应证】

揉摩法适用于软组织损伤、颈椎病、骨折术后瘢痕康复、小儿斜颈、胃脘痛、胸
胁胀痛等多种病症。

【禁忌证】

1. 肿瘤、结核、骨髓炎者禁用。
2. 施术部位有严重皮肤损伤、皮肤病或传染病者禁用。
3. 有精神疾患，不能配合治疗者禁用。

【注意事项】

1. 所施压力要适中，以患者感到舒适为度。揉动时，要带动皮下组织一起运动，
动作灵活而有节律性。

2. 要掌握好揉摩频率，速度要均匀。每分钟 120～160 次，在面部操作可以缓慢
操作。

3. 不可在体表形成摩擦运动，以免损伤皮肤。

4. 要根据病情的虚实来决定手法的方向。就环摩而言，有以"顺摩为补，逆摩为泻"的传统说法。现代应用时，常以摩动部位的解剖结构及病理状况来决定顺逆的方向。

【临床应用举例】

患儿李某，男，5岁，以"扭伤致颈部肿痛伴活动受限3小时"为主诉，于2013年6月13日入院。患儿3小时前在学校与小孩玩耍时，扭伤颈部致颈部肿痛，活动不能，由家人送至我院就诊，以"颈部扭挫伤"为诊断收住入院。入院时，患儿一般情况好，神志清，精神可，情绪稳定，无头痛、头晕、呕吐表现；查体见头颈部轻度向左侧歪斜，颈项部肌肉明显痉挛僵硬，压痛（+），四肢感觉、活动好。入院后，完善颈椎侧位及张口位 DR 片示：头颈部轻度歪斜，未见骨折及明显脱位。入院后给予心理安慰，行颈部轻手法揉摩治疗，每日3次，每次10～15分钟，能舒筋活络、缓解筋肉痉挛；辅以七珠展筋散穴位揉药治疗，每日1次，能活血消肿，并佩戴颈围固定休息。治疗3天后，疼痛明显减轻，颈部活动改善；治疗5天后，疼痛消失，活动及外观恢复正常而出院。1月后随访，患儿病情未见复发，生活、学习正常。

二、捏拿法

捏拿法是指用拇指和其他手指在施术部位做对称性的挤压，用力捏拿筋肉较厚的部位，做一紧一松的对向挤压提起动作。具有疏通气血，松解粘连及缓解挛缩的作用。该法可单手操作，亦可双手同时操作。

【操作方法】

术者用拇指和食指、中指指面或拇指与其余四指指面夹住施术部位肢体或肌肤，相对用力挤压，或拉或拽，使患者有酸胀感，提起放松；再挤压、拉拽提起，再放松，轻重交替，连续不断地捏提并略含揉动，如此不断循环移动（图9-2）。

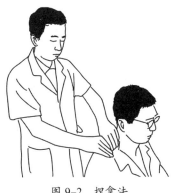

图 9-2 捏拿法

【作用机理】

捏法是属于动法中的静态手法，其特点是舒适自然，不会对肢体产生晃动，具有较好的舒松肌筋的作用。拿法是具有放松作用一类手法的典型代表，功能松肌疏筋、活血行气，舒适自然，最易被人接受。捏拿手法兼顾二者功效。

捏拿法具有松肌疏筋、活血行气的作用。筋伤后所产生的疼痛，可以反射性地引起局部软组织痉挛，这虽然是机体对损伤的一种保护性反应，但如果不及时治疗，或治疗不妥当，痉挛的组织就有可能刺激神经，加重痉挛。痉挛日久形成不同程度的粘连、纤维化或瘢痕化而加重原有损伤，形成恶性循环。捏拿手法之所以能解除痉挛、松肌疏筋、活血行气，主要是通过该手法可直接作用于痉挛或粘连的软组织等患处，使之放松，从而打破和终止疼痛与肌肉、筋脉痉挛的恶性循环，消除肌肉痉挛的病理基础，促进血液循环及组织代谢，为恢复肢体的正常功能创造了良好条件。

【适应证】

捏拿法适用于颈椎病、肩周炎、疲劳性四肢酸痛、肢体麻木，以及头痛、外感风寒等病症。常用于颈项部及四肢部。

【禁忌证】

1. 诊断尚不明确的急性脊柱损伤者禁用。
2. 急性软组织损伤局部肿胀严重者禁用。
3. 骨关节结核、骨髓炎、肿瘤、严重骨质疏松症等骨病患者禁用。
4. 有严重心、脑、肺部疾患者禁用。
5. 孕妇、有出血倾向的血液病患者禁用。
6. 手法部位有严重皮肤损伤或皮肤病者禁用。
7. 有精神疾患又不能配合者禁用。

【注意事项】

1. 要求拇指与其余手指间要具有持久的对合力，只有稳定的对合力，才能体现其功力，须长期练习并结合练功。
2. 施力时，拇指与其余手指双方力量要对称，用力要均匀而柔和，动作要连贯而有节奏性，不可死板僵硬。
3. 操作时要用指面着力，而不可用指尖着力。
4. 该手法必须要有提并略有揉的动作，其中以捏法为基础，拿、揉法为辅助，宜将三者有机结合在一起操作。
5. 初习者不可强力久拿，以防伤及腕部及手指的屈肌腱及腱鞘。

【临床应用举例】

患者孙某，男，23 岁，未婚，驾驶员。以"颈肩部困痛僵硬不适 2 个月余"为主诉于 2014 年 3 月 26 日就诊。患者 2 个月前因劳累后出现颈肩部僵硬、酸困不适，以左侧为重。曾自己外用舒筋活血膏药，困痛暂时减轻，但颈部困痛仍影响其工作，为进一步系统诊治，遂来我院就诊，经门诊拍片检查示：颈椎曲度减小，余无异常。查体：颈部无畸形，触诊颈肩部肌肉僵硬，有轻度条索状，压痛（＋），椎间孔挤压及拔伸试验（－），叩顶试验（－），四肢感觉、活动好，病理征未引出，故诊断为"颈型颈椎病"。给予推拿松解治疗，以捏拿手法为主，主要放松斜方肌，重点捏拿肩井穴，以松肌疏筋、活血行气，每日 1 次，每次 30 分钟。治疗 10 天后，颈部僵硬困痛消失，指导其行适度颈部功能锻炼（如耸肩、项臂争力），避免不良姿势。3 个月后随访，患者感觉良好，病情未见复发。

三、推按法

推按法，其中包括推和按两种手法。按是对患处垂直的施力，推是在按的基础上向一个方向推移的动作。两者多结合应用，但有时也可单独应用，有理气、活血、解郁的作用。其中又常分拇指推按法及手掌推按法两种。

【操作方法】

1. 拇指推按法 以拇指端着力于施术部位或穴位上，余四指置于对侧或相应的位置以固定助力，腕关节悬屈并偏向尺侧。拇指及腕臂部主动垂直按压施力，当按压力达到所需的力量后，要稍停片刻，即所谓的"按而留之"，然后松劲减力，向拇指端方向呈短距离单向直线推进（图 9-3）。

2. 手掌推按法 由一掌或或两掌相叠，在伤处局部或其周围，用掌根部着力于施术部位，做由下而上或由上而下，或左或右推按。术者腕关节背伸，肘关节伸直，以肩关节为支点，上臂主动施力按压，当按压力达到所需的力量后，要稍停片刻，然后通过前臂、腕关节，使掌根部向前做单向直线推进运动（图 9-4）。

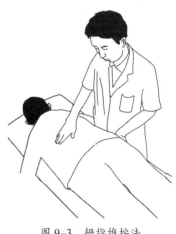

图 9-3 拇指推按法

3. 肘部推按法 屈肘，以一侧尺骨鹰嘴突起部着力于施术部位，另一侧手臂抬起，以掌部扶握屈肘侧拳顶以固定助力。其施术过程与掌推按法相似，但其运动方向多是向后拉推，以利于力的控制（图 9-5）。

【作用机理】

推按法可以促进局部血液和淋巴循环，加速局部瘀血的吸收，改善局部组织代谢，理顺筋络，并可提高局部组织的痛阈，使气血通畅，从而起到理气止痛、调和气血、疏通筋络的作用，这就是"通则不痛"的道理。正如《医宗金鉴·正骨心法要旨》所说："为肿为痛，宜用按摩法。按其经络，以通郁闭之气；摩其壅聚，以散郁结之肿，其患可愈。"

　　风寒湿邪是筋伤的原因之一，《素问·痹论》："风寒湿三气杂至，合而为痹也。其风气盛者为行痹，寒气盛者为痛痹，湿气盛者为著痹也……痹在于骨则重，在于脉则血凝而不流，在于筋则屈不伸，在于肉则不仁，在于皮则寒。"通过推按手法可达散寒除痹，利关节，和血脉而除痹痛的作用。

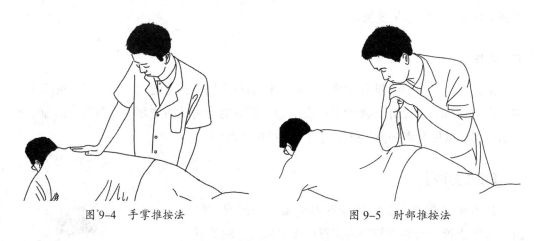

图 9-4　手掌推按法　　　　　　　　　　　　图 9-5　肘部推按法

【适应证】

　　拇指推按法适用于面积较小的部位，手掌推按法和肘部推按法适用于面积较大，肌肉较肥厚的部位。用于治疗头痛、颈椎病、腰椎间盘突出症、肩周炎、腰背肌筋膜炎等疼痛性疾患以及风湿痹痛、偏瘫等多种病症。

【禁忌证】

1. 诊断尚不明确的急性脊柱损伤伴有脊髓症状者禁用。

2. 急性软组织损伤局部肿胀严重者禁用。

3. 骨关节结核、骨髓炎、肿瘤、骨质疏松症等骨病患者禁用。

4. 合并有严重心、脑、肺部疾患者禁用。

5. 孕妇及有出血倾向的血液病患者禁用。

6. 施术部位有严重皮肤损伤或皮肤病者禁用。

7. 有精神疾患又不能合作者禁用。

【注意事项】

1. 推按时，着力部要紧贴体表，用力宜由轻到重，稳定而持续，使刺激充分达到机体组织的深部。

2. 推按的速度宜缓慢均匀，压力平稳适中，不可推破皮肤。为防止推破皮肤，临床应用时，常在施术部位涂抹少许介质，使皮肤有一定的润滑度，利于手法操作，防止破损。

3. 不可突施暴力，手法操作忌突发突止，暴起暴落，以避免造成医源性损伤。

【临床应用举例】

患者杨某，女，37 岁，已婚，工人。以"腰部困痛僵硬不适 3 个月余"为主诉，于 2014 年 2 月 26 日就诊。患者 3 个月前因劳累后出现腰部僵硬、酸困，受凉、劳累后困痛加重，休息时有所减轻，清晨快起床时腰部困痛明显，下床活动后减轻，在家行拔罐、刮痧治疗，困痛有一过性减轻，但病情时常反复发作，为进一步系统诊治，遂来我院就诊。经门诊拍片检查示：腰椎骨关节未见异常；查体：腰部无畸形；触诊腰部肌肉僵硬，深压有结节条索状，压痛（＋），无下肢放射痛，双侧直腿抬高试验（－），骨盆挤压及分离试验（－），双侧"4"字试验（－），下肢感觉、活动好，腱反射正常，病理征未引出。诊断为"腰肌劳损"，给予推拿手法治疗，以推按腰部督脉、膀胱经及夹脊穴为主，以达舒筋通脉、调和气血之功效，每日 1 次，每次 30 分钟，治疗10 次后，腰部僵硬困痛明显减轻，已不影响生活及工作。指导其行适度腰背肌功能锻炼（如"燕飞式"），避免不良姿势，以巩固疗效及减少复发。2 个月后随访，仅有患者劳累后腰部轻度酸困感，余无不适。

四、弹拨法

弹拨法，是弹法和拨法的联合应用。弹法，又称"弹筋法"，指术者用拇指和食指指腹对称性地提捏肌肉或肌腱，短时间挤压后用力提起，然后迅速放开，使筋肉弹回的一种手法。拨法：指术者用指端按于穴位或某部位上，适当用力下压，做与肌纤维垂直方向的来回拨动的一种手法。

弹拨法是根据病情，以拇、食二指或协同其他手指做与患部筋肉走向相垂直的推拉动作，弹拨筋肉、肌束、肌腱、韧带，类似拨动琴弦的动作。

【操作方法】

操作时，术者常用一手在适当部位扶托以固定体位，另一手拇指与四指指端分别插入施治部位两侧的肌肉或肌腱缝隙中，以一侧为支点，抵住不动，对侧拇指或四指深掐于肌腹边缘做来回拨动。然后，略伸腕关节，拇指与食指微屈对指呈钳形，摸好被弹的肌腹或肌腱的两侧，做垂直于肌纤维方向的挤压和提捏，如弹琴弦之感，弹与拨可交替使用。一般多以单手操作，一个部位连续拨动 2～5 次，弹动 1～2 次即可（图 9-6）。

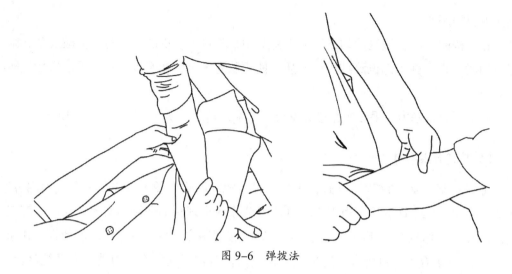

图 9-6　弹拨法

【作用机理】

急性或慢性损伤后期，损伤的软组织常形成不同程度的粘连、纤维化或瘢痕化。关节部位的骨折后期也常见到这样的病理变化，使肢体关节功能障碍。弹拨手法治疗可直接作用于损伤部位，具有较强的缓解痉挛、松解粘连、疏松肌筋、畅通气血的作用，可明显增强损伤组织的血液循环，促进损伤组织的修复，滑利关节，有利于关节活动功能改善。对局部软组织变性者，该手法可改善局部营养供应，促进新陈代谢，从而使变性的组织逐渐得到改善和修复。

【适应证】

弹拨法应用部位较为广泛，一般的肢体痛症均可应用。常用于颈肩背腰臀部及四肢肌肉、肌腱损伤、粘连等病症。

【禁忌证】

1. 诊断尚不明确的急性脊柱损伤者禁用。
2. 急性软组织损伤局部肿胀严重者禁用。
3. 骨关节结核、骨髓炎、肿瘤、骨质疏松症等骨病患者禁用。
4. 合并有严重心、脑、肺部疾患的患者禁用。
5. 孕妇及有出血倾向的血液病患者禁用。
6. 施术部位有严重皮肤损伤或皮肤病者禁用。
7. 因该手法刺激量较大，故年老体弱或痛觉过敏者不宜用之。

【注意事项】

1. 运用弹法时，力求部位准，用力适度，动作轻柔，每次弹 1 ～ 2 次为宜，切忌粗暴用力，避免造成局部的血管损伤。

2. 拨法用力由轻渐重，直达组织深处，手指运动幅度要小，拨动时指下应有弹动感。一般多以单手操作，一个部位连续拨动 2 ～ 5 次。此法刺激性很强，常产生酸、麻、胀或痛感，应以患者能忍受为度。

总之，弹拨法操作时，力量应由轻渐重，动作柔和富有弹性，操作数次即可。

【临床应用举例】

患者王某，男，39 岁，已婚，职员。以"右侧腰部困痛 2 个月余"为主诉，于 2014 年 3 月 19 日就诊。患者 2 个月前因劳累后出现右侧腰部僵硬、酸困，严重时伴右臀部胀困，受凉、弯腰、劳累后困痛加重，休息时减轻。自行外用舒筋活血膏药，使用初期困痛减轻，后期无效，困痛时常反复，为进一步系统诊治，遂来我院就诊。经门诊拍片检查示腰椎骨关节未见异常，查体见腰部活动可，触诊右侧腰部肌肉僵硬，腰三横突处深压有结节条索状，压痛（+），无下肢放射痛，双侧直腿抬高试验（−），骨盆挤压及分离试验（−），双侧"4"试验（−），下肢感觉、活动度好，腱反射正常，病理征未引出。诊断为"右侧腰三横突综合征"，主要给予患处弹拨手法治疗，在手法治疗之前辅以患处中药熏洗 30 分钟，以部分缓解局部肌肉痉挛，熏洗结束后立即行弹拨治疗。患者取俯卧位，术者立于患侧，以双手拇指深压至腰三横突处做横向、纵向拨动 5 ～ 10 分钟，手下要有明显条索滑动或弹响感方可；然后双手协同夹住患处肌肉行强刺激弹动 3 次，最后以振颤法结束。手法结束后，嘱患者卧床休息 10 ～ 20 分钟后方可下床行走。每日 1 次，每次 20 分钟，治疗 7 次后，腰部僵硬困痛明显减轻，已不影响生活及工作。指导其行适度腰背肌功能锻炼（如"燕飞式"等），避免不良姿势，以巩固疗效及减少复发。2 个月后随访，患者腰部已无不适感。

五、牵顺法

牵顺法是指术者用单手或双手紧握住患肢远端，一手或助手扶托固定相应部位，顺应异常姿势或体位的方向做持续牵引松解的一种手法。此法较一般牵法复杂，更突出"顺势而为"的特点；较一般牵法更易实施，痛苦较小，患者易于接受。

【操作方法】

患者取合适的体位，术者立于患侧，一手或双手紧握患肢远端，一手或助手扶托固定肢体近端的相应部位，顺着异常姿势或体位的方向行作用力相反方向的持续性或间断牵引松解，施力由轻到重，必要时可配合抖法。一般每天行 1～2 次即可（图 9-7 ）。

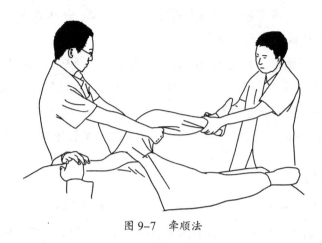

图 9-7　牵顺法

【作用机理】

牵顺法即顺势牵引，是顺应患者异常姿势的一种特殊手法牵引，使损伤组织或错位关节有一逐步理顺或复位的适应过程，更加安全科学。

牵顺法具有解除粘连、滑利关节、理筋整复、调正骨缝之功效。肌肉、肌腱、韧带受到外界暴力的作用，可以造成纤维撕裂或引起肌腱的滑脱，使所伤之筋离开原来正常的位置，关节在外界暴力的作用下也可以产生微细的错缝或引起关节内软骨板的损伤。正如《医宗金鉴·正骨心法要旨》手法释义中所说"其中或有筋急而转摇不甚便利，或有筋纵而运动不甚自如，又或有骨节间微有错落不合缝者"，从而引起关节活动受限或绞锁现象，即为"筋出槽，骨错缝"。牵顺手法可以使损伤的软组织纤维抚顺理直，错缝的关节或软骨板回纳到正常位置，关节的功能活动正常，缓解或减轻疼痛。

【适应证】

该手法适用于颈腰椎小关节错缝、骶髂关节错缝及四肢关节活动功能障碍等。

【禁忌证】

1. 诊断尚不明确的急性脊柱损伤者禁用。

2. 急性软组织损伤早期局部肿胀严重者禁用。

3. 骨关节结核、骨髓炎、肿瘤、骨质疏松症等骨病患者禁用。

4. 合并有严重心、脑、肺部疾患者禁用。

5. 孕妇及有出血倾向的血液病患者禁用。

6. 施术部位有严重皮肤损伤或皮肤病者禁用。

7. 有精神病疾患，又不能配合治疗者禁用。

【注意事项】

1. 患者要选择合适的体位；牵引方向为顺应异常姿势的方向，强调"顺势"而为。

2. 用力由轻到重，动作轻柔，平稳连贯；切忌生拉硬拽，避免造成医源性损伤。

【临床应用举例】

患者王某，女，63 岁，已婚，退休工人。以"右膝关节肿痛伴活动受限 6 个月余"为主诉，于 2014 年 3 月 26 日就诊。患者 6 个月前无明显原因出现右膝关节肿痛，屈伸及行走活动受限，行走及上下楼梯时疼痛明显加重，休息时减轻，适度平地行走后关节活动功能有所改善，无发热、无明显夜间痛，在当地医院诊断为"右膝关节骨性关节炎"，给予双氯芬酸钠及硫酸氨基葡萄糖胶囊应用，疼痛减轻，但膝关节屈伸功能未见改善，行走明显跛行。为进一步系统诊治，遂来我院就诊。经门诊拍片检查示：右侧膝关节增生退变；查体：右侧膝关节增大，无皮肤红肿，关节周围压痛（+），屈伸活动范围 45°～100°，髌骨研磨试验（+），侧向试验弱阳性，抽屉试验（-），下肢感觉、血循正常；病理征未引出。诊断为"右侧膝关节骨性关节炎"，入院后给予右膝关节牵顺手法治疗，配合中药熏洗、本院制剂桃仁膝康丸治疗。在行手法治疗之前，辅以患处中药熏洗 30 分钟，以部分缓解局部肌肉痉挛，活血通络；熏洗结束后，立即行牵顺手法治疗。患者取俯卧位，术者位于患侧，以左手按压、固定大腿下部，右手握住足踝部，顺着屈曲方向，用右手斜向上牵引 2～3 分钟后，在牵引状态下适度向下按压 3～5 秒钟，然后放松，行膝部轻手法按揉摩拍 2～3 分钟。再重复以上手法，如此循环 3～5 次即可，每日 1～2 次，每次 30 分钟。治疗 10 天后，右侧膝关节屈伸活动改善；治疗 3 周后，右侧膝关节伸直基本接近正常，屈曲可达约 120°，平地行走基本正常，但上下楼梯仅有轻度困痛感。出院后，指导其行下肢肌力锻炼（如股四头肌收缩、压腿），避免受凉，减少上下楼梯，继续使用本院中成药制剂桃仁膝康丸，以巩固疗效及减少复发。3 个月后随访，患者膝关节已无明显肿痛，病情基本稳定，活动基本正常。

第三节　活筋法

活筋法是一种恢复机体生理功能活动的被动性关节活动法，是理筋治伤手法中非常重要的一种手法。不管骨折或脱位，跌扭伤筋都适宜活筋治法。活筋法能使强硬的关节灵活，挛缩的筋肉舒展，筋弛无力的肢体恢复筋肉力量，肿痛的部位气血和顺，肿减痛止。此外，对劳损和痹证引起的肢节筋骨疼痛也有很好的效果。

活筋法可每日进行 1 次，每个关节活动 3 ～ 5 次，先轻后重，再轻收功。每次活筋达到患者的最大耐受程度。根据每次治疗时患者的反应，调整手法的轻重。即每次活筋后，若患者立即感到轻快，病情有所好转，说明手法恰到好处；若治筋后没有一定反应，说明手法过轻，达不到治疗目的；若活筋后病情加重，经过休息仍不能缓解者，说明手法过重，应根据情况加以调整。

常用的活筋手法，有伸屈法、旋转法、牵抖法、收展法、侧屈法和拔伸法六种。

一、伸屈法

伸则拔伸牵拉，屈则屈曲折返。伸屈法是帮助活动受限制的关节伸展或屈曲的一种被动运动的手法。多用于关节骨折、脱位或伤筋所致关节功能障碍的治疗。

【操作方法】

术者站于患侧，一手扶托、固定关节近端，另一手握其远端，在关节生理活动范围内，做各方向的伸屈活动，速度由慢渐快，用力均衡持续，徐徐加大病变关节的活动幅度。以肘关节为例：患者取坐位，术者立于患侧，一手扶住肩关节以固定患肢，另一手托握腕关节尺侧，并向前牵伸至伸肘位，然后再回力屈肘，如此使肘关节一屈一伸，注意施力适度，以患者无不适感为宜（图 9-8）。

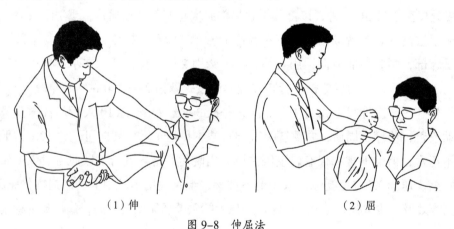

（1）伸   （2）屈

图 9-8 伸屈法

【作用机理】

松解关节粘连，解除软组织痉挛或关节内组织的嵌顿，滑利关节。

【适应证】

适用于肩、肘、髋、膝、踝等关节伤后所致关节功能障碍。

【禁忌证】

1. 诊断尚不明确的急性脊柱损伤伴有脊髓损伤症状的患者禁用。

2. 急性软组织损伤早期局部肿胀严重的患者禁用。

3. 骨关节结核、骨髓炎、肿瘤、严重骨质疏松症等骨病患者禁用。

4. 有严重心、脑、肺部疾患的患者禁用。

5. 孕妇及有出血倾向的血液病患者禁用。

6. 手法部位有严重皮肤损伤或皮肤病的患者禁用。

7. 有精神疾患又不能和术者合作的患者禁用。

【注意事项】

1. 施法前，应首先了解关节的正常功能活动度，对于功能受限的关节，要充分估计其可能增大的幅度，在其幅度之内做轻柔活动，活动幅度可稍稍加大。

2. 用轻柔缓慢、均衡、持续的力量，徐徐加大其可能的活动范围，绝不可使用暴力或蛮劲，以避免加重肌肉的损伤，甚至骨折、脱位的发生。

【临床应用举例】

张某，女，37岁。主诉：扭伤后左膝关节疼痛、活动受限1天。查体：左膝关节活动幅度约在伸直10°、屈曲20°范围内，内外膝眼及外侧股胫间隙压痛明显。左膝正侧位X光片及核磁共振显示无异常。诊断：左膝关节滑膜嵌顿。手法治疗：患者仰卧，术者先用放松手法放松膝关节周围肌肉；然后一手握患肢踝关节近小腿处，另一手扶膝上，反复在无痛范围内做膝关节的屈伸活动，听到关节内有艰涩的碾磨声后，膝关节疼痛即时缓解，活动幅度基本正常。经1周后随访，左膝关节功能恢复正常。

二、旋转法

旋转法是针对关节旋转功能障碍，通过相应手法使关节做沿纵轴的旋转或环转活动或回旋活动，临床常与伸屈法配合使用。

【操作方法】

一手握住关节近端，另一手握住肢体远端做来回旋转摇晃动作。

1. 踝关节旋转法　患者仰卧，术者坐于足侧，一手掌心向上扶托于跟骨，另一手拇指与其余四指呈对钳状握前足部。以跟骨结节为轴心，做前后左右环转摇动，顺时逆时针均可（图9-9）。

2. 肘关节旋转法　患者坐位，上肢外展90°，屈肘。术者左手托扶其肘后方，右手握住患者的腕关节，以肘关节为轴心做环转摇动（图 9-10）。

3. 腰部旋转法　患者坐位，双臂自然下垂，腰部放松，助手面对患者而立，双手按压其膝关节上方以固定体位。术者位于患者背侧，一手从腋下绕过肩前按于颈后，使头部略前屈，另一手扶托于患者腰部，并以其为支点，缓慢轻柔地旋转腰部，幅度从小到大，循序渐进，使腰部肌肉得到最大幅度的伸展（图 9-11）。

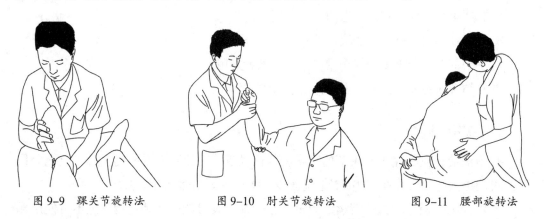

图 9-9　踝关节旋转法　　　　　图 9-10　肘关节旋转法　　　　　图 9-11　腰部旋转法

【作用机理】

松解关节滑膜、韧带及关节囊的粘连，促进与恢复关节功能。

【适应证】

适用于全身各关节，尤其是四肢、脊柱关节受伤后所致功能受限、僵直、疼痛。

【禁忌证】

1. 诊断尚不明确的急性脊柱损伤伴有脊髓损伤症状者，以及关节内可疑骨折的患者禁用。

2. 急性软组织损伤早期局部肿胀严重的患者禁用。

3. 骨关节结核、骨髓炎、肿瘤、骨质疏松症等骨病患者禁用。

4. 有严重心、脑、肺部疾患的患者禁用。

5. 孕妇及有出血倾向的血液病患者禁用。

6. 手法部位有严重皮肤损伤或皮肤病的患者禁用。

7. 有精神疾患不能和术者合作的患者禁用。

【注意事项】

1. 手法操作时，要按关节活动的范围，掌握旋转及摇晃的幅度。

2. 动作应轻柔，活动范围由小到大，切勿用力过猛或超出生理范围的活动。

3.患者一定要保持放松状态。

【临床应用举例】

杨某，男，22岁。主诉：扭伤腰部致腰部疼痛、活动受限2周；查体：腰部呈半伸直状畸形，腰椎前屈约40°，背伸约5°，左侧屈约30°，右侧屈约10°，腰4-5棘突间隙右侧压痛明显，未引出向下肢放射痛；腰椎X光片及核磁共振显示无异常。诊断：急性腰扭伤。手法治疗：患者坐方凳，双臂下垂，助手于患者前方按住患者双侧大腿固定下肢，术者坐患者后方，左手托扶腰部，右手从患者腋下抱住其颈后方，使患者身体略前屈，然后右手用力，缓慢轻柔地旋转腰部，逐渐加大幅度，使腰部肌肉得到最大幅度的伸展。一次治疗后，患者诉腰部轻松，疼痛明显减轻，外用舒筋活血祛痛膏巩固疗效。隔日后，再次行上述手法治疗，患者腰部已基本不痛，活动度正常。半月后随访，患者腰痛消失，活动功能正常。

三、牵抖法

牵抖法是用双手或单手握住肢体远端，用力做小幅度的相反方向的连续抖动，使肢体随着抖动似波浪状起伏的一种手法。

【操作方法】

1.牵抖上肢　使患者肩臂部分充分放松后，术者位于患者前外侧，身体适度前倾，两手握住患者腕部，抬起患肢将肩外展，在一定牵引力下行连续小幅度上下抖动，频率要逐渐加快，使患肢呈波浪样起伏，让抖动的力量达到肩部（图9-12）。

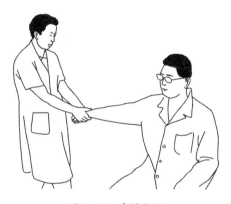

图9-12　牵抖上肢

2.牵抖下肢　患者卧位，下肢放松，术者站在患者足端，双手握住患者踝部，将下肢抬离床面。术者两臂伸直，缓缓牵引，做连续的上下抖动，抖动的幅度由小到大，频率逐渐加快，使其下肢及髋部有舒松感。可对双下肢同时操作，亦可单独对一侧下肢操作（图9-13）。

3.牵抖腰部　患者俯卧，肌肉放松，两手拉住床头或由助手固定其两腋部。术者两手握住患者双踝，两臂伸直，向足端方向缓缓牵引，同时进行小幅度摇摆或快速抖动，待其腰部放松后，两手瞬间同时用力，对腰部进行1～3次较大幅度的上下抖动，使抖动之力作用于腰部（图9-14）。

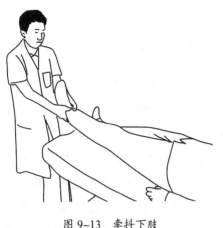

图 9-13　牵抖下肢

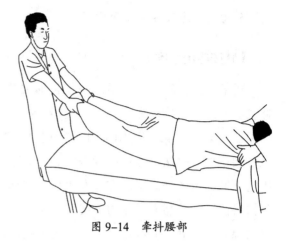

图 9-14　牵抖腰部

【作用机理】

舒筋活络，解痉止痛，纠正错位，滑利关节。

【适应证】

常用于四肢及腰部软组织和关节的损伤、粘连或功能障碍性疾病。

【禁忌证】

1. 诊断尚不明确的急性脊柱损伤的患者禁用。

2. 有严重心、脑、肺部疾患的患者禁用。

3. 孕妇及有出血倾向的血液病患者禁用。

4. 有精神疾患，又不能和术者合作的患者禁用。

【注意事项】

操作时，用力需均匀而持续，节奏由慢至快。抖动幅度要小，使抖动的力量能达到远处关节。抖腰力量要大。

【临床应用举例】

李某，女，52岁，农民。主诉：右肩周疼痛、活动受限半年。检查：右肩活动受限，外展20°，后伸10°，旋转明显受限，右肱二头肌长头腱附着处压痛（+），喙突下压痛（+），斜方肌压痛（+）。右肩关节X线检查：骨质无明显异常。诊断：右肩关节周围炎。治疗：患者坐位，在用其他手法放松肩周肌肉后，两手握住患者腕部，抬起患者右上肢将肩外展，在一定牵引力下做连续小幅度上下抖动，频率逐渐加快，使患肢呈波浪样起伏，让抖动的力量达到肩部。后配合做肩被动后伸动作，以轻手法揉肩结束治疗。每日治疗 1 次，治疗后指导患者进行功能锻炼。治疗 2 个月后，疼痛症状及活动受限明显改善，可上举 120°、外展 90°、后伸 30°。1 个月后随访，治疗效果满意，病情未复发。

四、收展法

收展法是针对关节有内收、外展功能活动障碍，使关节做被动内收、外展活动的一种方法。临床多与旋转摇晃、伸屈手法配合应用。

【操作方法】

术者一手握远端肢体，另一手固定于关节部位，然后缓慢、均匀、持续有力地做适当的被动内收、外展动作。以右踝关节为例：患者平卧位，术者坐于患者右侧，右手握患足，左手固定患侧小腿远端近踝关节处，以左手固定处为支点，右手适当用力使踝关节做内收、外展动作，往复数次（图 9-15）。

【作用机理】

舒筋活络，松解粘连。

【适应证】

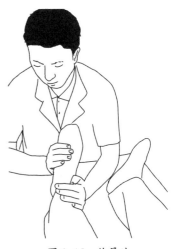

图 9-15　收展法

本法多应用于膝、踝、肩、肘、髋、腕等关节伤后的关节内收、外展活动障碍，筋络挛缩，韧带及肌腱粘连，关节强直。

【禁忌证】

1. 诊断尚不明确的急性脊柱损伤的患者禁用。
2. 急性软组织损伤早期局部肿胀严重的患者禁用。
3. 骨关节结核、骨髓炎、肿瘤、骨质疏松症等骨病患者禁用。
4. 有严重心、脑、肺部疾患的患者禁用。
5. 孕妇及有出血倾向的血液病患者禁用。
6. 手法部位有严重皮肤损伤或皮肤病的患者禁用。
7. 有精神疾患又不能和术者合作的患者禁用。

【注意事项】

不宜粗暴及过度用力，以免造成骨折、脱位等并发症。用力须恰到好处，刚柔并济。

【临床应用举例】

唐某，女，36 岁。主诉：右踝关节活动受限 2 个月。病史：2 个月前外伤致右跟骨骨折，手法整复后用石膏托固定。4 周后去除石膏托，改夹板固定。5 周后去除夹板，锻炼行走及负重功能。至今右踝关节仍有疼痛，内收、外展受限明显。X 光片复查：骨折对位尚可，跟骨结节角接近正常。诊断：右跟骨骨折后踝关节强直。治疗：患者平卧，术者坐方凳于患者右侧，先做踝关节周围软组织放松手法，后左手握定小腿远端接近踝关节处，右手握患者右足，缓慢做右踝关节内收、外展动作，活动幅度以患者能接受为宜。每日治疗 1 次，同时配合右踝中药熏洗治疗。治疗 1 个月后，患者右踝内收、外展功能基本正常，关节周围疼痛基本消失。

五、拔伸法

拔伸法是由术者和助手分别握住患部的近端和远端，做对抗用力牵引的一种手法。

【操作方法】

手法开始时，可按肢体原来体位顺势用力牵引，然后再沿肢体纵轴对抗拔伸，用力要轻重适宜，持续稳准。以颈椎坐位拔伸为例：患者坐方凳，双上肢自然放松下垂。助手面对患者，固定患者双肩；术者立于患者身后，双手掌托患者双侧下颌部，双大拇指托枕部，缓缓用力向上拔伸，拔伸同时可配以适度的左右旋转手法，松解效果更佳（图 9-16）。

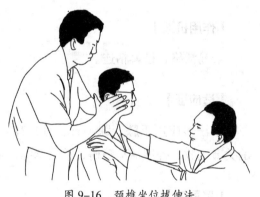

图 9-16　颈椎坐位拔伸法

【作用机理】

疏通筋脉，理顺关节，行气活血。通过牵引后在周围肌肉、肌腱的作用下，使错位的小关节得以恢复，或使痉挛、短缩、僵硬的筋脉松弛，或使挛缩的关节囊松解。

【适应证】

多用于肢体关节扭伤、挛缩及小关节错位等。

【禁忌证】

1.诊断尚不明确的急性脊柱及四肢关节损伤的患者禁用。

2. 急性软组织损伤早期局部肿胀严重的患者禁用。

3. 骨关节结核、骨髓炎、肿瘤、骨质疏松症等骨病患者禁用。

4. 手法部位有严重皮肤损伤或皮肤病的患者禁用。

5. 有精神疾患又不能和术者合作的患者禁用。

【注意事项】

用力均匀而持续，不宜粗暴及过度拔伸，以免造成骨折、脱位等并发症。

【临床应用举例】

张某，女，31 岁，银行职员。主诉：头颈部歪斜、疼痛伴活动受限 7 小时。现病史：患者晨起后自觉颈项疼痛，颈部活动受限。查体：头颈向左侧偏歪，前屈 5°，后伸 0°，左侧屈 15°，右侧屈 0°，左旋 5°，右旋 0°；颈 4 棘突左侧压痛（+），左侧肩胛提肌压痛（+），左侧斜方肌压痛（+）；双上肢无疼痛、麻木，病理反射未引出，肌力正常。颈椎 X 片：颈椎生理曲度消失，以 C4-5 为中心稍向后反弓，余未见异常。诊断：落枕（血瘀气滞型）。治疗：患者平卧，术者坐方凳面向患者头部，先做按揉、拿捏等手法于颈肩部，放松周围肌肉，后助手固定患者双肩，术者一手握住患者下颌，一手托住枕部，两手同时用力拔伸颈椎，拔伸的同时做颈椎左右旋转动作数次，幅度逐渐加大。在活动过程中，听到发出清脆的弹响声，患者感到颈部明显轻松。治疗 1 次后，患者诉不适症状减轻过半，隔日治疗 1 次后，已基本痊愈。1 个月后复查，患者病情未见复发。

以上各法根据需要，可以单独使用，也可数法协同应用。在施行手法的过程中，需要时可配以助手固定患肢或做反牵拉。

第四节　通经活络法

通经活络法属于平乐正骨常用的治筋手法之一，常用于揉药法、理筋法、活筋法操作之后，也可单独使用，具有安抚、疏通全身气血，通经活络的作用，通常包括循经点穴法、空掌拍打法、循经推搓法等三种。这些手法操作简便、作用显著，适应证包括急慢性软组织损伤、其他原因引起的的肌肉及关节疼痛、骨折愈合或脱位复位后遗症以及其他原因引起的肌肉萎缩、肢体麻木不仁和关节功能障碍等。

一、循经点穴法

循经点穴法是指术者用手指在体表的穴位和刺激线上施行点、压、掐、拍和叩等不同手法的刺激，通过经络的作用使体内的气血畅通，使已经发生障碍的功能活动恢复正常，从而达到治疗疾病的一种方法。它是以中医的经络、阴阳、五行等理论为依据，类似于针刺疗法但无侵入性损伤的体外绿色疗法，具有简便、易学易懂、安全速效、易被接受等优点。循经点穴法是以中医学的经络理论为依据，运用一定的手法循经络的走向按摩一经或多经的穴位，调理十四条经脉的气血，补其不足，泻其有余，促进脏腑维持其生理的正常功能。因此，能达到疏通经络，行气活血，扶正祛邪，平衡阴阳的作用。

【操作方法】

1.患者取仰卧或俯卧放松体位，术者根据患者的疾病特点，选取相关的某一经或多经穴位进行点按。要求术者气定神闲，肩部不要用力，上肢自然放松，沉肩、垂肘、悬腕、手握空拳，压力均匀柔和地集中在大拇指端，缓慢地点按相关穴位（图9-17）。

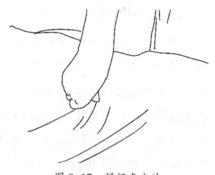

图9-17　循经点穴法

【作用机理】

1.调正阴阳　阴阳调和则人体健康，阴阳失调则为病。如阴阳失调，则导致"阴盛则阳病""阳盛则阴病"等病理变化，从而产生"阳盛则热，阴盛则寒"的临床症候。治疗的关键在于根据症候属性来调正阴阳的偏盛偏衰，使机体归于"阴平阳秘"，达到治疗的目的。点穴调和阴阳基本上是通过经穴配伍和点穴手法补泻来完成的。

2.扶正祛邪　扶正就是提高机体的抗病能力，祛邪就是祛除致病因素。疾病的过程是正气与邪气相互斗争的过程。点穴疗法能通过手法的补泻来补充正气，泻除邪气，增强机体抵抗能力，从而达到扶正祛邪的目的。

3.活血通络　经络有内属于脏腑，外络于肢节的特点，根据经络与脏腑在生理病理上相互影响的机理，在穴位上以手法取得"通其经脉，调其气血"的作用，从而排除致病因素，治疗疾病。

【适应证】

1.久坐、久站或长时间劳累引起的腰背部不适、四肢肌肉酸困、关节僵硬疼痛等筋骨亚健康状态。

2.对于长期精神过度集中，情绪烦躁引起的头晕、头痛、失眠、便秘、消化不良等内科亚健康状态亦有良效。

【禁忌证】

1. 严重的心、肝、肾、肺脏疾病及恶性肿瘤者禁用。

2. 急性炎症的患者，如急性蜂窝织炎等禁用。

3. 某些慢性炎症如四肢关节结核、脊椎结核、骨髓炎患者禁用。

4. 出血性疾病、血友病、血小板减少性紫癜等患者禁用。

5. 久病体弱而极度消瘦虚弱者禁用。

6. 施术部位有严重的皮肤病或溃疡性皮炎患者禁用。

【注意事项】

1. 施术前应做出明确诊断，制定立法、取穴、选择刺激经络计划。做到取穴有据，施术有方，以期收到良好效果。

2. 施术前，给患者或家属说明病性、治法、疗程、治疗过程中可能出现的问题及愈后等。

3. 施术时由轻到重，由缓到急，循序渐进，最后再以轻手法缓解。极度疲劳或醉酒时，暂不予点穴治疗。

4. 手法轻重要适宜，重病轻治固属无效，而轻病重治亦非所宜。

5. 点穴治疗后，局部常有酸、麻、热、胀、抽动等感觉，以及皮肤红润，甚至皮下瘀血、全身出汗、发烧等反应，对此无须处理，会自行恢复。反应较重如出现头晕、恶心、脸色苍白或休克时，一般可按压鼻膈，快手法掐手指、足趾甲根，即可缓解。如因重刺激背部而出现呼吸困难或停止者，应立即拍打肩、背、头部或按压腰眼，抓拿腰三角肌、腹壁肌等，以缓解反应。某些受术者术后症状加重，但一般 3～5 天后反应即可消失，随之症状亦可缓解，故应于术前预告受术者，以免误会。

6. 一般每日治疗 1 次，反应重者隔日 1 次。病情轻者 10 天为 1 个疗程，慢性者可 1～2 个月为 1 个疗程。有些患者治疗一段时间后进展缓慢，可暂停一段时间后继续治疗。

【临床应用举例】

患者王某，女，30 岁。于 2012 年 11 月 8 日以"右臀部胀痛 3 月"为主诉就诊，3 个月前因长时间踢毽子后出现右臀部胀痛，休息后未见缓解，劳累及久坐后胀痛加重。查体示：梨状肌紧张试验（+），梨状肌可触及较粗条索，压痛明显。诊断为：梨状肌综合征。给予循经点穴法处理，治宜通经活络、活血止痛。选取足太阳膀胱经及足少阳胆经循经点穴，取穴：肝俞、肾俞、环跳、次髎、殷门、承扶、委中、承山等，每日 1 次，连续 7 日。患者右臀部胀痛基本消失，3 个月后随访未见复发。

二、空掌拍打法

拍打法，乃推拿手法名。用虚掌或手指有节律地平稳拍打体表的一定部位，具有促进气血运行、消除肌肉疲劳，以及解痉止痛等作用。其轻者为"拍"，重者为"打"。空掌拍打法即用虚掌拍击穴位或患处，以达到祛病防病和健康身心的效果。正如《名医类案》卷十："游让溪翁云：被廷杖时，太医用粗纸以烧酒贴患处，手拍血消，复易之。"

【操作方法】

术者五指并拢呈空掌状，掌指关节处微屈曲，用手腕部摆动，带动虚掌着力于施术部位，平稳而有节奏地反复拍打。操作要领：①手法动作要平稳，操作时手部要同时接触施术部位的皮肤，使拍打声音清脆，而无疼痛感。②拍打时腕关节要放松，动作要协调，均匀用力，手法要灵活而有弹性，顺序而有节奏地双手交替进行，亦可单手操作（图 9-18）。

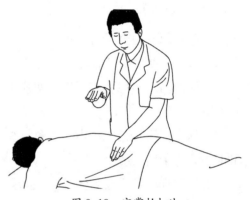

图 9-18　空掌拍打法

【作用机理】

人体十二经脉，再加之奇经八脉中的任脉和督脉，合称十四经脉。十四经脉是人体经络中最主要的部分，经脉是人体气血的通道，通则不痛，痛则不通。《黄帝内经》说："经脉者，人之所以生，病之所以成，人之所以治，病之所以起。"经脉不通是万病之源，而要治愈疾病则必须从疏通经脉开始。

拍打法可疏通经络、调和气血、营养经络、消除疲劳、发散邪气，解痉止痛。《内经》曰："血气不和，百病乃变化而生。"《医宗金鉴》曰："气血郁滞，为肿为痛，宜用拍按之法，按其经络以通郁闭之气，其患可愈。"中医认为，人之所以生病，是因为经络阻滞，气血虚弱，外邪入侵所致，通过辨证施治，对症拍打相关经络、穴位，可使经络通畅，气血旺盛，从而达到防治疾病，起到"诸脉皆通，通则疾除"的效果。

【适应证】

1.久坐、久站以及长时间劳累引起的腰背部不适、四肢肌肉酸困、关节僵硬、困痛等筋骨亚健康疾病。

2. 对于长期精神过度集中，情绪烦躁引起的头晕、头痛、失眠、便秘、消化不良等内科亚健康疾病亦有良效。

【禁忌证】

1. 患有容易出血的疾病，如血友病、血小板减少、过敏性紫斑症等禁用。

2. 怀孕妇女禁用。

3. 皮肤外伤或皮肤有明显渗液溃烂者禁用。

4. 昏迷、急性创伤、严重感染部位、新发生的骨折处禁用。

5. 原因不明的肿块及恶性肿瘤者禁用。

【注意事项】

1. 拍打时应避风寒。不可用电扇或者空调直吹，以免风寒之邪通过张开的毛孔进入体内，引起新的疾病。非用空调不可时，必须使用最小风力，温度至少应在 26 ℃以上。

2. 拍打后要补充水分。拍打前、后服用姜枣茶最好，也可饮热水，适当补充消耗的水分，防治头晕疲劳，促进新陈代谢。

3. 拍打后不可立即洗浴。如果天凉汗不多，最好当天不洗浴。骤然凉水洗浴，气血循环减弱，易造成气血瘀滞，影响疗效。

【临床应用举例】

患者马某，男，42 岁，司机，于 2010 年 3 月 6 日以"腰部酸胀困痛 2 年"为主诉就诊。患者诉 2 年前无明显外伤出现腰部酸胀困痛，休息后缓解，劳累及活动后加重。查体示：腰背部广泛性压痛、肌肉僵硬等。诊断为：慢性腰肌劳损。治以空掌拍打法，治宜通经活络、镇痉消肿止痛。先给予滚法、揉法等放松腰部周围肌肉，后沿督脉及足太阳膀胱经自上而下循环拍打，重点拍打腰痛部位。每日 1 次，7 天为 1 个疗程。治疗 2 个疗程后，患者腰部酸胀困痛基本消失，治疗后嘱患者减少久坐等不良姿势，注意保暖，指导腰背肌功能锻炼。半年后随访，未见复发。

三、循经推搓法

循经推搓法是指先将施术部位涂抹药剂等相应推拿介质，然后用手掌紧贴皮肤，稍用力下压沿经络循行上下或左右方向直线往返摩擦，使之产生一定的热量，加强药力渗透，以此增强疗效的一种推拿手法。此法具有活血化瘀、通络止痛、软坚散结、缓解痉挛之功。

【操作方法】

术者肩及上肢放松，掌指关节微曲，五指稍分开，着力部位紧贴体表的治疗部位，用力深沉平稳，沿经络循行方向自上而下呈直线移动，往返摩擦。推进的速度宜缓慢均匀，每分钟 80 次左右。操作时，向下的压力要适中、均匀，掌指着力要和缓连贯，用力均匀（图 9-19）。

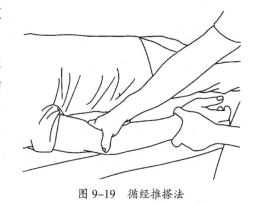

图 9-19　循经推搽法

【作用机理】

1. 疏通经络，调和气血 《灵枢·本脏》中说："经脉者，所以行气血而营阴阳，濡筋骨，利关节者也。"当人体经络运行、传递功能发生异常时，气血的运行则发生障碍，因而发生各种病症。正如《素问·调经论》中所说的"血气不和，百病乃变化而生"。循经推搽法通过在经络、穴位的直接手法刺激及药物等介质渗入，能使经络疏通，气血调和。

2. 扶正祛邪，防病保健 扶正即是扶助人体正气，增强抗病能力；祛邪，即祛除致病因素。循经推搽法可以通过手法及药物介质等作用于穴位及经络，使之补益正气，祛除邪气，起到防病治病保健等作用。

3. 活血散瘀，消肿止痛 循经推搽法对软组织损伤治疗的一个明显作用是活血散瘀、消肿止痛，这也正是《医宗金鉴》所说的"散瘀结之肿"的作用。循经推搽法的活血散瘀、消肿止痛，是由手法在局部的直接刺激以及药剂等介质渗入等作用而产生的。循经推搽法在局部施术，促进局部血液及淋巴循环，促进炎症介质的吸收，加速局部瘀血的吸收，改善局部组织代谢，继而起到活血散瘀、消肿止痛之功。

【适应证】

1. 急性腰扭伤、慢性腰肌劳损、腰椎退行性变、腰椎间盘突出症、肩周炎、颈椎病、落枕等脊柱关节疾病。

2. 对于长期精神过度集中，情绪烦躁引起的头晕、头痛、失眠、便秘、消化不良等内科亚健康疾病亦有良效。

【禁忌证】

1. 罹患容易出血的疾病，如血友病、血小板减少症、白血病、过敏性紫斑症等患者禁用。

2. 怀孕 3 个月以上妇女禁用。

3. 皮肤外伤或皮肤有明显渗液溃烂患者禁用。

4. 昏迷、急性创伤、严重感染部位、新发生骨折处禁用。

5. 原因不明的肿块及恶性肿瘤部位禁用。

【注意事项】

1. 循经推搽法手法宜缓慢推进，适度压力按之，使力度透达组织深层，促进介质吸收，切忌快速暴力，以免损伤肌肤。

2. 循经推搽手法因所用介质较多，应明确患者皮肤是否对介质过敏。

【临床应用举例】

患者陈某，男，32 岁，职员，于 2012 年 6 月 9 日以"颈部疼痛伴左上肢困麻疼痛 2 月"为主诉入院。患者诉 2 月前出现颈部疼痛不适伴左上肢困麻疼痛，休息后缓解不明显，口服药物、外敷膏药等缓解不明显。查体：颈部 C2 ～ C6 棘突旁压痛明显，叩顶试验（－），左侧椎间孔挤压试验（＋），左侧臂丛神经牵拉试验（＋），拔伸试验（＋），四肢活动好，病理征未引出。诊断为：神经根型颈椎病。入院后给予牵引及中药熏洗等治疗，颈部疼痛不适减轻明显。为进一步缓解患者左上肢困麻疼痛，给予循经推搽法治疗，治宜通经活络、调和气血。先给予㨰法、揉法、拿法等手法放松左上肢，后喷涂我院自制药剂平乐展筋酊，沿手阳明大肠经及手少阳三焦经自下而上循环推搽，推搽 4 ～ 6 次即可。每日治疗 1 次，7 天为 1 个疗程。治疗 1 个疗程后，患者左上肢困麻疼痛基本消失。出院半年后，随访未见复发。

第五节　正脊手法

正脊手法为采用特定的手法对脊柱部位或脊柱功能区域的疾患进行施治，从而使脊柱的力线或脊柱的紊乱状态得以改善或纠正的一种治疗方法。正脊手法在我国应用已有久远的历史，文献记载始自公元 7 世纪《诸病源候论》，书中对颈胸腰疾患介绍"养生方导引法"，有引、伸、努、挽、压、筑、摇、抱等手法。同期孙思邈总结的"老子按摩法"又介绍伸、推、捺、捻、掘、细、挽、摇等法，至 18 世纪《医宗金鉴》在介绍手法，同时指出配合器具。19 世纪初《中国接骨图说》绘 15 母法，36 子法整脊整骨手法图谱。从而中国整脊手法学形成了一系列配合器具的手法技巧。

平乐正骨常用的正脊手法有屈曲调脊法、斜扳调脊法、牵复三步法、牵弹三步法、牵引按压法、提拉推顶法、膝顶调胸法及平脊按压法八则。

一、屈曲调脊法

屈曲调脊法，是指将脊柱呈屈曲姿势，通过按压、滚动等动作，以达纠正脊柱关节错位，松解粘连，舒筋通督作用的一种正脊手法。主要应用于腰椎滑脱症、腰椎管狭窄症、腰椎小关节紊乱症。该法由托臀按膝及滚床两种手法组成。

【操作方法】

首先是托臀按膝，患者仰卧，双下肢屈髋屈膝，术者立于患者右侧，左手前臂按压其双膝前下方，右手掌心朝上托付骶臀部，双臂一托一按，向下、上方同时交错用力，反复操作5 ～ 7 次（图 9-20）。然后，行滚床手法：患者仰卧，术者立于患者一侧，令其屈颈低头，双下肢并拢，极度屈髋屈膝，双手抱紧于膝关节下方，身体呈蜷曲状，术者一手向上托扶颈后部，另一手扶于双小腿前方，并向下按压。如此双手一上一下交错用力，使患者自骶臀至肩背部呈连续滚动状态。反复 10 ～ 15 次为一组，一般一次可做三组（图 9-20）。

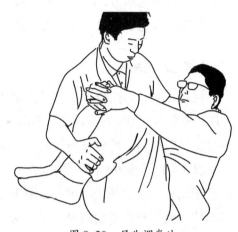

图 9-20　屈曲调脊法

【作用机理】

屈曲调脊法，能舒展及拉伸腰背部肌肉、筋膜、关节囊及韧带，缓解痉挛，解除关节滑膜嵌顿，滑利关节，纠正脊柱小关节错位，使失稳的椎体序列得以好转甚至恢复；能使皱褶的黄韧带得到一定程度的舒展变薄，椎管内容积及神经根的通路得到某种程度的扩充，畅通气血，起到舒筋通督之功效。

【适应证】

该法主要适用于腰椎滑脱症、腰椎管狭窄症、腰椎小关节紊乱症等病症。

【禁忌证】

1. 急性软组织损伤早期局部肿胀严重者禁用。
2. 肿瘤、结核、骨髓炎、椎间盘炎或终板软骨炎、严重骨质疏松者禁用。
3. 可疑脊髓损伤或骨折者禁用。
4. 椎间盘严重突出、下垂者禁用。

5. 严重高血压、冠心病及眩晕者禁用。

【注意事项】

1. 注意用力协调，切忌粗暴操作，动作均匀有序。
2. 患者滚动时，要保持一定速度惯性，但不能过快，以免引起头晕或颈部损伤。
3. 在使用该手法前，一定要明确诊断，熟悉病情，做到心中有数。
4. 患者年龄过大、身体较弱时，滚动速度宜慢。

【临床应用举例】

患者于某，女，54岁，以"腰部疼痛伴左臀部酸困2年"为主诉，于2014年2月7日入院。患者2年前无明显外伤出现腰部，左臀部、左大腿后侧酸困、疼痛，无发热、消瘦。久站、久坐、久行及长时间弯腰后感困痛加重，休息后有所缓解。在当地医院行腰椎CT检查诊断为"腰椎滑脱症"，给予牵引、推拿等治疗，病情未见明显缓解，病情发作时严重影响生活，为进一步系统诊治，遂来我院就诊。入院查体见患者脊柱外观无明显侧弯异常姿势，腰部屈伸旋转活动受限，触诊腰部肌肉轻度僵硬，腰4-骶1棘突旁左侧压痛、叩击痛（+），伴轻度下肢放射痛，侧卧屈腰患处棘突间有明显台阶感，腰部背伸挤压试验（+），挺腹咳嗽试验弱阳性，左下肢直腿抬高试验（-），加强试验弱阳性，右侧（-），骨盆挤压及分离试验（-），双侧"4"字征（-），双下肢肌力、活动、感觉基本正常，双侧髌踝阵挛及巴氏征均未引出，行走活动受限。腰椎DR片示腰4椎体向前I°滑脱，故诊断为"腰4椎体滑脱症（I°）"，入院后行腰部中药熏洗、腰椎小重量三屈位牵引，主要行腰椎屈曲调脊手法治疗，每日1次，治疗2周后，腰部疼痛伴左臀部酸困基本消失，腰部活动正常，行走可达1小时以上。出院后间断佩戴腰围6～8周，指导适度功能锻炼。3个月后随访，病情未见复发。

二、斜扳调脊法

斜扳调脊法是指术者用双手或双肘沿着脊柱纵轴方向，向相反方向用力，使脊柱关节被动旋转或移位的一种正脊手法。该法多用于颈椎、胸椎及腰骶部，具有纠正关节错位、松解粘连、滑利关节、舒筋活血的作用。斜扳调脊法常包括颈椎斜扳调脊、胸椎斜扳调脊及腰椎斜扳调脊三种手法。

【操作方法】

1. 颈椎斜扳法 患者坐位，颈项部放松，头稍微前倾。术者站在患者后侧方，一手扶住患者头顶部，另一手托住患者下颏部，两手协同动作使头向患侧慢慢旋转，当旋转到有阻力时稍微停顿一下，随即用寸劲做一个突发性的、有控制的快速扳动，此时常可以听到轻微的'咯咯'声响即可（图9-21）。

2. 胸椎斜扳法　以胸椎右侧错位为例，患者取左侧卧位，双上肢屈曲，抱头护胸。术者站在患者对面，用左肘部固定骨盆，左手掌轻扶患处以下的脊柱，右手用力将肩部轻轻向前下推按，当绞锁的力量传递到患椎棘突时，随即用寸劲做一个突发性的、有控制的快速扳动，即可听到弹响声（图9-22）。

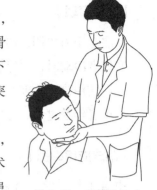

图9-21　颈椎斜扳法

3. 腰椎斜扳法　患者取侧卧位，患侧在上，双上肢屈曲，抱头护胸，屈膝屈髋；健肢在下，自然伸直，腰部放松。术者面对患者站立，一手按住其肩前部，另一手用肘部抵住患者臀部，双手协同做相反方向用力，即手掌将肩部向前推，肘部将髋臀部向后按，使患者腰部做被动扭转。当有明显阻力时，绞锁力量传到患椎棘突处，用寸劲做一个增大幅度可控的突然扳动。此时常可以听到'咯咯'声响即可（图9-23）。

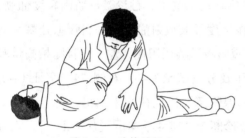

图9-22　胸椎斜扳法

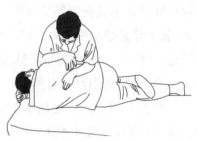

图9-23　腰椎斜扳法

【作用机理】

斜扳调脊法，具有纠正脊柱小关节错位、松解软组织粘连、缓解肌肉痉挛、舒筋活血通督的作用，能减轻或消除神经根的卡压，促进炎性物质和水肿的消退，减轻或消除疼痛；该手法亦能滑利关节，改善脊柱的活动度。

【适应证】

该手法主要适用于颈椎病、颈椎后关节错位；下胸椎的胸椎小关节紊乱症；腰椎后关节紊乱症、急性腰扭伤、腰椎间盘突出症等。

【禁忌证】

1. 可疑脊髓损伤或骨折患者禁用。
2. 肿瘤、结核、骨髓炎、严重骨质疏松者禁用。

3. 脊柱术后禁用。

4. 有严重内科疾病者禁用。

5. 有精神疾患者禁用。

【注意事项】

1. 脊柱手术后或有先天性畸形者禁用。

2. 颈椎旋转到极限时，停留的时间不宜过长，以免由于颈部过度扭转使脑部缺血。

3. 施术时患者心理及肌肉均要充分放松。

4. 斜扳用力轻巧，避免暴力推扳。

5. 施术前定位准确，使关节处于极度旋转位；根据病情确定好斜扳的范围，不能超出其生理活动范围，防止意外发生；在施治过程中，不必刻意追求"喀喀"响声，以免损伤关节等。

【临床应用举例】

患者李某，男，32 岁，以"扭伤致颈部疼痛伴活动受限 1 小时"为主诉，于 2014 年 5 月 16 日就诊。患者 1 小时前扭伤颈部致颈部疼痛、活动不能，急来我院就诊。患者一般情况较好，神志清，精神可，表情痛苦，无头痛、头晕、呕吐表现；查体：头颈部轻度歪斜，颈项部肌肉明显痉挛僵硬，压痛（＋），以右侧为重，四肢感觉、活动度好。行颈椎侧位及张口位 DR 片：未见骨折及脱位，颈椎小关节呈"双突征"。诊断为"颈椎后关节错位"，即给予颈椎斜扳手法治疗，闻见小关节明显清脆的'喀噔'声后，疼痛明显减轻，颈部活动基本恢复正常。给予本院制剂舒筋活血祛痛膏外用以巩固疗效，1 周后复查颈椎已经恢复正常。

三、牵弹三步法

牵弹三步法为牵引疗法与正骨推拿疗法有机结合的一种治疗腰椎间盘突出症的中医传统疗法。该疗法由牵引、弹压整脊及扳伸三个阶段的综合治疗而成，为平乐正骨颇具特色和代表性的系列正脊方法之一，是非手术治疗腰椎间盘突出症一种有效的治疗方法。该疗法现为国家中医药管理局"十一五"中医适宜推广技术项目之一。

【操作方法】

第 1 步：牵引。患者取俯卧位，用牵引床或骨盆牵引带牵引。牵引前排便，牵引重量为患者体重的 1/3 左右，每次时间 30 ～ 50 分钟，病变椎间隙处于上下牵引带之间，每日 2 次，尾部牵引仰角 30°，误差 ±5°。每次牵引解除后，要求患者卧床 30 分钟后再下地。连续牵引 12±5 天后，患者腰部骶棘肌紧张基本松弛，可进行第二步治疗。

第 2 步：弹压。患者床头牵引 10 ～ 15 天后，在有电脑显示下，牵引床上实施弹压手法。具体为：患者俯卧于牵引床上，胸部和髋部常规缚扎牵引带后，使病变间隙之腹部悬空，将牵引重量根据患者耐受程度设定为超体重 10% ～ 30%，持续牵引 10 ～ 15 分钟，待患者骶棘肌充分松弛后，实施弹压手法。术者站立于患侧（中央型突出者则站立于症状较重一侧），一手掌根按压于相应病变节段棘突间隙，中指正对脊柱方向（或上或下），另一手虎口叠加于腕背部，双肘关节伸直，向腹部垂直连续弹压（弹压过程中，嘱患者张口呼吸，切勿闭气），压力为 30 ～ 50kg（电脑牵引床可显示弹压力公斤数），频率为 100 ～ 120 次 / 分，此时牵引力维持不变，患者如无不良反应，连续弹压约 10 分钟即停止手法，逐渐减小牵引重量至电脑显示牵引力为 0，患者同身手掌置于腰骶部，用直尺越过手掌连接 T12 椎体棘突和骶骨岬，直尺下的 T12 棘突、手掌、骶骨岬在同一水平面以下表明手法到位，嘱患者深呼吸，去除牵引带。如未达到标准，视患者耐受性可重复操作一遍，仍不能达到标准者不再强求。

第 3 步：扳伸。弹压后行扳伸手法。具体为：患者健侧卧位（如中央型突出者则症状较轻侧卧位），健肢贴紧床面并伸直，患者尽量屈曲。术者面对患者，一手肘推肩向后，另一手肘压臀并用拇指压住病变间隙上位棘突（如有棘突偏歪则以偏歪棘突为准），双肘交错用力，调整力线，当力线传导至拇指下并有阻抗感时突然发力，闻及"喀噔"弹响声，同时拇指下有关节松动感时，即告复位。然后嘱患者仰卧，腰骶部垫厚约 10cm 海棉软垫，助手固定骨盆，术者将患者双下肢分别直腿抬高，并做踝关节背伸，高度以患者能耐受为限，但不低于 50°，不高于 100°。先健侧，后患侧，每侧 3 次。如中央型突出则先症状较轻侧，后症状较重侧。术后患者绝对卧床 3 天，直线翻身，平卧时腰下加自制腰垫，高度不低于 2cm，以维持腰曲。并用 20% 甘露醇 250mL 静滴，每日 1 次，连用 3 天。绝对卧床 3 天后，患者床上行腰背肌锻炼、四肢活动 1 ～ 2 个小时，测血压正常后，佩戴腰围下床活动，注意保持正确姿势，避免突然弯腰。

【作用机理】

牵弹三步法之牵引疗法主要采用卧位背伸间断牵引，其目的以松解脊周动力肌，缓解脊柱周围软组织的紧张和神经根的缺血、水肿；然后采用等体重甚或超体重、脊柱背伸、病变节段悬空之牵引，给手法治疗创造良好的时机。待此牵引至脊柱周围软组织松弛时，行连续弹压手法治疗。有研究证实，通过强有力的牵抖按压、腰部旋转等手法治疗均可改善腰部生理结构，松解粘连，利于椎间盘的回纳或改变突出椎间盘与神经根的位置关系。弹压结束后，解除牵引，改侧卧位斜扳手法，侧扳后行仰卧位直腿抬高拉筋治疗。曾有学者证实，扳法可纠正腰椎小关节错缝。

【适应证】

1.患者经前期牵引、中药熏蒸及展筋丹揉药治疗 10 ～ 15 日后，可实施该疗法。

2.该疗法适用于中央型、旁中央型及旁侧型腰椎间盘突出症患者，中央型及旁中央型为最佳适应证。

【禁忌证】

1.腰椎间盘突出症急性期患者禁用。

2.对椎间盘突出块状巨大、极外侧型、青少年型或伴有钙化及侧隐窝狭窄患者应慎用。

3.腰椎间盘突出症患者有足下垂及马尾神经症状者禁用。

4.腰椎失稳或腰椎手术者应慎用。

5.超过 60 岁的老年患者应慎用，65 岁以上患者应为禁用。

6.其他禁忌证同手法的普遍禁忌证。

【注意事项】

1.复位前要做好详细评估，如患者的耐受能力、可能出现的并发症及不良反应等问题。

2.弹压时，嘱患者张口呼吸，切勿闭气。

3.复位后的卧床制动要重视预防下肢血栓形成，可行气压治疗、定时按摩等方法进行预防。

4.复位后，如出现足下垂或马尾损伤症状时，应立即会诊。必要时，应立即做急诊手术。

5.下床前要监测生命体征及指导适度床上活动，避免下床时突然晕倒。

6.后期腰背肌功能锻炼是减少复发的关键。

【临床应用举例】

患者高某，男，25 岁，以"腰部疼痛伴右下肢疼痛酸困 3 年，加重 6 个月"为主诉，于 2014 年 5 月 22 日入院。患者 3 年前无明显诱因出现腰部疼痛伴右下肢麻木、疼痛，予以针灸、按摩等治疗，症状好转，后间断性出现腰部疼痛伴右下肢麻木、疼痛。于当地医院行腰椎 MRI 检查后，诊断为"腰 4-5 椎间盘突出症"，嘱患者休息、口服药物治疗。6 个月前，患者腰部及右下肢疼痛症状加重，在当地医院治疗后效果不佳，为进一步系统治疗，遂来我院就诊。入院查体：患者轻度弯腰凸臀征，腰椎外观向左侧弯，活动受限，右下肢直腿抬高试验 30°（＋），加强试验（＋），左下肢直腿抬高试验（－），屈颈试验（－），挺腹咳嗽试验（＋），胸下垫枕试验（＋），双下肢"4"字试验（－），屈髋屈膝试验（－）；腰 4–5 棘间隙、右侧椎旁有中度压痛，按压时有明显放射性疼痛放射至右侧下肢，背伸试验（＋），双侧下肢膝、跟腱反射正常。左侧肌力正常，右足背伸力量轻度减弱，双侧髌踝阵挛及巴氏征未引出，肤温如常。辅助检查：腰椎 DR 示腰椎侧弯、后凸，腰 4–5 椎间隙变窄；腰椎 CT 示腰椎生理曲度变直，腰 4–5 椎间盘右侧旁中央型突出，右侧神经根受压。入院诊断为"腰 4–5 椎间盘突出症"，入院后行腰部中药熏洗、腰椎三屈位牵引，后改变为腰椎背伸位牵引、下肢拉筋治疗，再行腰椎超重量牵引、腰椎弹压、扳伸复位，术后患者绝对卧床 3 天，直线翻身，平卧时腰下加自制腰垫，高度不低于 2cm，以维持腰曲。并应用 20% 甘露醇 250mL 静滴，每日 1 次，连用 3 天。绝对卧床 3 天后，佩戴腰围下床活动，注意保持正确姿势，避免突然弯腰。治疗 4 周后，腰部疼痛伴右下肢疼痛基本消失，腰部活动正常，腰椎侧弯改善。出院后，间断佩戴腰围 4 ～ 6 周，指导适度功能锻炼。3 个月后随访，病情未见复发（图 9–24、9–25）。

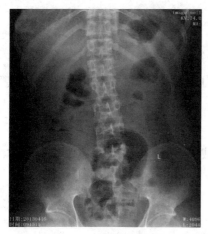
图 9–24　复位前腰椎片

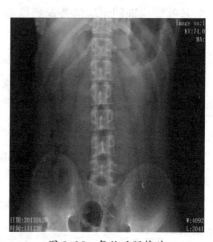
图 9–25　复位后腰椎片

四、牵引按压法

牵引按压法是指在牵引状态下施以向下按压的手法，从而达到调整曲度的治疗。本疗法多用于患有腰部疾患伴有生理曲度欠佳的患者。

【操作方法】

患者取俯卧位，用牵引床或骨盆牵引带牵引。在牵引的过程中，术者站于患者一侧，一手掌根按压于相应病变节段棘突间隙，中指正对脊柱方向（或上或下），另一手虎口叠加于腕背部，双肘关节伸直，向腹部垂直连续弹压，力量适度，以患者可耐受为度，一般每次按压 2 ～ 3 分钟即可，频率每分钟 20 ～ 30 下，每日按压 2 次，按压后患者仍应继续保持牵引（图 9-26）。

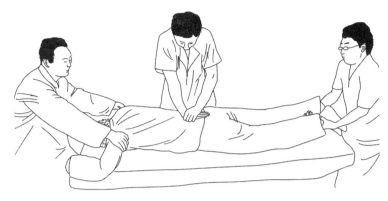

图 9-26　牵引按压法

【作用机理】

患者在背伸牵引下行按压治疗，可松弛腰椎小关节，有效恢复患者腰椎生理曲度，同时背伸牵引下按压有使突出椎间盘还纳或产生变位、变形之可能。

【适应证】

1. 主要适用于中央型、旁中央型腰椎间盘突出症患者伴有腰椎生理曲度欠佳的青壮年患者，以 45 岁以下患者为最佳。

2. 适用于腰肌劳损、腰背肌筋膜炎，强直性脊柱炎等腰部疾患伴有生理曲度欠佳的患者。

【禁忌证】

1. 腰椎滑脱患者禁用。

2. 对椎间盘突出块状巨大、极外侧型、青少年型或伴有钙化及侧隐窝狭窄患者应慎用。

3. 腰椎间盘突出症患者有足下垂及马尾神经症状者禁用。

4. 腰椎失稳及手术后应慎用；

5. 超过 50 岁的患者宜应慎用，55 岁以上患者应为禁用。

6. 其他禁忌证同手法的普遍禁忌证。

【注意事项】

1. 牵引时应嘱患者提前适度排空，勿过饱。

2. 按压时力量要适中可控，切忌突施暴力，避免损失；按压频率不宜过快，每分钟 20 ～ 30 下即可。

3. 月经期不宜行按压手法。

【临床应用举例】

患者，王某，男，25 岁，以"腰部疼痛伴左下肢麻木、疼痛 1 月余"为主诉，于
2014 年 5 月 22 日入院。患者 1 个月前无明显诱因出现腰部疼痛伴左下肢疼痛、麻木，
左足麻木，就诊于当地医院，行腰椎 CT 检查诊断为"腰椎间盘突出症"，给予腰椎按
摩、针灸等治疗，患者左足麻木症状好转，左下肢麻木、疼痛未见明显好转。为进一
步系统诊治，遂来我院就诊。入院查体见：患者无弯腰凸臀征，腰椎曲度变直，活动
度无受限，左下肢直腿抬高试验 45°（＋），加强试验（＋），右下肢直腿抬高试验（－），
屈颈试验（－），挺腹咳嗽试验（＋），双侧下肢"4"字试验（－），腰 5 骶 1 椎棘间隙、
左侧椎旁有中度压痛，伴左下肢放射痛，背伸试验（＋），双下肢膝腱反射正常，左侧
跟腱反射减弱，右侧跟腱反射正常，双侧足趾跖屈、背伸力量正常，双下肢肌张力、
深感觉可，双侧髌踝阵挛及巴氏征未引出，肤温如常。辅助检查：腰椎 CT（某市人民
医院 2014-03-19）：腰椎曲度变直，腰 5- 骶 1 椎间盘突出，左侧神经根受压。故诊断
为"腰 5 骶 1 椎间盘突出症"，入院后行腰部中药熏洗、腰椎小重量背伸位牵引，牵引
时予以腰椎按压手法治疗，力量适度，以患者可耐受为度，一般每次按压 2 ～ 3 分钟
即可，频率每分钟 20 ～ 30 下，每日按压 2 次。后行腰椎三维整脊旋转复位，复位后
卧床制动，直线翻身 72 小时，下床后佩戴腰围，治疗 3 周后，腰部疼痛伴左下肢麻木
疼痛消失，腰椎曲度改善，腰部活动正常。出院后间断佩戴腰围 4 ～ 6 周，指导适度
功能锻炼。3 个月后随访，病情未见复发。

五、提拉推顶法

提拉推顶法，是指在人工牵引提拉颈椎的同时，在颈椎患处给予向下颌或鼻尖方
向的一个前上推按动作，以达改善或恢复颈椎曲度的一种正脊调曲法。主要应用于颈
曲异常患者。

该正脊手法风险较大，脊髓型颈椎病或先天发育异常者禁用。

【操作方法】

患者坐于低凳上，双上肢自然放于双腿上，术者立于患者侧后方，一侧肘关节及
手指抱托患者下颌、后枕部，紧贴术者胸部，并适度给力沿纵轴方向上提牵拉，另一
手拇指顶按住颈曲反弓中心处，其余四指帮扶安放在颈部侧方，在上提牵拉逐渐适度
背伸的同时，拇指用力向鼻尖方向瞬间做小幅度有控制的推顶动作，手下常有关节滑
动移位或弹响声即可（图 9-27）。

【作用机理】

提拉推顶法具有整复调曲的作用。该手法向上提起牵拉可放松颈部肌肉，松弛紧张关节囊，拉大椎间隙，解除小关节崁顿，使颈椎在一定程度上处于暂时失稳状态，利于手法成功实施，然后再给予向前向上的推力，使异常的颈曲和紊乱的小关节得以纠正，从而恢复颈椎正常结构，为脊柱内外力学平衡创造良好条件。

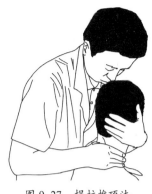

图 9-27　提拉推顶法

【适应证】

该手法主要适用于颈椎曲度异常或颈椎小关节紊乱症患者。

【禁忌证】

1. 脊髓型颈椎病或先天发育异常者禁用。
2. 肿瘤、结核、骨髓炎、严重骨质疏松者禁用。
3. 脊柱术后禁用。
4. 颈椎退变增生严重者禁用。
5. 有精神病疾患，不能配合者禁用。

【注意事项】

1. 所施力量要适中，提拉要缓慢持续，推顶要轻巧寸劲，切忌避免暴力。
2. 提拉时要向脊柱纵轴方向提拉；推顶时向鼻尖方向推顶。
3. 该手法争取一次性成功，尽量避免重复操作，造成医源性损伤。
4. 操作过程要使患者尽可能充分放松，做到"法施骤然人不觉"。

【临床应用举例】

患者杨某，女，37 岁，以"颈部僵硬疼痛 1 年余，加重半月"为主诉，于 2012年 6 月 13 日入院。患者 1 年前无明显原因出现颈部僵硬疼痛不适，就近行推拿按摩治疗，症状缓解，未行系统治疗，半月前患者感不适症状加重，颈部疼痛明显，于我院门诊行拍片检查示：颈椎生理性曲度消失，向后明显反弓，颈 5-6 椎间隙变窄。予以口服药物洛索洛芬钠片、菠萝蛋白酶片、血康胶囊、骨肽片，外用舒筋活血祛痛膏等治疗，效果不佳，为求进一步系统治疗，故来住院治疗，以"颈型颈椎病"收治我科。患病以来，患者神志清，精神可，舌淡红，苔薄黄，脉弦，睡眠、饮食、二便均正常。专科检查：患者颈部无明显畸形，颈部棘突、双侧椎旁按压时均有中度压痛，以右侧为重，双侧肩井穴无压痛，双侧颞部无压痛，无眼震；叩顶试验（－），拔伸试验（－），双侧臂丛神经牵拉试验（－），双侧椎间孔挤压试验（－），双肱二头、三头肌反射、桡骨膜反射正常，双霍氏征（－）。双侧下肢膝跟腱反射正常，双侧下肢肌容、肌张力可，深、浅感觉可；肤温如常。颈椎 DR 示：颈椎生理曲度消失，向后明显反弓，颈5-6椎间隙变窄。入院诊断为：颈型颈椎病。入院后经行颈部中药熏洗、牵引治疗，放松颈部肌肉后，在透视下给予颈椎提拉推顶手法复位治疗后，颈椎曲度恢复正常，颈肩部僵硬疼痛及压痛明显减轻，后期佩戴颈围保护2周，患处外用平乐展筋酊以巩固疗效。3个月后、6个月后随访，患者病情未见复发（图9-28、9-29）。

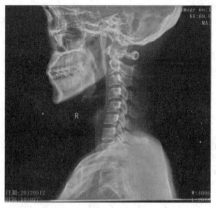

图9-28 治疗前颈椎侧位片

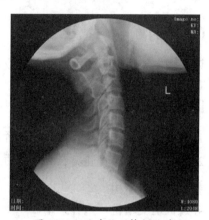

图9-29 治疗后颈椎侧位片

六、膝顶调胸法

膝顶调胸法是指术者借助膝关节对患者胸椎病变施以手法以治疗胸椎疾患的正脊手法，该法主要适用于胸椎小关节紊乱的患者。

【操作方法】

患者端坐于方凳上，双手十指交叉扣紧并置于枕后抱头，术者站于患者身后，用手指定出施术部位，一足登于方凳上，膝关节屈曲并将膝关节前缘抵住要施术的部位，然后术者双手绕过患者上臂，并用双手握紧患者双前臂中段，嘱患者深吸气，术者拖拉患者缓缓后倾，待感觉膝部已顶紧患者胸椎病变部位的同时，术者双手拖拉患者前臂向后上骤然发力，使患者肩背部快速地后伸扩胸，两力交错可听到胸椎后方发出清脆的"咔哒"声，即告正脊成功（图9-30）。

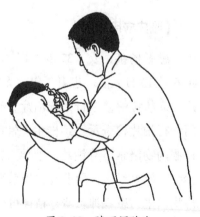

图9-30 膝顶调胸法

【作用机理】

该手法具有松解粘连、滑利关节、整复错缝的作用。该法利用术者双前臂与患者双手腕形成的杠杆作用，术者膝前部的支点合力，既起到了向上牵引又能得心应手调整平衡效应，使错位得以整复；另膝顶调胸法能够使患者在一定程度上改变胸廓运动，增大关节间隙，解除关节囊崁顿，松解粘连，活顺胸椎小关节，有利于促进损伤后炎症的吸收，从而解除神经的机械性压迫和炎症刺激。

【适应证】

适用于胸椎小关节紊乱的患者（尤其适用于中胸段肋椎关节紊乱的患者）。

【禁忌证】

1. 有严重骨质疏松的患者禁用。
2. 可疑有肋骨骨折的患者禁用。
3. 影像学检查可疑有低毒性胸椎低毒性感染（如结核）的患者禁用。
4. 其他禁忌证同手法的普遍禁忌证。

【注意事项】

1. 此手法操作要求往后拉与膝顶要做到有机配合，同时进行。
2. 要求患者做到深呼吸，勿捯气，避免肋部软组织挫伤。
3. 操作时膝顶位置高低要适中，必要时膝部可垫一小薄垫，减少顶撞刺激。

【临床应用举例】

患者张某，女，35岁，以"背部疼痛伴活动受限6小时"为主诉，于2014年7月7日就诊于我院门诊。患者晨起锻炼下腰及转身时，突发背部疼痛，疼痛难忍，挺胸活动受限，强迫体位，就诊于我院门诊。入院查体见患者脊柱外观无明显侧弯异常姿势，强迫体位，触诊胸5椎旁肌肉紧张，僵硬，棘突旁压痛、叩击痛（＋），无放射痛。结合患者诱因、病史、症状、体征诊断为"胸椎小关节紊乱症"，予以膝顶调胸术，调整胸椎小关节，术后患者背部疼痛即刻减轻，触诊胸5棘旁肌肉无明显紧张、僵硬。2周后随访，病情未见复发。

七、平脊按压法

平脊按压法即推按法的衍生手法，是平乐郭氏正骨手法里面专门针对脊柱骨关节相关疾病诊疗的特殊手法，用于纠正胸腰椎小关节紊乱、胸肋关节紊乱征，强直性脊柱炎、未分化脊柱关节病等疾患。该平脊按压手法是根据人体脊柱的解剖特征和生物力学特点以及经络腧穴分布规律，脊柱骨关节相关疾病的病因病机，运用手法在推、压的复合力学作用下，将胸腰椎、胸肋关节的错位、偏移、卡压、嵌顿予以纠正和调节，从而达到整脊和通督的目的，恢复脊柱的弹性和活动度。该手法独特，配合呼吸，操作简便、安全高效，是专门针对脊柱本身相关疾病的独特手法。

【操作方法】

患者俯卧于治疗床上，术者立其左侧，双手叠加按压于患者椎体上，从上往下一个一个椎体进行按压，同时嘱患者进行呼吸配合，发力时嘱患者进行呼气，收力时吸气，一呼一吸与手法作用相互配合，作用力斜向下方，用力揉和，忌闪动与不配合呼吸。如此从胸椎开始到骶椎一点一点进行平脊按压，忌间隔太大，操作幅度不一。使作用力均匀分布到每一个椎体、椎间关节，重复操作 15 ～ 20 遍，在按压的过程中，发生紊乱的关节能得到自然地复位，无须其他特殊的手法。

【作用机理】

该手法的作用机理是运用力学原理，在施法过程中把推、按压的复合力一气呵成。以治疗未分化脊柱关节病为例，进一步阐明该手法的机理。未分化脊柱关节病是指一组具有脊柱关节病的某些临床和（或）放射学特征，而又表现不典型，但尚未达到已确定的任何一种脊柱关节病诊断标准的疾病。它不是一个独立的疾病，也不是一种综合征，它只不过是一组症状谱和临床相的命名，是一个临时诊断，借以区分类风湿关节炎、弥漫性结缔组织病以及其他风湿性疾病。未分化脊柱关节病可以表现为一种或多种症状，可间歇出现，可有不同轻重和不同病程。我们在临床中总结出此类疾病往往存在慢性腰背痛，按压脊柱僵硬顶手，有的如算盘珠一样改变，有的如竹节一样改变，病程较长，椎旁软组织粘连、条索状较多，甚至有的出现萎缩。在治疗过程中，手法纠正脊柱小关节解剖位置异常，减轻对脊神经根的刺激压迫，改善脊柱的力学平衡，或通过神经反射调整内脏功能，甚至影响某些内源性物质的生成含量等。督脉统帅全身之阳气，行经背部正中。平脊按压手法通过对脊柱部位进行操作，达到流通气血、调和脏腑、祛除疾病的目的。

【适应证】

1. 胸椎小关节紊乱征。
2. 椎体曲度异常。
3. 胸肋关节紊乱征。
4. 腰椎后关节紊乱征。

5. 强直性脊柱炎。

6. 未分化脊柱关节病。

【禁忌证】

1. 合并心、脑血管、肝、肾、造血系统严重疾患者。

2. 重度骨质疏松症及精神病患者。

3. 患有脊柱肿瘤、结核及新鲜骨折者。

4. MR 示有明显脊髓变性者。

5. 妊娠期妇女。

【注意事项】

1. 治疗前同患者进行交流，勿使紧张。

2. 告诉患者如何进行呼吸配合。

3. 避免在患者空腹、月经期、感冒、血压不稳、心律不齐的状态下进行。

4. 治疗前后嘱患者注意防寒及功能锻炼。

【临床应用举例】

门诊患者何某，女，42 岁，因"腰背部痠痛半年"来诊。就诊时患者自述腰背部僵硬不适，活动受限，不耐劳累，畏风寒，反复发作，有晨僵。门诊拍腰椎 X 线片未见明显异常，骨盆正位片，骶髂关节髂骨缘轻度退变，HLA-B27 阴性，风湿四项正常，触诊腰背部僵硬顶手，如按算盘珠样感觉，脊柱活动度明显减小，诊断为"未分化脊柱关节病"。门诊行中药熏洗、平脊按压法治疗 3 个月，腰背部痠痛不适的症状基本消失，体重增加，告知注意事项及运动锻炼。随访 3 年未见复发。

第十章 康复手法

第一节 关节调整手法

一、拔伸法

拔伸法是固定肢体或关节的一端，牵拉另一端，或使用对抗力量对关节或肢体进行牵拉，使关节伸展，称为拔伸法。又称为"拔法""拽法""牵拉法""牵引法"。常用于颈腰部、四肢关节处。具有整骨复位、松解粘连、解除痉挛、拉宽关节的作用，是治疗骨折和关节脱位不可缺少的手法。

【操作方法】

拔伸法的操作方法共性是：固定肢体或关节的近端，术者沿纵轴方向牵拉其远端；或在关节两端做相对用力牵拉。临床应用时根据治疗部位的不同，操作方法也不同。各关节部位拔伸法分述如下。

1. 颈项部拔伸法

（1）颈椎掌托拔伸法：患者坐位，颈部放松，呈中立位或微前倾。术者立其后方，以双手拇指端面顶按住其两侧枕骨下方风池穴处，两掌分置于两侧下颌部以托夹助力，两手掌指及臂部协调施力，拇指上顶，双掌上托，缓慢地向上拔伸1～2分钟，以使颈椎在较短时间内得到持续牵引（图10-1）。

（2）颈椎肘托拔伸法：患者坐位，颈部放松，呈中立位或微前倾。术者立其身后，以一手托扶其枕部，另一侧上肢屈肘，肘窝托住其下颌部，手掌扶住对侧颜面部以加强固定，然后协调施力，向上缓慢拔伸1～2分钟，以使颈椎在较短时间内得到持续牵引（图10-2）。

（3）颈椎仰卧拔伸法：患者仰卧位，颈部放松。术者坐于床头，以一手托扶其枕部，另一手托扶其下颌部，然后双手协同施力，向其头顶缓慢拔伸。拔伸时间可根据病情需要而定，使颈椎得到持续的水平位牵引（图10-3）。

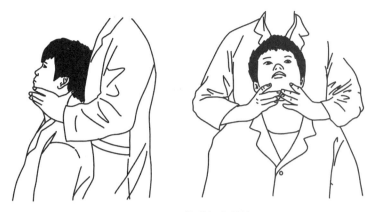

图 10-1　颈椎掌托拔伸法

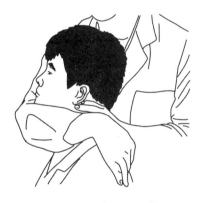

图 10-2　颈椎肘托拔伸法

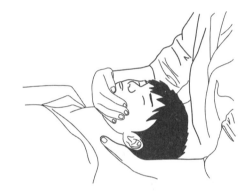

图 10-3　颈椎仰卧拔伸法

2. 肩关节拔伸法

（1）上举拔伸法：患者坐于低凳上，两臂自然下垂。术者立其患侧肩后，双手握其臂部，先做数次屈伸活动，再自前屈位缓缓向上抬起，至最大限度时，向上拔伸持续 1～2 分钟（图 10-4）。

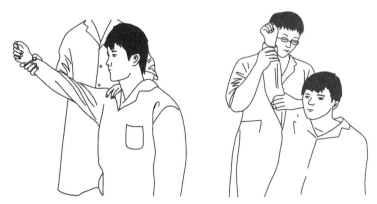

图 10-4　上举拔伸法

（2）对抗拔伸法：患者坐位。术者立其患侧，以双手分别握其腕部和肘部，然后术者于肩关节外展 45°～60°时缓慢用力牵拉，同时嘱咐患者身体向另一侧倾斜，或有助手协助固定其身体上半身时，与之牵拉力相抗（图 10-5）。

（3）手牵膝顶拔伸法：患者坐位，两臂自然下垂放松。术者立其患侧肩后，用一侧膝部顶于其同侧腋窝部，双手握其腕部或肘部，逐渐用力向下拔伸。

（4）手牵足蹬拔伸法：患者仰卧位，患肩侧位于床边。术者半坐于床边，以邻近患者一侧的足跟置于其腋下，双手握住其前臂部，缓缓向外下方牵拉，手足协同施力，使其患侧肩关节在外展位 20°左右得到持续牵引，并同时用足跟顶住腋窝与之对抗，持续 1～2 分钟，再逐渐使患者肩关节内收、内旋（图 10-6）。

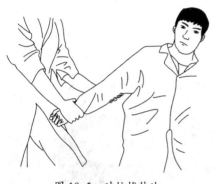

图 10-5　对抗拔伸法

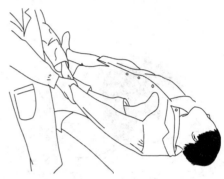

图 10-6　手牵足蹬拔伸法

3. 肘关节拔伸法　患者坐位或仰卧位，上肢放松。术者立其患侧，以一手固定肘关节的近端，另一手握其前臂远端或腕部，然后双手协同向相反方向施力，缓缓进行拔伸。亦可双手握住患者的前臂远端或腕部，嘱咐其身体向另一侧倾斜对抗，或以助手用双手固定患者上臂部加以对抗，进行持续拔伸牵拉（图 10-7）。

4. 腕关节拔伸法　患者坐位或仰卧位。术者立其患侧，以一手握其前臂下端，另一手握其手掌部，双手协同向相反方向施力，缓缓进行拔伸。亦可双手握住患者的掌指部，逐渐用力拔伸，嘱咐其身体向另一侧倾斜，形成对抗用力，或以助手用双手固定患者上臂部加以对抗，进行持续拔伸牵拉（图 10-8）。

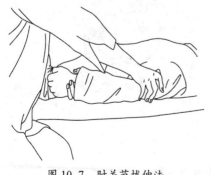

图 10-7　肘关节拔伸法

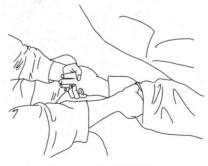

图 10-8　腕关节拔伸法

5. 掌指关节拔伸法　患者坐位或仰卧位。术者立其患侧，以一手握其腕部或手掌部，另一手捏住患者手指，双手协同向相反方向施力，缓缓进行拔伸（图 10-9）。

6. 指间关节拔伸法　患者坐位或仰卧位。术者立其患侧，以一手捏住手指近侧指骨，另一手捏住患者同一手指的远侧指骨，双手协同向相反方向施力，缓缓进行拔伸（图 10-10）。

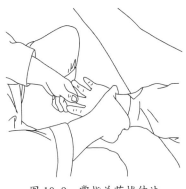

图 10-9　掌指关节拔伸法

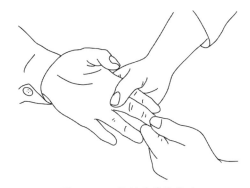

图 10-10　指间关节拔伸法

7. 腰部拔伸法　患者俯卧位，双手用力抓紧床头或助手用力抓其腋下，以固定其身体。术者立其床尾，以双手分别握住其两踝部，或用推拿巾将其双踝固定在一起，然后向下逐渐施力牵拉。在牵拉时，术者身体上半部应顺势后仰，以加强牵拉拔伸的力度（图 10-11）。

8. 髋关节拔伸法　患者仰卧位，双手抓紧床头，或以助手按其髋部固定。术者立其患侧，以一手扶按其膝部，另一手臂穿过其腘后，握住扶膝之手的前臂下段，并用腋下夹住其小腿下段，缓缓用力向下拔伸，身体亦同时随之后仰，以增强拔伸之力（图 10-12）。

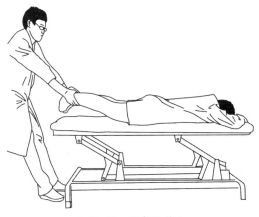

图 10-11　腰部拔伸法

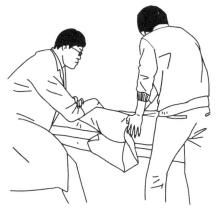

图 10-12　髋关节拔伸法

9. 膝关节拔伸法　患者俯卧位，患肢屈曲 90°。术者立于患侧，用一侧膝部按住大腿后侧下端，双手握其踝部，向上拔伸膝关节。或患者下肢自然伸直，助手双手（或肘部）抱住患侧大腿远端，术者双手握住小腿，两人协调用力，向相反方向持续拔伸（图 10-13）。

10. 踝关节拔伸法　患者仰卧位。术者立其患侧，以一手握其小腿下段，另一手握其足掌部，双手协同向相反方向施力，缓缓进行拔伸。在拔伸的过程中，可配合踝关节的屈伸活动（图 10-14）。

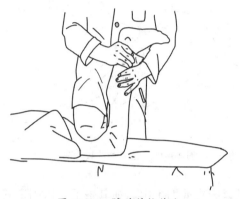
图 10-13　膝关节拔伸法

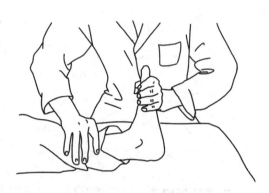
图 10-14　踝关节拔伸法

【作用机理】

通过对各个关节局部组织进行力学加载，必然引起各个组织形态学变化、应力变化、位移变化和局部生物内环境变化而起到治疗作用，其应力发挥直接舒筋效应。《仙授理伤续断秘方》："凡拔伸，且要相度左右骨如何出。有正拔伸直，有斜拔伸直。""凡拔伸，或用一人，或用二人三人，看难易如何。"一般骨折或关节脱臼，多并有移位，整复必当进行牵引，中医正骨名曰拔伸，名虽不同而实则完全一致。即术者紧握伤肢之远端，沿其纵轴进行平稳而有力之拔拉，借拔拉之外力对抗伤折处肌肉之收缩力，使肌肉收缩所造成之骨关节移位恢复到正常位置。

所以，拔伸法具有舒筋活血、整复关节、肌腱归位、矫正畸形、松解粘连、解除嵌顿、缓解痉挛等作用。

【适应证】

临床常用于治疗四肢关节损伤而出现的功能障碍、粘连、挛缩、伤筋、小关节错位、脱臼、骨折以及颈项部、腰部关节、椎间盘的病变等症。

【禁忌证】

骨折内固定术后未愈合者；关节周围皮肤破损、溃烂者；肌腱、韧带断裂损伤未恢复者；恶病质患者。

【注意事项】

1. 被拔伸关节要充分放松，拔伸动作要平稳而柔和，用力要均匀而持续，不可用突发性的猛力牵拉，力量由小到大，逐渐增加，以免造成牵拉损伤。拔伸到一定程度后，须持续 2 ～ 5 分钟或以上。

2. 根据病情轻重缓急的不同和治疗部位的不同，适当控制拔伸的角度、力量和方向。如果运用不当，不但影响治疗效果，甚至还会造成不良后果。

3. 在关节复位时不可在疼痛、痉挛较重的情况下拔伸，以免手法失败和增加患者痛苦。

【临床运用举例】

患者张某，17 岁，高中生，2014 年 4 月 16 日不慎从双杠跌落，导致右尺骨远端滑脱骨折，在当地医院进行整复治疗，于 5 月 15 日转入康复科治疗，检查右腕部关节活动受限，诊断为"右腕关节功能障碍"。针对患者活动受限的问题，我们主要采用拔伸法进行治疗，达到了舒筋活血、松解粘连、扩大关节间隙的目的。1 周后，患者右腕关节活动明显改善，3 周后患者关节活动基本正常，遂出院。

二、扳法

扳法是一种运动关节的手法，最早见《保生秘要》，又名搬法。是用双手握住肢体或关节的两端，向同一方向或相反方向用力，使关节伸展、屈曲或旋转的手法，称为"扳法"。扳法为推拿临床常用手法，尤其受到正骨推拿流派的青睐，其特点是手法节奏明快，对某些病症往往能收到立竿见影的效果。

【操作方法】

1. 颈部扳法

（1）颈部坐位斜扳法：患者坐位，颈项部放松头部略前倾或中立位。术者立其患侧后方，以一手扶按其头顶后部，另一手托其下颌部，双手协同用力，使患者头部向患侧慢慢旋转，待旋转至有阻力时，稍微停留片刻，随即用"巧力寸劲"做一个有控制的、稍增加幅度的、短促的、突发性的扳动。此时常可闻及"喀哒"声。

（2）环枢关节扳法：患者坐于低凳上，颈微屈。术者立其患侧后方，以一手拇指顶按住第二颈椎棘突，另一手肘部托其下颌部，手掌扶其对侧耳后，双手臂协同施力，缓缓将患者的颈椎向上拔伸。在拔伸的基础上，使颈椎向患侧旋转至有阻力时，稍微停留片刻，随即用"巧力寸劲"做一个有控制的、稍增加幅度的、短促的、突发性的扳动，此时顶按棘突的拇指要协同使劲，将病变棘突向对侧推动。

（3）颈部旋转定位扳法：患者坐位，颈项部放松。术者立其患侧后方，以一手拇指顶按住病变棘突旁，另一手托其下颌部。然后术者先嘱咐患者颈部慢慢前屈，至顶按棘突的拇指下感到棘突活动，关节间隙张开时，即保持这一前屈幅度，并向患侧侧屈至最大限度，托其下颌部的手，向患侧旋转至有阻力时，稍微停留片刻，随即用"巧力寸劲"做一个有控制的、稍增加幅度的、短促的、突发性的扳动。与此同时，顶按棘突的拇指要协同用力，将病变棘突向对侧推动，此时常可闻及"喀哒"声，拇指下并有棘突的跳动感，标志手法成功。

（4）颈部仰卧位斜扳法：患者仰卧位，全身放松。术者坐其头端，以一手托其下颌部，另一手托其枕部，双手协同施力，先缓缓将颈椎向上拔伸。在拔伸的基础上，将颈向患侧旋转。待旋转至有阻力时，稍微停留片刻，随即用"巧力寸劲"做一个有控制的、稍增加幅度的、短促的、突发性的扳动。此时常可闻及"喀哒"声。

2. 胸背部扳法

（1）扩胸牵引扳法：患者坐位，双手十指交叉扣住并抱于枕部。术者立其后方，以一侧膝部顶住其病变胸椎，双手分别托握住两肘，嘱咐患者做前俯后仰运动，并配合深呼吸（即前俯时呼气，后仰时吸气）。如此活动数遍，待患者身体后仰至最大限度时，用"巧力寸劲"将其两肘向后方突然拉动，与此同时膝部向前顶抵，常可闻及"喀哒"声。

（2）胸椎对抗扳法：患者坐位，双手十指交叉扣住并抱于枕部。术者立其后方，双手臂自其腋下伸入，并握住其两臂下段，一侧膝部顶住其病变胸椎，然后术者握住前臂的两手用力下压，而两前臂则用力上台，将患者脊椎向上向后牵拉，顶住病变胸椎的膝部也同时向前向下的用力，与前臂的上抬力形成对抗牵拉。持续牵拉片刻后，两手、两臂与膝部协同施力，以"巧力寸劲"做一个有控制的、稍增加幅度的、短促的、突发性的扳动，常可闻及"喀哒"声。

（3）扳肩式扳法：患者俯卧位，全身放松。术者立其患侧，以一手经健侧腋下托其肩前部，另一手掌根着力，按压在病变棘突的患侧，用拉肩之手将患者肩部向后上方拉起，同时按压患椎一手缓缓向健侧推动，至有阻力时，双手协同施力，以"巧力寸劲"做一个有控制的、稍增加幅度的、短促的、突发性的扳动，常可闻及"喀哒"声。

（4）仰卧压肘胸椎扳法：患者仰卧位，两臂交叉置于胸前，两手分别抱住对侧肩部，全身自然放松。术者立其一侧，一手握拳，拳心朝上，将拳垫在其背部脊椎病变部位，另一手按压于其两肘部，然后术者嘱咐患者深呼吸，当呼气时，按肘之手顺势向下按压。待呼气将尽时，以"巧力寸劲"做一个有控制的、稍增加幅度的、短促的、突发性的扳动，常可闻及"喀哒"声。

3. 腰部扳法

（1）直腰旋转扳法一：以右侧病变向右旋转为例。患者坐位，两下肢分开，腰椎伸直。术者立其左后方以两下肢夹住患者的左下肢以固定其下半身，左手抵住其左肩后方，右臂经其右腋下伸入肩前，右手握住肩部，然后术者双手协同施力，左手向前推其左肩部，右手向后拉其右肩部，且右臂同时施以上提之力，使腰椎向右旋转。待有阻力时，以"巧力寸劲"做一个有控制的、稍增加幅度的、短促的、突发性的扳动，常可闻及"喀哒"声。

（2）直腰旋转扳法二：以右侧病变向右旋转为例。患者坐位，两下肢并拢，腰椎伸直。术者立其右前方以下肢抵住患者的下肢以固定其下半身，以左手按其右肩前，右手按其左肩后，双手协同施力，使患者腰椎向右旋转。待有阻力时，以"巧力寸劲"做一个有控制的、稍增加幅度的、短促的、突发性的扳动，常可闻及"喀哒"声。

（3）腰椎旋转定位扳法：以右侧病变向右旋转为例。患者坐位，腰部放松，两臂抱于胸前一助手立于患者左前方，双手按压于左下肢大腿上端，以固定其身体，不能晃动。术者坐于患者右后方，以左手拇指端顶按于腰椎偏歪棘突的右侧，右手臂从其右腋下经胸前握住左肩，嘱咐患者腰部前屈，至术者拇指下感到棘突活动，即稳住这一前屈角度。然后使其向右侧侧屈至病变脊椎被限制在这个脊柱曲线的顶点上。此时，接着再使脊柱向右侧旋转至最大幅度时，略停片刻，右手下压其肩部。右肘部上抬，左手拇指则同时用力向左侧顶推偏歪的棘突，双手协同施力，以"巧力寸劲"做一个有控制的、稍增加幅度的、短促的、突发性的扳动，常可闻及"喀哒"声。

（4）腰部斜扳法：患者侧卧位，健侧下肢在下，自然伸直，患侧下肢在上，屈髋屈膝。术者立其前面，以一手或肘按其患侧肩前，另一手或肘按其臀部，双手协同施力，先做数次小幅度的腰椎旋转活动（即按肩之手施力使其肩部后旋，按臀之手，使其臀部前旋）。待腰部完全放松后，再使腰椎旋转至有阻力时，以"巧力寸劲"做一个有控制的、稍增加幅度的、短促的、突发性的扳动，常可闻及"喀哒"声。

（5）腰部后伸扳法一：患者俯卧位，两下肢并拢。术者立其一侧，以一手按压其腰部，另一手托抱其双下肢膝关节上方，然后术者双手协同施力使患者腰椎后伸。当后伸至最大限度时，双手协同施力，以"巧力寸劲"做一个有控制的、稍增加幅度的、短促的、突发性的扳动。

（6）腰部后伸扳法二：患者俯卧位。术者立其患侧，以一手按压其腰部，另一手托抱住健侧下肢膝部上方，双手协同施力下压腰部与上抬下肢并举。当患者下肢被抬至最大限度时，以"巧力寸劲"做一个有控制的、稍增加幅度的、短促的、突发性的扳动。

（7）腰部后伸扳法三：患者俯卧位。术者骑坐于患者的腰部，双手抱住其双下肢或单下肢，先做数次小幅度的下肢上抬动作以使患者腰部放松。待其充分放松后，臀部着力下坐，双手臂用力使其上肢上抬至最大幅度，然后以"巧力寸劲"做一个有控制的、稍增加幅度的、短促的、突发性的扳动。

（8）腰部后伸扳法四：患者侧卧位，患侧下肢屈膝在上。术者以一手抵住其腰部，另一手托握患侧膝部上方，双手协同施力，向前抵按腰部并缓慢向后牵拉下肢。至最大限度时，以"巧力寸劲"做一个有控制的、稍增加幅度的、短促的、突发性的扳动。

4. 肩关节扳法

（1）肩关节前屈扳法：患者坐位，患侧肩关节前屈30°~150°。术者半蹲于患肩前外侧，以双手自前后方将患肩锁紧、扣住，患侧上臂置于术者内侧的前臂，然后术者双手臂部协同施力，将患者患臂缓缓抬起，至肩关节前屈至有阻力时，以"巧力寸劲"做一个有控制的、稍增加幅度的、短促的、突发性的扳动。在做扳动之前，亦可使肩关节小幅度的前屈数次或进行小范围的环转摇动数次，以使其肩关节尽量放松。

（2）肩关节外展扳法：患者坐位，患侧手臂外展45°左右。术者半蹲于患肩外侧，以双手自前后方将患肩锁紧、扣住，患侧上臂置于术者肩部，然后术者双手臂部协同施力，将患者患臂缓缓抬起，至肩关节外展至有阻力时，以"巧力寸劲"做一个有控制的、稍增加幅度的、短促的、突发性的扳动。

（3）肩关节内收扳法：患者坐位，患侧上肢屈肘置于胸前，手搭于健侧肩部。术者立其健侧肩后，以一手扶按于患肩固定，另一手托握其患侧肘部，缓慢将患者患肢向健侧胸前上托，至有阻力时，以"巧力寸劲"做一个有控制的、稍增加幅度的、短促的、突发性的扳动。

（4）肩关节上举扳法：患者坐位，双臂自然下垂。术者立其患肩后方，以双手握住患侧上臂下段，先将患者患肢自前屈位缓缓向上抬起，至120°~140°时，双手臂协调施力，向上逐渐拔伸，至有阻力时，以"巧力寸劲"做一个有控制的、稍增加幅度的、短促的、突发性的扳动。

（5）肩关节旋内扳法：患者坐位，患侧上肢的手与前臂置于腰部后侧。术者立其患肩的侧后方，以一手扶按其患侧肩部固定，另一手握住其腕部，然后术者先将患者患肢前臂沿其腰背部缓缓上抬，以使其肩关节逐渐内旋，至有阻力时，以"巧力寸劲"做一个有控制的、稍增加幅度的、短促的、突发性的扳动。

5. 肘关节扳法　患者仰卧位，患侧上肢平放于床面。术者坐于患侧，以一手托握其肘关节上部，另一手握住前臂远端，先使肘关节做缓慢的屈伸活动，然后术者视患者肘关节功能障碍的具体情况来决定扳法的选用。如为屈曲功能受限，则在其屈伸活动后，将肘关节置于屈曲位，缓慢施加压力，使其进一步向功能位靠近。当遇到明显阻力时，以握前臂之手施加一个持续的使肘关节屈曲的压力，达到一定时间后，双手协同施力，以"巧力寸劲"做一个有控制的、稍增加幅度的、短促的、突发性的扳动。如为肘关节伸直障碍受限，则以反方向施法。

6. 腕关节扳法

（1）屈腕扳法：患者坐位。术者立于其对面，以一手握住前臂近端以固定，另一手握住指掌部，先反复做腕关节的屈伸活动，然后将腕关节置于位加压，至有阻力时，以"巧力寸劲"做一个有控制的、稍增加幅度的、短促的、突发性的扳动。

（2）伸腕扳法：患者坐位。术者立其对面，以两手握住指掌部，两拇指按于腕关节背侧，先做拔伸摇转数次，然后将腕关节置于背伸位，不断加压背伸，至有阻力时，以"巧力寸劲"做一个有控制的、稍增加幅度的、短促的、突发性的扳动。

7. 髋关节扳法

（1）屈髋屈膝扳法：患者仰卧位，一侧下肢屈髋屈膝，另一侧下肢自然伸直，术者立于其侧。以一手按压伸直侧下肢的膝部以固定，另一手扶按屈曲侧的膝部，前胸部贴近其小腿部以助力。两手臂及身体协调施力，将屈曲侧下肢向前下方施压，使其股前侧靠近胸腹部，至最大限度时，可略停片刻，然后以"巧力寸劲"做一稍增大幅度的加压扳动。

（2）髋关节后伸扳法：患者俯卧位。术者立于其侧方，以一手按于其一侧臀部以固定，另一手托住其同侧下肢的膝上部，两手协调用力，使其髋关节尽力过伸，至最大阻力位时，以"巧力寸劲"做一增大幅度的快速过伸扳动。

（3）"4"字扳法：患者仰卧位。将其一侧下肢屈膝，外踝稍上方的小腿下段置于对侧下肢的股前部，摆成"4"字形。术者立于其侧方，以一手按于屈曲侧的膝部，另一手按于对侧的髂前上棘处，两手协调用力，缓慢下压，至有明显阻力时，以"巧力寸劲"做一稍增大幅度的快速的下压扳动。

（4）髋关节外展扳法：患者仰卧位。术者立于其侧方，以一手按于一侧下肢的膝部以固定，另一手握住其另一侧下肢的小腿部或足踝部贴靠在术者外侧下肢的股外侧，两手及身体协调用力，使其下肢外展，至有明显阻力时，以"巧力寸劲"做一稍增大幅度的快速扳动。

（5）直腿抬高扳法：患者仰卧位，双下肢伸直。术者立于其侧方。助手以双手按于其一侧膝部以固定。术者将其另一侧下肢缓缓抬起，小腿部置于近侧的肩上，两手将其膝关节部锁紧、扣住。肩部与两手臂协调用力，将其逐渐上抬，使其在膝关节伸直位的状态下屈髋，当遇到明显阻力时，略停片刻，然后以"巧力寸劲"做一稍增大幅度的快速扳动。为加强对腰部神经根的牵拉，可在其下肢上抬到最大阻力位时，以一手握足掌前部，突然向下拉扳，使其踝关节尽量背伸。对于患侧下肢直腿抬高受限较轻者，可以一手下拉前足掌，使其踝关节持续背伸，另一手扶按膝部以保证患肢的伸直，然后进行增大幅度的上抬，扛扳。

8. 膝关节扳法

（1）膝关节伸膝扳法：患者仰卧位。术者立于其侧方，以一手按于一侧下肢膝部，一手置于其小腿下端后侧，两手相对协调用力，至有阻力时，以"巧力寸劲"做一稍增大幅度的下压扳动。

（2）膝关节屈膝扳法：患者俯卧位。术者立于其侧方，以一手扶于股后部以固定，另一手握住足踝部，使其膝关节屈曲，至阻力位时，以"巧力寸劲"做一增大幅度的快速扳动膝关节扳法亦可一手抵按膝关节内侧或外侧，另一手拉足踝部，向其内侧或外侧进行扳动。

9. 踝关节扳法

（1）踝关节背伸扳法：患者仰卧位，两下肢伸直。术者置方凳坐于其足端，以一手托住其足跟部，另一手握住其跖趾部，两手协用力，尽量使踝关节背伸，至有明显阻力时，以"巧力寸劲"做一增大幅度的背伸扳动。

（2）踝关节跖屈扳法：患者仰卧位，两下肢伸直。术者置方凳坐于其足端，以一手托足跟部，另一手握住跖趾部，两手协调用力，尽量使踝关节跖屈，至有明显阻力时，以"巧力寸劲"，做一增大幅度的跖屈扳动。踝关节扳法还可一手握足跟，另一手握足跗部，进行内翻或外翻扳动。

【作用机理】

1. 舒筋活络　中医医学中所说的"经筋"就是指骨骼肌等人体运动系统的软组织系统。扳法即可通过肌肉牵张反射直接抑制肌肉痉挛，又可通过消除疼痛而间接解除肌紧张，故能有效地放松肢体，消除骨骼肌过度紧张和僵硬，保持肌肉的正常弹性。

2. 滑利关节　运动是人类重要的生理功能，运动是由关节与软组织共同完成的。一旦伤筋，由于患者无法忍受疼痛，其肢体多处于强迫体位；也因为神经的保护性反射，机体软组织处于紧张痉挛状态，肢体关节的活动度也会减小。

3. 促进气血流畅　气血是人体构成的基本物质，是人体活动的基础。人体的一切组织器官都需要气血的供养和调节才能发挥它的功能，人体若发生不适都与气血有关，若气血失调，各关节功能将发生异常。

4. 松解粘连、整复错缝。

【适应证】

临床常用于治疗四肢关节运动障碍、脊椎小关节错位、脊柱侧弯等生理曲度异常、软组织粘连等病症。

【禁忌证】

1. 椎动脉型颈椎病、脊髓型颈椎病、腰椎间盘突出症有脊髓受压症状及体征者忌用脊椎扳法。

2. 诊断不明确的脊柱外伤及有脊髓症状体征者禁用扳法。

3. 有骨质病变者，如骨关节结核、骨肿瘤等禁用扳法。

4. 对于四肢关节外伤，骨折未愈合者禁用扳法。

5. 有严重骨质增生、骨质疏松症者慎用扳法。

【注意事项】

1. 不可逾越关节运动的生理范围。超越关节生理活动范围的扳动，容易使关节自身及附着于关节的肌肉、韧带等软组织受到损伤。

2. 不可粗暴用力和使用蛮力。如若不然后果轻则患者不适，重则造成损伤，而发生医疗事故。

3. 不能强求关节的弹响声，在颈椎和腰椎应用扳法时，可听到"喀哒"声响，这是关节弹跳时所发出的响声，一般认为这是手法到位的标志，说明手法成功。但由于疾病的性质不同，在实际操作中若不能获得这种响声时，不要勉强从事，以免因使用粗暴蛮力，造成不良后果。

【临床运用举例】

患者刘某，30岁，教师，2013年3月19日因车祸致左侧股骨髁开放性骨折、左胫腓骨骨折至当地医院进行手术治疗，于6月25日转入康复科治疗，检查左膝关节功能障碍，左膝关节屈曲及伸展均受限，且伴有左膝部轻微肿胀，皮温较右膝稍高，诊断为"左膝关节功能障碍"。针对患者左膝关节屈曲及伸展均受限的治疗中，我们采用膝关节扳法，主要在左膝部进行治疗，采用膝关节伸膝扳法、膝关节屈膝扳法等方法，松解膝关节粘连、滑利关节。1周后，患者左膝关节活动度增加为20°～80°，持续巩固治疗1月，现在患者左膝关节活动度正常。

第二节　关节松动手法

一、摇法

摇法为推拿手法名，首见于《诸病源候论·风痹候》。是活动关节的方法。《保赤推拿法》："摇者，或于四肢及颈腰部关节。"有调和气血、滑利关节等作用。缓慢地摇动又称"运法"，大幅度地转摇又称盘法。定义：使关节做被动的环转运动的手法，称为"摇法"。

【操作方法 】

临床应用是常根据治疗部位的不同，操作方法也不同，各类关节摇法分述如下。

1. 颈项部摇法

（1）上颈部摇法：患者坐位，颈项部放松。术者立其身后或一侧，以一手托起其下颌部，另一手扶其头顶后部，双手协调做相反方向运动，使其颈项部缓缓做顺时针或逆时针方向的环转运动（图 10-15）。

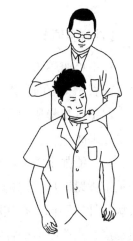

（2）下颈部摇法：患者坐位，颈项部放松。术者立其身后，双手扶其头部协调施力，使其颈项部缓缓做顺时针或逆时针方向的环转运动。

常用于落枕，颈椎病，颈项部软组织劳损，颈项强痛、活动不利等症。

2. 腰部摇法

图 10-15　上颈项部摇法

（1）仰卧位摇腰法：患者仰卧位，双下肢并拢，屈髋屈膝。术者立其一侧，双手分别按其双膝或一手按膝，另一手按于足踝部，两手协同施力，使患者腰部缓缓做顺时针或逆时针方向的环转运动。

（2）俯卧位摇腰法：患者俯卧位，双下肢伸直。术者立其一侧，一手按压腰部固定，另一手臂托抱住双下肢大腿前方，双手协同施力，使患者腰部缓缓做顺时针或逆时针方向的环转运动。摇转时，按压腰部的手可根据具体情况施加压力，以决定腰部摇转的幅度（图 10-16）。

（3）站立位摇腰法：患者站立位，双手扶墙。术者半蹲于一侧，以一手扶按其腰部，另一手扶按脐部，双手协同施力，使患者腰部缓缓做顺时针或逆时针方向的环转运动。

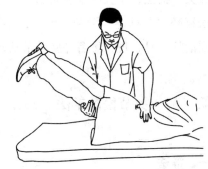

（4）滚床摇腰法：患者坐于治疗床上，一助手扶按其双膝固定。术者立其身后，以双手臂环抱其胸部并两手锁定，双手协同施力，使患者腰部缓缓做顺时针或逆时针方向的环转运动。

图 10-16　俯卧位摇腰法

常用于腰腿痛、髋关节活动不利等病症。

3. 肩关节摇法

（1）托肘摇肩法：患者坐位，肩关节放松，患侧肘关节屈曲。术者一手扶住肩关节上部，另一手托其肘部，使前臂搭于术者前臂上，双手协同施力，使患者肩关节缓缓做顺时针或逆时针方向的中等幅度的环转运动。

（2）握肘摇肩法：患者坐位，肩关节放松，术者立其患侧身后，以一手扶其肩关节上部，另一手握其肘关节上部，双手协同施力，使患者肩关节缓缓做顺时针或逆时针方向的环转运动。

（3）握臂摇肩法：患者坐位，肩关节放松。术者立其患侧，以一手扶按其患侧肩关节上部，另一手握其前臂，稍用力将手臂牵伸，双手协同施力，使患者肩关节缓缓做顺时针或逆时针方向的小幅度的环转运动。

（4）拉手摇肩法：患者坐位，肩关节放松。术者立其患侧，以一手拉住患者的手，主动摇转手臂以带动患者的手臂运动，使患者肩关节做顺时针或逆时针方向的环转运动。

（5）大幅度摇肩法：患者坐位，肩关节放松。术者立其患侧前外侧，两足呈丁字步，双掌相合，夹持住患侧上肢的腕部，双手牵伸患肢并抬高至前外方约45°，将其上肢慢慢向前外上方托起。在此过程中，位于下方的手应逐渐翻掌，当上举至160°时，即可虎口向下握其腕部。另一手顺其上举之势由腕部沿前臂、上臂滑移至肩关节上部。略停之后，按于肩关节的的手将肩关节略向下按并固定之，握腕一手则略上提，使肩关节伸展。随即握腕一手握腕摇向后下方，经下方复于原位，此时扶按肩关节的手，已顺势沿其上臂、前臂滑落于腕部，还原为准备姿势，此为肩关节大幅度摇转1周，可反复摇转数次。在大幅度摇转肩关节时，要配合脚步的移动，以调节身体重心。即当肩关节向上、向后外方摇转时，前足进一小步；当向下、向前外下方复原时前足退步，身体重心后移（图10-17）。

常用于肩关节周围炎、肩部伤筋、肩部骨折后遗症等病症

4. 肘关节摇法　患者坐位或仰卧位，屈肘约45°。术者立其患侧，以一手托握其肘后部，另一手握其腕部，然后双手协同施力，使患者肘关节做顺时针或逆时针方向的环转运动。常用于网球肘、肘部骨折后遗症等病症（图10-18）。

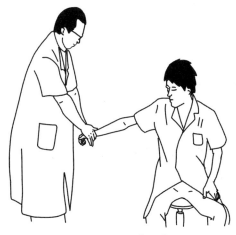

图 10-17　大幅度摇肩法

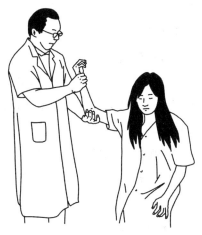

图 10-18　肘关节摇法

5. 腕关节摇法

（1）双手摇腕法：患者坐位或仰卧位，掌心朝下。术者立其患侧，双手合握其手掌部，以两拇指扶按于腕背侧，其余指端握住大小鱼际部，两手协同用力，在稍拔伸情况下带动患者的腕关节做顺时针或逆时针方向的环转运动。

（2）单手摇腕法：患者示指、中指、环指和小指并拢，掌心朝下。术者以一手握其腕上部固定，另一手握其并拢的四指部，两手协同施力，在稍拔伸情况下。带动患者的腕关节做顺时针或逆时针方向的环转运动（图 10-19）。常用于腕部软组织损伤，腕部骨折后遗症等病症。

6. 髋关节摇法

（1）仰卧位摇髋法：患者仰卧位，患侧屈髋屈膝。术者立其患侧，以一手扶按其膝上部，一手托其足跟部，双手协同施力，使患者髋关节缓缓做顺时针或逆时针方向的环转运动（图 10-20）。

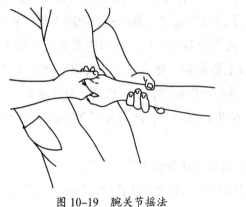

图 10-19　腕关节摇法

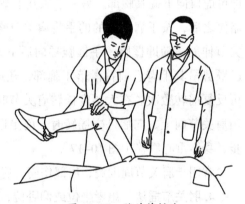

图 10-20　髋关节摇法

（2）俯卧位摇髋法：患者俯卧位，下肢伸直。术者立其患侧，以一手按其髋关节上部固定，另一手托其大腿前面，双手协同施力，使患者腰部缓缓做顺时针或逆时针方向的环转运动。

7. 膝关节摇法

（1）仰卧位摇膝法：患者仰卧位，患侧屈髋屈膝。术者立其患侧，以一手扶按其膝上部，一手托其足跟部，双手协同施力，使患者髋关节缓缓做顺时针或逆时针方向的环转运动。

（2）俯卧位摇膝法：患者俯卧位，屈膝 90°。术者立其患侧，以一手按其腘窝上部，另一手握其踝部，双手协同施力，使患者膝关节缓缓做顺时针或逆时针方向的环转运动（图 10-21）。

8. 踝关节摇法

仰卧位摇踝法：患者仰卧位。术者立其床尾，以一手握其足掌部，另一手托握足跟，双手协同施力，在拔伸情况下带动患者的踝关节做顺时针或逆时针方向的环转运动（图 10-22）。

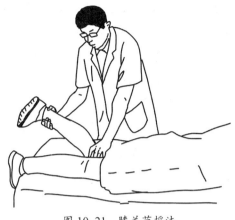
图 10-21　膝关节摇法

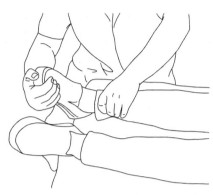
图 10-22　踝关节摇法

【作用机理】

摇法具有舒筋活血、滑利关节、缓解痉挛、松解粘连和增加关节活动功能等作用。

【适应证】

临床常用于治疗痹病、颈项部、腰部以及四肢关节酸痛和运动功能障碍等病症。还常用于踝关节损伤性疼痛，踝关节骨折后遗症等病症。

【禁忌证】

对于习惯性关节脱位者禁用摇法；对关节畸形或本身有病变者，如关节结核、肿瘤、化脓性关节炎，颈椎齿状突发育不全者等禁用。

【注意事项】

1. 不可逾越正常人体生理活动范围进行摇转。
2. 诊断要明确，对年老体弱者慎用。

【临床应用举例】

患者，男，14 岁，患者家人诉，2013 年 12 月 11 日被同学打伤，出现头晕、双下肢疼痛症状，急送至新安县洛新医院就诊，住院期间到中信重工医院、解放军 150 行头颅检查，结果显示脑实质未见明显异常。因行走障碍，于 2013 年 12 月 26 日转至河南科技大学第一附属医院神经外科住院治疗，诊断为"周围神经损伤、急性应激障碍"，2014 年 1 月 26 日病情较前好转出院，今患者家属为进一步治疗特来河南省洛阳正骨医院，门诊以"神经损伤待查？"收入康复一科，发病来，患者神志清，精神可，言语流利，饮食、睡眠正常。

专科情况头颅外形无异常、无压痛，双侧瞳孔等大等圆。患者行走障碍，轮椅辅助活动。颈腰活动可，卧位下四肢关节主动及被动活动可，臀部肌肉萎缩，单侧下肢不能独立站立，四肢肌力可，双膝关节以下皮肤感觉稍迟钝。双下肢直腿抬高试验（-）、双侧股神经牵拉试验（-）、双侧"4"字试验（-），双侧膝腱反射反射存在，双侧跟腱反射存在，双侧霍夫曼征阴性，双侧髌阵挛、踝阵挛阴性，双侧巴宾斯基征阴性，肛门反射、提睾反射正常。针对患者步行功能障碍及步态姿势异常康复治疗中，我们主要采用关节松动术摇法，主要在髋关节、膝关节、踝关节部位进行治疗，1周后患者可下地独立步行，持续巩固3月余，患者运动功能已经基本恢复正常功能。

二、屈伸法

以一手握住远端肢体，一手固定于关节部位，然后缓慢、均衡、持续而有力地做适当的、被动的屈伸或外展内收动作的手法，称为"屈伸法"。

【操作方法】

1. 伸肩法 患者半蹲作骑马势，站于术者侧方，将患肢放于术者颈后，使其肘部恰好搭于术者肩上。术者两手环抱患者肩部，缓缓的站起，根据患者肩关节可能外展和前屈的程度，保持在一定的高度，持续2～3分钟，在放松，然后逐渐增大幅度，反复进行，3～5次即可。

2. 伸肘法 患者与术者相对而坐。术者用一手托住患者肘部，并将患肢的手夹于术者腋下，另一手握住患者肩部，然后做推肩、抬肘动作，使患肢肘关节伸直。

3. 伸膝法 患者取仰卧位，两下肢伸直放松。术者站于患侧，以一手托住患者小腿，使其小腿搁在术者前臂上，另一手夹住其膝关节上方，使患肢做屈髋屈膝运动，然后术者两手协同用力抬时做伸膝运动，即托扶小腿之手，做抬时动作，置于膝关节之手做向后推膝动作，使其膝关节伸直、并同时使患肢上举。患肢上举的幅度，根据病情及患者能忍受的程度为度。

4. 伸髋法 患者侧卧位，患侧在上。术者站于其后，一手握住患侧之踝部，另一手按于其腰部，然后两手协同用力，将患肢向后牵拉，置于腰部之手同时向前推按，似拉弓状，如此一拉一放，可重复操作数次。

5. 单曲髋法 患者仰卧位。术者站于患肢侧方，用一手握住患肢的下端（踝关节的上方）另一手握住其足跟部，使患肢屈膝屈髋，然后术者两手同时用力，使其髋膝踝关节同时屈曲，并尽量使患肢大腿贴近其腹部。

6. 双曲髋法 患者仰卧位。术者一手托住其两足跟部，另一手扶住其膝关节前方，使两侧膝、髋关节做屈伸动作，达到一定限度后。术者可弹动性的推动膝部，逐渐加大屈髋的角度，使其大腿尽量贴近腹壁。

7. 屈膝法　患者俯卧位。术者站于患肢侧面，用一手握住其小腿的下端，另一手握住其跖趾部，然后使膝关节逐渐屈曲，增大弯曲的角度。

【作用机理】

1. 生理效应　屈伸法的生理效应主要是通过力学作用来达到的，要在关节生理活动范围内进行。

2. 维持关节的活动功能　关节长时间不活动可以引起组织的纤维增生，关节内粘连，肌腱、韧带和关节囊挛缩。屈伸法可牵拉关节及周围的软组织，因此可保持其伸展性，改善关节的活动。

【适应证】

适合于各种伤后的关节伸屈及内收外展的活动障碍，筋肉挛缩，韧带及肌腱粘连，关节强直有松解作用，多应用于肩，肘，膝，踝等部位的关节。

【禁忌证】

未愈合的骨折患者；外伤或疾病引起的关节肿胀；严重的骨质疏松患者，尤其是老年人；结核、恶性肿瘤疾病等患者均应忌用。

【注意事项】

1. 应用伸屈手法前，应首先了解各个关节的正常活动度，要在各个关节正常活动范围内运用伸屈法。

2. 对功能受限的关节，要充分估计其增大的幅度，然后运用缓慢、均衡、持续的力量，徐徐加大其可能增大的幅度。

3. 增大的幅度要在患者能够忍受的情况下进行，绝不可使用暴力或蛮劲做伸屈法，以免加重关节周围软组织的损伤，甚至骨折、脱位等医疗事故。

4. 做伸屈法之前要明确诊断。排除伸屈法的禁忌证，如骨折，肿瘤，结核等疾患。

【临床应用举例】

患者史某，男，25 岁，工人，2013 年 5 月 21 日车祸致使左膝关节胫骨平台骨折，在当地医院进行手术治疗，于 2013 年 10 月 8 日入我院康复科治疗，检查左膝关节功能障碍，屈膝 30°，屈曲活动时膝关节疼痛僵硬，诊断为"左膝关节胫骨平台骨折伴关节功能障碍"，收治入院。针对患者左膝关节功能障碍，我们康复运动初期主要采用膝关节屈伸法，主要在患者能够忍受的情况下进行缓慢、均衡、持续的屈伸活动，徐徐加大其可能增大的幅度。松解强直关节周围挛缩的肌肉，保持伸展性，改善关节的活动范围，2 周后，患者主动活动范围增加至 50°，持续巩固治疗并配合推拿、中药熏洗等其他治疗 3 月后，现在患者可做 100°主动持续活动。

第三节　针刺手法

针刺疗法是在中医理论的指导下把针具（通常指毫针）按照一定的角度刺入患者体内，运用捻转与提插等针刺手法来对刺激人体特定部位（腧穴），通过调和五脏六腑功能和排除病邪来达到疏通经络、调和阴阳、扶正祛邪的功效从而治疗疾病的一种针灸治疗方法，是针灸治疗中的一个重要组成部分。

【操作方法】

1. 粗针针刺手法　押手固定穴位皮肤，刺手在进针时，使臂力、腕力集中于指端，使手指持针有力，保持毫针端直、坚挺，力贯针尖，双手配合使针顺利刺入穴位，透皮无痛。在经脉循行方向、腧穴分布部位和所要求达到的组织结构等情况下将毫针在刺手与押手的密切配合下，运用各种手法将针刺入腧穴皮下的方法。在临床操作中，还必须结合患者的年龄、体质、病情、腧穴部位、经脉循行深浅、季节时令、术者针法经验和得气的需要等诸多因素综合考虑，灵活掌握。正如《素问·刺要论》指出"刺有浅深，各至其理……深浅不得，反为大贼"，强调针刺的深度必须适当。

2. 埋针针刺手法　埋针法又称"皮内针刺法"，皮内针刺法是以特制的小型针具刺入并固定于穴位皮内或皮下，较长时间埋藏的治疗方法，与古代"静以久留"的意义相似，其作用是给皮部以微弱而较长时间的刺激。

3. 刃针针刺手法　先通过物理学诊断、神经学诊断、影像学诊断等，综合做出明确诊断，并确定适应证。确定治疗点，准确标记出进针点和针刃方向，快速刺进皮肤进入皮下组织层，将刺入的疼痛感降低至最轻。通过带刃的钢针直达病变部位，机械性的松解粘连组织及应力点高的肌腱及韧带等，改变其病理变化，解除产生症状的病因，从根本上达到治疗目的。

（1）纵向切割：与针刃方向一致，在皮下软组织间断切割开数个口，达到锐性松解痉挛或减压的目的。

（2）横向切割：与针刃方向垂直，穿过病变组织层即可。达到解痉挛或减压目的。

（3）纵向摆动：以针体与皮肤接触处为支点，与针刃一致方向摆动，在一层面软组织中切开一个弧形口，解除痉挛、粘连或减压。

（4）横向摆动：以针体与皮肤接触处为支点，与针刃垂直方向摆动。将软组织粘连分开，或将附在骨面上的变性软组织分离。

（5）纵向斜推：针体与针刃方向倾斜并推动，锐性在一个层面软组织中切开一切口。解除痉挛、粘连或减压。

（6）横向斜推：针体与针刃垂直方向倾斜并推动。可将附在骨右的变性软组织掀起。

（7）边缘切割：针体紧帖骨边缘切割，将附在骨边缘上的变性软组织分离，操作时针体要紧帖骨边缘移动，不得离开。

（8）扇形铲切：以一点为中心，向3到5个方向扇形做横行斜推。将软组织层面间的粘连分开，或变性软组织掀起。

（9）一点多向切割：以一点为中心，改变方向切割成类"十""井"或"米"字形，将软组织硬结、硬块切开，改善循环促使吸收。

【作用机理】

1. 疏通经络　疏通经络的作用就是可使淤阻的经络通畅而发挥其正常的生理作用，是针灸最基本最直接的治疗的作用。经络"内属于脏腑，外络于肢节"，运行气血是其主要的生理功能之一。经络不通，气血运行受阻，临床表现为疼痛、麻木、肿胀、瘀斑等症状。针灸科选择相应的腧穴和针刺手法及三棱针点刺出血等使经络通畅，气血运行正常。

2. 调和阴阳　针灸调和阴阳的作用就是可使机体从阴阳失衡的状态向平衡状态转化，是针灸治疗最终要达到的目的。疾病发生的的机理是复杂的，但从总体上可归纳为阴阳失衡。针灸调和阴阳的作用是通过经络阴阳属性、经穴配伍和针刺手法完成的。

3. 扶正祛邪　针灸扶正祛邪的作用就是可以扶助机体正气及驱除病邪。疾病的发生发展及转归的过程，实质上就是正邪相争的过程。针灸治病，就是在于能发挥其扶正祛邪的作用。

【适应证】

骨关节和肌肉结缔组织病症：颈椎病、类风湿关节炎、肩关节周围炎、腰痛、风湿性关节炎、骨性关节炎、急性腰扭伤、术后关节（肩、肘、腕、髋、膝、踝关节）活动受限、坐骨神经痛、外伤性截瘫、臂丛神经痛。

【禁忌证】

1. 部位禁忌　重要脏器部位不可针，大血管所过之处应禁刺。重要关节部位不宜针刺。

2.腧穴禁忌 孕妇禁针合谷，三阴交，缺盆以及腹部，腰骶部腧穴，小儿禁针囟会。女子禁针石门。

3.病情危重预后不良的禁针。《内经》提出五夺、五逆、禁针，既是此意。

4.大怒、大惊、过劳、过饥、过渴、房事、醉酒等禁针。

5.有出血性疾病的患者，或常有自发性出血，损伤后不易止血者，不宜针刺。

6.皮肤感染、溃疡、瘢痕和肿瘤部位不予针刺。

【注意事项】

1.过于疲劳、精神高度紧张、饥饿者不宜针刺；年老体弱者，针刺时应尽量采取卧位，取穴宜少，手法宜轻。

2.怀孕妇女针刺不宜过猛，腹部、腰骶部及能引起子宫收缩的穴位如合谷、三阴交、昆仑、至阴等禁止针灸。

3.小儿因不配合，一般不留针。婴幼儿囟门部及风府、哑门穴等禁针。

4.眼区、胸背、肾区、项部，胃溃疡、肠粘连、肠梗阻患者的腹部，尿潴留患者的耻骨联合区针刺时，应掌握深度和角度，禁用直刺，防止误伤重要脏器。

5.针刺对某些病症确实有极好的疗效，但并非万能，特别是一些急重病的治疗，应根据情况及时采用综合治疗，才能有利于患者，也可充分发挥针灸的作用。

【临床运用举例】

张某，男 27 岁。患者从三层楼上坠落摔伤，当即神志昏迷，急送医院抢救而苏醒。后因第 2～4 腰椎压缩性骨折合并脊髓损伤，双下肢截瘫，二便失禁，转入康复科治疗。查：双下肢无自主运动，肌力为 0 级，肌张力低下，膝腱反射、腹壁、肛门及提睾反射等感觉均消失。轮流选穴患侧环跳、伏兔、足三里、阳陵泉、绝骨、三阴交，双侧肾俞、秩边、环跳、相应夹脊穴以及命门腰阳关、中极、关元等穴。针刺加电针，用断续波、低频率中等强度刺激 30 分钟，1 日 2 次。4 个月后，双下肢功能活动逐步恢复，肌力Ⅲ级以上，能独自持杖而行，腹壁、提睾反射出现，但二便失禁依旧。嘱咐加强下肢功能锻炼，并加用八髎穴，每日 2 次电针。1 个月后，患者可以弃杖漫步，大小便已基本控制。又续治 1 个月，双下肢肌力接近正常，大小便已完全正常，疗效巩固而出院。

第四节　推拿手法

一、经筋推拿

经筋是指十二经筋，其名称首见于《灵枢·经筋》，后世医家对经筋的研究多据此发挥。"筋"的含义，《说文解字》释为"肉之力也"，意指能产生力量的筋肉。因此，经筋就是机体筋肉系统的总称，它隶属于正经，为十二经脉在肢体外周的连属部分，是十二经脉之气聚结于筋肉、骨骼、关节的体系。

【操作方法】

1.滚法　以第 5 掌指关节背侧或小指、环指、中指的掌指关节突起部吸附于体表一定部位或穴位，通过腕关节的屈伸运动和前臂的旋转运动，使产生的功力轻重交替、持续不断的作用于治疗部位的手法，称为"滚法"。

2.推法　用指、掌或其他部位着力于体表一定部位或穴位，做前后、上下、左右的单方向直线（或弧线）推进的手法，称为"推法"。

3.摩法　用指或掌附在体表的一定部位，做环形而有节奏抚摩的手法，称为"摩法"。

4.抹法　用拇指指腹或掌面紧贴于体表一定部位或穴位，做上下、左右、弧形、曲线移动的手法，称为"抹法"。

【作用机理】

1.调整经络系统　经络是运行全身气血，联络脏腑枝节沟通上下内外的通路，具有使气血通达全身，濡养组织器官之功能。

2.调整筋骨　痛则不通，通则不痛。推拿可以使局部血液循环加强，起到活血化瘀、通畅气血、舒筋活络、理筋整复、松解粘连滑利关节、缓解肌肉痉挛等不可替代的作用。

【适应证】

适用于颈椎病、落枕、寰枢错位、漏肩风、肱二头肌长腱滑脱与腱炎、肱二头肌短头肌腱损伤、冈上肌肌腱炎、冈上肌肌腱钙化、肩峰下滑囊炎、网球肘、软骨炎、梨状肌损伤综合征、骶髂关节错位、尾骶骨挫伤以及骨折后期与脱位等。

【禁忌证】

外伤出血、骨折早期、截瘫初期以及内脏的损伤等忌用。

【注意事项】

手法治疗前，要了解患者的病情和治疗情况；醉后、精神紧张时，不宜立即进行治疗；在运用一些运动类手法时，应排除肿瘤、结核、化脓性感染、骨折、脱位、脊柱失稳的可能。

【临床运用举例】

患者逄某，53 岁，社区干部，2014 年 3 月 24 日打扫卫生时，导致肘关节活动功能受限、疼痛，来我医院进行治疗，于 4 月 1 日转入康复科治疗。检查肘关节伸屈功能受限、疼痛，诊断为"网球肘"，采用经筋推拿。主要在肘部进行治疗，采用摩法、抹法，促进气血通畅，舒筋活络，1 日 2 次，持续巩固治疗 1 个月，患者病情缓解。

二、脏腑推拿

脏腑推拿是一种以中医理论为指导的，用手法直接作用在人体躯干部位（以腹部为主），以按法、点穴等手法作用于胸腹部、头面部等脏腑对应的体表部位，使脏腑受到手法直接刺激的推拿技术，通过调和五脏六腑功能和排除病邪（瘀滞在人体脏腑组织器官和经络穴位的邪气、瘀血、水湿、痰饮、宿食等）以达到和中理气、通腹散结、行气活血等功效，从而治疗慢性疾病的一种中医外治方法，成为推拿的一个重要流派。

【操作方法】

1. 指按法　以拇指或螺纹面置于施术部位上，余指张开，置于相应位置以支撑助力，腕关节旋屈，拇指、掌指关节屈曲施力，做与施术部位垂直的按压。当按压达到所需的力量后，稍停片刻，即所谓的"按而留之"（参见清·张振鋆《厘正按摩要术》），然后松劲撤力，再做重复按压，使按压动作平稳有节奏。必要时，也可双手拇指重叠进行按压。

2. 掌按法　以单手或双手掌面置于施术部位，利用身体上半部的重量，通过上臂、前臂及腕关节传至手掌部，垂直向下按压，施力原则同指按法。操作时，也可双手掌重叠按压。

3. 肘按法　屈肘，以肘的尺骨上端及鹰嘴部位着力并可借用身体上半部的重量进行节律性按压。

4. 点穴法　以指端或指尖关节背侧垂直按压或冲击施术部位。以拇指指端、中指指端、拇指指间关节背侧或食指指间关节背侧等部位着力于施术部位，垂直用力按压，使力向深部传导；或者以拇指指端、中指指端等部位自施术部位上部，快速冲击施术部位。点法还可借用器具来操作，如点穴棒等。

【作用机理】

1. 调整阴阳　人体为对立统一的整体，中医以阴阳观念解释人体内部变化，当病邪作用与人体时，阴阳平衡遭到破坏，造成阴阳失调，如表里出入，上下升降，寒热进退，邪症虚实，营卫不和，气血失荣。因此运用推拿手法，升清降浊，调和营卫，调理气血都属于调整阴阳范围。

2. 调节脏腑机能　脏腑是化生气血，通调经络，主持人体生命活动的重要器官。大家都知道中医有句名言，"病存于内而症显于外。"推拿按摩通过不同手法作用于人体体表，刺激体表一些穴位对内脏功能活动产生一定影响，使内脏活动发生改变脏腑器官得到调节。

3. 促进气血运行　气血是人体构成的基本物质，是人体活动的基础。人体的一切组织器官都需要气血的供养和调节才能发挥它的功能，人体若发生不适都与气血有关，若气血失调，脏腑功能将发生异常。

【适应证】

适用于颈椎病、腰椎间盘突出症、肩周炎、网球肘、关节功能障碍等骨科病症。

【禁忌证】

表皮有明显疮疖溃疡者；孕妇的小腹部；恶病质患者忌用。

【注意事项】

手法要柔和、深透；做腹部治疗前，嘱患者不可饮食过饱，颈椎下垫枕头，避免造成食物反流；血友病患者手法一定要轻柔；传染病患者一定要采用一次性按摩巾，避免交叉感染。

【临床运用举例】

患者王某，42 岁，建筑工人，2013 年 10 月 16 日不慎从 3 层楼高脚手架跌落，导致 T1/T2 椎体压缩性骨折，入我医院进行手术治疗，于 1 月 15 日转入康复科治疗，检查双下肢感觉运动功能丧失，二便功能障碍，诊断为"完全性脊髓损伤"。针对患者的大便困难治疗，我们采用脏腑推拿，主要在腹部进行治疗，采用指按、点穴等方法，促进肠道蠕动。1 周后，患者可以自行排便，1 日 1 次，大便量色质正常，持续巩固治疗 1 月，现在患者大便都能够正常排出。

三、经穴推拿

经穴推拿是一种简单有效的非药物疗法，在十二经主要穴位上进行推拿治疗，不受条件限制，随时随地都可以操作。手法形式有多种，包括用手指、手掌、腕部、肘以及肢体其他部位，直接在患者体表进行操作，通过功力的"深透"而产生治疗作用。

【操作方法】

1. 指揉法 以拇指或中指面或食、中、无名指指面着力。按在穴位上，或一定部位上，做轻柔环转活动。

2. 掌揉法 以大小鱼际或掌根部着力，手腕放松，以腕关节连同前臂做小幅度的回旋活动。压力轻柔，揉动频率一般每分钟 120～150 次。

3. 肘揉法 术者用前臂着力于治疗部位或穴位，稍用力下压，以肩关节为支点，上臂做主动运动，带动前臂做小幅度的环旋揉动，并带动该处皮下组织一起运动。

【作用机理】

1. 促进肠蠕动，消除便秘 揉腹可增加腹肌和肠平滑肌的血流量，增加胃肠内壁肌肉的张力及淋巴系统功能，从而加强对食物的消化、吸收，明显地改善大小肠的蠕动功能，从而起到促进排便的作用，从而预防和消除便秘，对老年人尤其需要。

2. 疏通经络、调理气血 经穴推拿能够直接作用于十二经络，通过外力作用直接调整气血的运行，从而能够调整人体自身的免疫机制，达到"畅气血，祛百病"的效果。

【适应证】

背肌筋膜炎、急性腰扭伤、腰椎间盘突出症、慢性腰肌劳损、胸胁岔气。

【禁忌证】

某些慢性炎症如四肢关节结核、脊椎结核、骨髓炎；有严重心脏病、肝脏病、肾脏病及肺病的人；大面积的皮肤患者或患溃疡性皮炎的患者忌用。

【注意事项】

急性软组织损伤，局部疼痛肿胀较甚，瘀血甚者，宜选择远端穴位进行操作，当病情缓解后，再进行局部操作；术者用力不要太大，并注意观察患者的全身反应，一旦出现头晕、心慌、胸闷、四肢冷汗、脉细数等现象，应立即停止推拿，采取休息、饮水等对症措施。

【临床运用举例】

患者王某，58 岁，厂矿工人，2014 年 5 月 9 日腰部酸痛或胀痛，不能坚持弯腰工作，入我医院康复科治疗，X 线检查可有骨质增生，L4、L5 椎旁有明显压痛点，诊断为"慢性腰肌劳损"。针对患者的病情，我们采用经穴推拿，主要在腰背部进行治疗，采用指揉法、掌揉法和肘揉法等方法，同时我们还配有小针刀治疗，松解粘连，缓解肌肉疲劳。推拿 1 日 2 次，小针刀 1 周 1 次，1 个月后患者可正常工作，效果显著。

第五节　展筋丹揉药手法

展筋丹揉药法是平乐正骨祖传的一种治疗骨伤科疾病的一种神奇的方法，所用药物主要是展筋丹，展筋丹是平乐正骨祖传秘方，由麝香、琥珀等名贵中药材组成，为细粉剂，治疗时，取少量展筋丹置于患处皮肤上，达到治疗目的。

【操作方法】

将展筋丹置于鼻烟壶瓶内，用时以拇指指腹蘸展筋丹粉少许，然后将拇指置于选好的揉药点上，其余四指固定在肢体上，以拇指在局部皮肤上做顺时针旋转揉摩活动。手法宜轻，只起到摩擦作用，面积为 5 分钱硬币大小，不能使局部皮肤活动，是药物渗入皮内吸收，每次旋摩 50 ～ 100 圈，以药尽为度，每日可进行 1 ～ 2 次，每处揉药 3 ～ 5 点，每点揉药 3 ～ 5 次。

【作用机理】

利用药物行气活血，结合按摩通经活络，使毛窍开放，有利于药物的渗透、吸收，从而病气外出达到治疗效果。清代有："孔穴大开无滞碍，以令邪气出如飞"即指此种治疗手法。

展筋丹揉药可分为穴位揉药、疼点揉药和关节处揉药。

1.穴位揉药　经络内连脏腑，外络肢节，沟通内外，贯穿上下，使气血运行的通道。经络的穴位，则是经络在体表的枢纽，以司气血转输。通过损伤肢体的相应穴位，进行点穴按摩揉药，可调节脏腑经络的功能，并通过药物的渗入，起到祛瘀活血、痛经止痛、强筋壮骨、通利关节等作用。

2.疼点揉药　机体损伤处，必有肿疼及淤血存在，如局部挫伤、扭伤、闪腰岔气等新鲜性损伤可选择疼点进行揉药治疗，亦可用于陈旧损伤。

3.关节处揉药　多用于关节疼痛，功能障碍，常作为骨伤疾病的后期疗法，通过药物作用，达到舒筋利节、消肿止疼的效果，且多用于活筋法之前，一般在关节的阳侧揉药。

【适应证】

凡外伤所致的气血瘀滞、肿胀疼痛、筋骨关节疼痛、功能障碍；肢体麻木不用、筋强筋急、筋挛筋缩、筋弛筋软无力，或筋肉萎缩，或闪扭岔气等，均可采用揉药法治疗。

【禁忌证】

红肿热疼的热毒聚结，局部皮肤破损，或起有皮疹、水泡者忌用。

【注意事项】

1. 展筋丹的储存，应密闭、防潮，避免光线直接照射。

2. 揉药处的皮肤应清洁干燥。

3. 手法要轻柔，部位要固定，旋圈不宜过大，一般范围以五分硬币大小为宜，否则药物分散，不利于吸收，疗效不佳。

4. 揉药时，不能上下、左右乱搓动，而是依靠拇指指附在皮肤上做顺时针方向的旋转揉摸，借助指与皮肤间的摩擦，使毛孔开放，药物渗入。

5. 揉药点的选择，是根据病情需要，循经取穴或伤处附近取穴，或疼点附近，或关节周围，一般多用于体表的阳侧。

6. 对新伤手法宜轻，或配合局部的轻推、轻按；对陈旧性伤或筋骨伤的后期治疗，常配合活筋和练功，以借助功能恢复；对急性疼痛，多用循经取穴，或配合点按、揉、捏等手法。

7. 足底、手掌和瘢痕处，不宜选作揉药点，因局部皮肤粗厚，药物不易渗入。

【临床应用举例】

患者张某，女，53 岁，教师，2013 年 12 月 20 日来院就诊，患者主诉右肘关节疼痛，活动受限 2 月余，患者肘外侧疼痛，疼痛呈持续渐进性发展。扫地、端壶倒水等动作时疼痛加重，常因疼痛而致前臂无力，握力减弱，甚至持物落地，休息时疼痛明显减轻或消失。检查，肘外侧压痛，以肱骨外上髁处压痛为明显，前臂伸肌群紧张试验阳性，伸肌群抗阻试验阳性。医师诊断为"肱骨外上髁炎"收入我科，针对患者肘外侧疼痛的治疗中，我们采用平乐展筋丹揉药，主要在肱骨外上髁痛点处治疗，每日 2 次，1 周后，患者肘关节疼痛明显减轻，可做简单家务，2 周后患者基本恢复正常，建议出院。

第六节　电疗手法

中医体控电疗法就是以中医经络学为原理，生理学为基础，把古老的中医学同现代西医反射学、生物电学技术创造性地结合在一起，将专用"体控电疗仪"输出的电能经过人体调控后，根据患者体内经络的走向与病症所处部位，采用适当电量运用各种手法，用电能刺激经络，使电能迅速传导，瞬间打通人体受损、萎缩的经络，使人体气血畅通，肌体免疫功能增强，达到防病、治病的目的。

【操作方法】

1. 点穴法　术者以食指、中指指腹为触点在有关穴位上，手法应由轻到中，电流电压也逐渐加强，对穴位进行点按，使之由表及里通达。

2. 夹持法　术者以双手的食指、中指指腹或单手的拇指、食指指腹为触点在人体相对应的部位或穴位上进行电刺激，如俞募配穴或相对应的内外关穴。

3. 触击法　术者以食指、中指指腹为触点，在有关穴位或敏感点上电刺激，或进行慢慢滑动，以疏通一条经络为主，电量适当、反复多次施治，手法重为泻，轻为补。

4. 弹指法　术者大拇指搭在食指指甲部位，成圆圈状，其他三指伸直，示指对准患者的穴位或敏感点上，然后将食指弹出。弹的遍数与弹的速度应根据患者的病情及耐受程度决定。

【作用机理】

电疗的机理：体控电疗法是利用电能在人体内的流动，来激发经气，疏通经络。

【电疗作用】

1. 疏通经络　人体经络畅通则血脉和利，血脉和利则苛疾不起，精神乃居，达到祛病健身的目的。

2. 促进血液循环　生物电能渗透到人体后，能使血管扩张，血流阻力及血液黏度降低，改善微循环。

3. 活化细胞　生物电能够增加人体生命电能，提高细胞黏膜吸收能量，调整人体电位平衡。

4. 活化神经与肌肉组织　应用电流刺激神经、肌肉组织后，可使低落的神经兴奋活跃起来，促使肌肉有规律的收缩，强化、增强肌肉，复健并修补软化受伤的肌肉。

5. 调节消化系统作用　电疗对多种内分泌腺体具有调节作用，可调节受内分泌腺体控制之脏器。

6. 消炎作用　电疗可使白血球的数量增加，使其灭菌能力增强达到消炎之作用。

7. 止痛作用　电流注入神经时，舒缓因神经过度紧张引起的各类疼痛。

8. 净化身体　由于血液循环的加快，快速代谢并排除体内酸性物质，使血液碱性化。

【适应证】

适用于风湿类、肩周炎、扭伤、腰腿痛、胃肠炎、颈椎病、面瘫、骨质增生、坐骨神经痛、脑血栓后遗症、结石症、头痛、术后消炎止痛、关节术后粘连等。

【禁忌证】

1. 各种皮肤溃疡、烧伤、烫伤患者。

2. 各种化脓性感染及结核性关节炎患者。

3. 各种急性传染病患者。

4. 各种恶性肿瘤患者。

5. 各种血液病，如血小板减少、白血病、出血性疾病等患者应谨慎电疗。

6. 对电十分敏感患者。

7. 精神类疾病患者。

8. 各种骨骼及关节脱位患者。

9. 各种急性腹痛，如胃肠急性穿孔、急性阑尾炎等患者。

10. 月经期、妊娠期患者。

11. 严重心肺功能不全者。

12. 老年体弱者、危重患者。

【注意事项】

1. 操作前必须查明电压是否正确。

2. 严禁火线零线相触，发生短路。

3. 零线火线绝对不能混淆。

4. 注意治疗场所的干湿度。

5. 术者患者均穿塑料底鞋，达到绝对绝缘。

6. 禁止落脚触地。

7. 治疗结束后应立即断电，严防短路。

8. 注意卫生，及时洗手换水消毒以防交叉感染。

【临床应用举例】

患者李某，男，35 岁，货车司机，患坐骨神经痛 2 年，加重 2 个月，药物治疗 10 天后，不适症状未缓解。给予患者电疗治疗，治疗 1 次患者诉不适症状稍缓解，治疗 5 次后疼痛、麻木症状消失。

第十一章　养骨手法

第一节　养骨手法概述

一、养骨手法概念

　　平乐正骨养骨手法是以平乐正骨平衡观与整体观为指导，运用手或肢体的其他部位，按照各种特定的技术和规范化动作，在体表一定部位进行操作，达到防治筋骨疾病、维持筋骨健康、促进筋骨康复的一种方法，属于中医外治法范畴。《医宗金鉴·正骨心法要旨》中记载："夫手法者，谓以两手安置所伤之筋骨，使仍复于旧也。""因跌仆闪失以致骨缝开错，气血郁滞，为肿为痛，宜用按摩法。按其经络以通郁闭之气，摩其壅聚以散瘀结之肿，其患可愈。"按摩和导引可以通气血、疏郁积，普遍用于治病和养骨。清末孟津举人许鼎臣所编《龙嘴山馆文集》卷九《郭礼尹先生墓道碑》记载："不用麻沸药，不用针刀刺砭剐割，而是揉之、捏之、推之、筑之、拳屈之、攀之、捞之、俯仰左右之或伸之、正之、平齐之、垫支之。"初步体现了平乐正骨重视手法的显著特点。平乐郭氏正骨经历代传人的长期临床实践，形成了一套完整的养骨手法，这些手法既可用作诊断方法，也可用作养生、保健及临床治疗。

二、养骨手法作用

（一）振提正气

　　平乐正骨历来重视"正气"在人体健康中的作用，临床实践证明手法能增强人体正气，提高抗病能力，起到预防保健作用。手法施术时，人体经络中的阴经和阳经均受到良性刺激，使机体内的阴阳处于相对平衡状态，"阴平阳秘"则身体健康。同时，由于经络的联系，使脏腑的功能强健，气血旺盛，正气充实，则抗病能力大大增强。在手法作用下，人体相应部位的经络、穴位受到刺激，使之与相联系的脏腑器官的功能得到改善，这时人体就处于最佳的功能状态。此外，在某些特定的局部进行手法施术时，可调整全身脏腑、器官的功能状态，起到较好的预防保健效果，如走罐法、反射区按摩等。当在某些特定穴位施加手法时，则会使一些脏腑器官的功能增强，从而预防相关的疾病。如：经常按摩肾俞、腰阳关、委中、夹脊等穴，可预防腰背肌劳损；按揉肾俞、关元、气海、足三里等，可健体防病、延年益寿等。

（二）疏通经络

经络属于脏腑，外络肢节，沟通表里，联络全身，具有"行气血、营阴阳、濡筋骨、利关节"的功能。人体的五脏六腑、四肢百骸、五官九窍、皮肉筋骨等，只有依赖气血的濡养与经络的联络作用，才能充分发挥各自的生理功能，并相互协调，形成一个有机的整体。当经络的生理功能发生障碍时，就会导致气血失调，百病乃生。手法施术具有疏通经络的作用，手法作用于体表则能引起局部经络反应，并通过经络系统而影响其所属的脏腑、组织的功能活动，使百脉疏通，五脏安和，四肢百骸筋骨保养而健。诚如《医宗金鉴·正骨心法要旨》中所说："因跌仆闪失，以致骨缝开错，气血郁滞，为肿为痛，宜用按摩法。按其经络以通郁闭之气，摩其壅聚以散瘀结之肿，其患可愈。"

（三）活血化瘀

跌仆扭挫，必伤及筋骨气血，导致气滞血瘀，阻滞经络，出现肿胀疼痛。按、摩、推、揉等手法，能促使局部温度升高，促进了损伤组织周围的气血运行，使瘀血逐渐吸收消散，从而起到活血化瘀、祛瘀生新的作用。手法施术时，可根据损伤的不同部位，采用不同手法和选用适当的腧穴进行治疗。如踝关节扭伤，主要用揉法作用于病变部位及其周围，同时按揉太冲、三阴交，具有活血祛瘀的功效。

（四）调整紊乱

手法是解除肌肉紧张和痉挛的有效办法，它可以直接放松肌肉，解除肌肉紧张和痉挛，纠正小关节位移。运用牵引、拔伸、旋转、弹拨等手法，可使软组织撕裂者修复，肌腱滑脱者理正，滑膜嵌顿者解除，关节脱位者整复，骨缝开错者合拢，从而消除引起肌肉痉挛和局部疼痛的病理状态，有利于损伤组织的修复和关节功能的恢复。

（五）通利关节

筋骨一旦损伤，机体软组织处于紧张痉挛状态，肢体关节的活动度也会减小。如果失治或误治，日久则会在痉挛处形成粘连，将进一步影响肢体关节活动，轻者仅"关节不利"，重者完全冻结、畸形，或"痿废不用"。通过施加手法，辅以主动的功能锻炼，具有松解粘连、滑利关节、恢复功能的作用。例如，平乐正骨"活节法"，通过伸屈、收展、侧屈、旋转、环转、抖摆、拔伸等手法操作，可加速局部的气血运行、改善局部营养、促进津液生成、增强津液对关节的润滑作用，使强硬的关节灵活、挛缩的肌肉舒展、筋弛无力的肢体恢复筋肉力量、肿疼的部位气血和顺而肿减疼止。此外，对劳损和痹证引起的肢节筋骨疼痛也有很好的效果，可松解粘连、舒筋活络、通利关节，从而促进关节与肢体功能恢复。

（六）强筋壮骨

人体各组织器官均有不同脏器分工主宰，如肝藏血，主筋，故肝血充盈，筋得所养，则筋健有力；肾藏精，生髓而主骨，故精足髓充则骨坚强有力，肾精衰则骨骼痿软。平乐正骨理论认为，人体筋与骨是相互依存、相互为用的。骨在人体中有支架、杠杆作用，为筋提供了附着点和支干，筋骨关系密不可分。从结构上看，骨的周围包绕着筋，骨由筋连接而成关节。从功能上看，骨是活动的支点，筋则是活动的动力和保证，二者缺一不可。筋联络四肢百骸，通行血脉；骨正筋柔，气血以流，腠理以密，如是则"骨气以精，谨道如法，长有天命"。手法的强筋壮骨作用，主要是通过经络系统的调节作用，来增强肝脾肾的气血生化、主藏精血、生髓疏泄功能，从而促进肝血对筋膜的滋润，肾精对骨的濡养。同时，通过对局部的手法施术，也能疏通经络，增强气血的运行，从而起到强筋壮骨的作用。

三、养骨手法适用范围

1. 人体疲劳状态。

2. 无器质性病变的肌肉关节酸痛不适及相关亚健康状态。

3. 筋骨疾病康复期。

四、养骨手法禁忌证

1. 禁止在各种骨折、骨病局部施法。

2. 各种急症及患有严重的心、肺、肝、肾功能衰竭者忌用。

3. 有血液病或有出血倾向者忌用。

4. 施术部位皮损者忌用。

5. 孕妇尤其是早孕期忌用。

6. 严重的骨质疏松症患者不宜施手法。

7. 年老体弱、久病体虚及幼儿忌用重手法。

8. 对于过饥、过饱、酗酒者，不宜施手法。

9. 精神病患者及神经过敏者忌用。

五、养骨手法注意事项

1. 养骨手法操作时，动作应轻柔缓和，自然协调。

2. 掌握手法操作的时间，每次以 20 ～ 30 分钟为宜。

3. 施术后应注意避风寒。

六、平乐正骨养骨手法的特点

1. 轻柔、渗透、无痛。

2. 以补法为主，必要时兼用泻法。

3. 以阴经施法为主，养阴育阳，使阴阳与气血平衡，进而达到筋骨平衡。

第二节　养骨基本手法

一、单一手法

（一）推法

推法是用指、掌、拳或肢体其他部位着力于体表一定部位或穴位，运用一定压力做单方向（或弧线）推进的手法。

【操作方法】

推法根据着力部位的不同，可分为指推法、掌推法、拳推法和肘推法4种。

1. 指推法　用手指指腹着力于一定部位或穴位，其余四指分开助力，前臂主动带动拇指做内收运动，运用适当的压力，按照经络循行的方向，做单方向的直线推动。

2. 掌推法　五指并拢，用手掌或掌根着力于一定部位或穴位，运用前臂力量做单方向直线推动。如需增大压力时，用另外一只手平放在其上使双手重叠缓缓推进。

3. 拳推法　推者平握拳状，以食、中、无名指、小指的指间关节突起处着力或以拇指第二节桡侧面和食、中、无名、小指第二节着力于体表一定部位，以肘关节为支点，运用前臂力量向一定方向直线推进。

4. 肘推法　屈肘关节，以前臂尺侧或尺骨鹰嘴部着力于体表一定部位，以肩关节为支点，向一定方向直线推进。

【作用】

推法具有疏经通络、解痉止痛、祛瘀消积、理筋整复、调和气血、健脾和胃等作用。

【适用部位】

推法适用于全身各部位。一般指推法接触面积小，刺激量中等，适用于头面部、颈项部、四肢部、肩背部及腰臀部；掌推法适用于面积较大的部位，如腰背部、胸腹部及大腿部等；拳推法是推法中刺激性较强的一种手法，适用于腰背部及下肢部；肘推法刺激性最强，适用于腰背脊柱两侧华佗夹脊及两下肢大腿后侧，常用于体型壮实、肌肉丰厚，以及脊柱强直或感觉迟钝的患者。

【注意事项】

1. 操作时，须单方向推进，线路要平直，不可歪曲斜推。

2. 速度不可过快，压力不可过重或过轻，要轻而不浮，重而不滞。

3. 为防止推破皮肤，操作时可使用滑石粉、凡士林及红花油等介质以润滑保护皮肤。

（二）揉法

揉法是用指、掌、肘或肢体其他部位吸定于体表一定部位或穴位，做轻柔缓和的旋转运动，并带动该处皮下组织活动的一种手法。

【操作方法】

揉法根据着力部位的不同，可分为指揉法、掌揉法、肘揉法3种。

1. 指揉法　以手指的某一部位在体表施术部位上做轻柔灵活的上下、左右或环旋揉动。指揉法又可分为拇指揉法、中指揉法、三指揉法。

2. 掌揉法　以大鱼际、小鱼际或掌根部着力，手腕放松，以腕关节连同前臂做小幅度的回旋活动。压力轻柔，揉动频率一般为每分钟120～160次。掌揉法又可分为鱼际揉法、掌根揉法、全掌揉法、对掌揉。

3. 肘揉法　术者用前臂着力于治疗部位或穴位，稍用力下压，以肩关节为支点，上臂做主动运动，带动前臂做小幅度的环旋揉动，并带动该皮下组织一起运动。

【作用】

揉法特点是轻柔缓和，刺激量适中，具有活血化瘀、缓急止痛、醒脑明目、宁心安神、宽胸理气、健脾和胃等作用。

【适用部位】

指揉法适用于全身各部位或穴位，尤其头面部腧穴。

掌揉法适用于头面部、颈项部、肩背部、胸腹部、胁肋部、腰臀部及四肢部。

肘揉法适用于体格健壮者的腰背部、臀部及下肢后部等。

【注意事项】

1. 操作时，前臂主动摆动，腕关节不可主动摆动。

2. 压力适中，以带动皮下组织为宜。

3. 往返移动时，应在吸定的基础上进行。

4. 掌揉法每分钟 60 ～ 80 次；指揉法每分钟 80 ～ 100 次。

（三）**拿法**

拿法是用拇指与其余四指相对用力，捏提体表一定部位或穴位的手法，有"捏而提起谓之拿"的说法。

【**操作方法**】

根据着力部位的不同，拿法可分为指拿法、掌拿法、对掌拿。

1. 指拿法　用拇指和食、中指指腹相对用力，捏住治疗部位或穴位的肌肤，并逐渐用力内收提起，做轻重交替而连续的捏提动作。

2. 掌拿法　用拇指和其余四指的指腹相对用力或掌根与其余四指的指腹相对用力，捏住治疗部位或穴位的肌肤，并逐渐用力内收提起，做轻重交替而连续的捏提动作。

3. 对掌拿　用双掌放置在受术部两边缘，掌心相对用力，提拿治疗部位或穴位的肌肤，稍停后放开。

【**作用**】

拿法具有疏筋通络、解表发汗、祛风散寒、镇静止痛、开窍提神、顺气活血、缓解痉挛、消除疲劳等作用。

【**适用部位**】

拿法适用于头部、颈项部、肩部、腹部、背腰部及四肢部等。

【**注意事项**】

1. 提拿时，指面应吸定于体表部位或穴位，防止肌肤滑脱。

2. 拿法刺激较强，临床应用后，继以揉摩以缓和刺激。

（四）**按法**

按法是用指、掌、肘着力于体表一定部位或穴位，逐渐用力下压，按而留之的手法。

【**操作方法**】

根据着力部位的不同，按法可分为指按法、掌按法、肘按法 3 种。

1. 指按法　拇指或中指伸直，用指面或以指端着力于体表一定部位或穴位，垂直用力逐渐向下按压，使刺激充分达到机体组织的深层后，应稍停片刻，然后渐渐放松，如此反复操作。当单手指力不足时，可用另一手拇指重叠辅以按压。

2. 掌按法　腕关节放松，用掌根、鱼际或全掌着力于体表一定部位或穴位，垂直用力逐渐向下按压，使刺激充分达到机体组织的深层后稍停片刻，然后渐渐放松，如此反复操作。根据治疗需要或部位的不同，可采用单掌按法或者双掌重叠按法。

3. 肘按法　肩关节放松，用肘或前臂尺侧肌肉着力于体表一定部位或穴位，垂直用力逐渐向下按压，使刺激充分达到机体组织的深层后稍停片刻，然后渐渐放松，如此反复操作。

【作用】

按法具有活血止痛、疏通经络、开通闭塞、温中散寒、解痉散结、矫正畸形的作用。

【适用部位】

指按法接触面积小，刺激性较强，适用于全身各部，以经络穴位常用。

掌按法接触面积较大，沉实有力，舒适自然，多用于胸腹部、背腰部、下肢后侧及上肢部。

肘按法刺激性强，适用于腰臀部肌肉丰厚而坚实的部位。

【注意事项】

1. 不可突施暴力，以免造成筋伤、骨折。

2. 用力平稳、持久，不可偏歪、移动。

3. 手法刺激量和时间应根据患者的体质、病情、耐受力等情况灵活掌握。

（五）**擦法**

擦法是用手背近小指侧部分或小指、无名指、中指的掌指关节突起部分着力，附着于一定部位上，通过腕关节伸屈和前臂旋转的复合运动，持续不断地作用于被按摩的部位上。

【操作方法】

根据着力部位的不同，按法可分为侧掌擦法、掌指关节擦法、拳擦法、前臂擦法。

1. 侧掌擦法　拇指自然伸直，其余手指自然屈曲，用手背第 5 掌指关节背侧吸定于治疗部位，肩关节放松，以肘关节为支点，前臂做主动摆动，带动腕关节的屈伸以及前臂的旋转活动，使小鱼际和手背尺侧部在体表部位进行持续不断的滚动。

2. 掌指关节擦法　用第 5 掌指关节背侧为吸定点，以小指、环指、中指及食指的掌指关节背侧为滚动着力面，腕关节略屈向尺侧，沉肩，以肘关节为支点，前臂做主动摆动，带动腕关节的屈伸以及前臂的旋转活动，使掌指关节在体表部位进行持续不断的滚动。

3. 拳滚法　拇指自然伸直，余指半握空拳，以食指、中指、环指和小指的近节指背吸定于治疗部位，以肘关节为支点，前臂主动施力，使食指、中指、环指及小指的近侧指间关节背面，或近节指背、掌指关节背面为滚动着力面进行持续不断的滚动。

4. 前臂滚法　以前臂接触局部，做前臂旋前旋后持续滚动。因接触面积较大，适用于肩背、腰臀部及腿后部较宽阔部位。

【适用部位】

滚法适用于颈项部、肩背部、腰臀部及四肢部等。

【注意事项】

1. 操作时，要紧贴体表，不可跳跃或摩擦，保持明显的滚动。
2. 操作时的压力，摆动时的幅度及速度均要相对一致。

（六）捋法

捋法是指拿握住受术部位进行快速而急促的反复滑搓的一种手法。由近至远为通经、活络、疏肝、舒筋之法，临床常用；由远至近为补，临床较少使用。

【操作方法】

根据着力部位的不同，捋法可分为指捋法、手捋法。

1. 指捋法　手指掌略屈曲，握于施术部位的肢（指、趾）体上，快速而急促地滑搓的一种手法。

2. 手捋法　以单手把握或双手合把肢体，着力沿肢体纵轴两侧做由上至下、由近至远的单向捋动的一种手法。

【作用】

捋法具有疏通血脉、通经活络、调和气血、缓解痉挛、祛风散寒的作用。

【适用部位】

捋法常适用于指、趾、四肢部。

【注意事项】

1. 操作时，手掌要施以一定压力，推动力量要缓和。
2. 注意捋的方向应与四肢（指、趾）纵轴、肌腱或脊柱的方向一致。

（七）摩法

摩法是用指或掌附在体表的一定部位，做环形而有节奏的手法。

【操作方法】

根据着力部位的不同，摩法可分为指摩法和掌摩法。

1. 指摩法　手指并拢，指掌关节自然伸直，腕关节微屈，用食指、中指、环指、小指指面附着于体表治疗部位，以肘关节为支点，前臂主动运动，随腕关节连同前臂做缓和协调的环旋活动。

2. 掌摩法　手掌自然伸直，腕关节微伸，将手掌平放于体表治疗部位，用掌心、掌根部作为着力点，以肘关节为支点，前臂主动运动，随腕关节连同前臂做缓和协调的环旋活动。

【作用】

摩法有着力轻、接触面大、刺激量较小、柔和舒适的特点，具有益气和中、调理脾胃、温通气血、活血散积、消肿止痛、疏肝解郁等作用。

【适用部位】

摩法适用于全身各部位。指摩法多用于胸腹、头面部；掌摩法多用于脘腹、背腰及四肢部。

【注意事项】

摩法操作时，不带动皮下组织，与揉法操作应注意区别。临床中两者可结合运用，摩中带揉，揉中带摩，根据具体情况灵活变化。

（八）拨法

拨法是用指、掌、肘深按于体表一定部位或穴位，做与肌腱、韧带呈垂直方向滑动的手法。

【操作方法】

根据着力部位的不同，拨法可分为指拨法、肘拨法。

1. 指拨法　拇指伸直，用拇指指面着力于治疗部位或穴位，其余四指张开，置于相应位置以助力，拇指主动用力按压至一定的深度，待有酸胀感时，再做与肌纤维肌腱、韧带呈垂直方向拨动的手法。若单手指力不足时，可用双手拇指重叠进行操作。

2. 肘拨法　用肘部着力于治疗部位或穴位，适当用力按压，待有酸胀感时，再做与肌纤维、肌腱、韧带呈垂直方向的拨动。

【作用】

拨法刺激量较大，是治疗伤筋的常用手法，具有解痉止痛、剥离粘连、疏离肌筋等作用。

【适用部位】

拨法适用于颈项部、肩背部、腰部、臀部、四肢部等。

【注意事项】

1. 施力的大小，应根据治疗部位而定。

2. 拨动的方向、角度、幅度，应根据肌肉的走行而定。

3. 在拨动中，腕关节应相对放松，使拨动有力而不失柔和。

（九）击法

击法是用指端、掌侧小鱼际、掌根、拳背以及特制器械（桑枝棒）有节律地击打体表一定部位或穴位的手法。

【操作方法】

根据着力部位的不同，击法可分为拳击法、掌击法、侧击法、指端击法、棒击法。

1. 拳击法　手握空拳，腕关节伸直，运用肘关节的屈伸和前臂的力量，以拳背平击体表一定部位或穴位，称为"拳背击法"；以拳心平稳而有节奏地击打治疗部位，称为"拳心击法"；以下拳眼击打治疗部位或穴位，称为"拳眼击法"，又称"打法"或"捶法"。

2. 掌击法　手指自然伸直，腕关节略背伸，运用前臂力量单手或双手尺侧掌指部或小鱼际部进行有节奏地击打治疗部位或穴位。

3. 侧击法　手指自然伸直，腕关节略背伸，运用前臂力量单手或双手尺侧掌指部或小鱼际部进行有节奏地击打治疗部位或穴位。

4. 指端击法　手指自然弯曲，五指分开呈爪形，腕关节放松，运用腕关节做小幅度地屈伸运动，以指端有节奏性轻轻击打治疗部位或穴位。

5. 棒击法　用特制的棒（如桑枝棒）进行有节律性地击打治疗部位或穴位。术者手握桑枝棒的一端，运用肘关节屈伸和挥臂的力量，用棒体平击治疗部位或穴位。击打时棒的着力面要大，主要以棒前段约 1/2 部着力。

【作用】

击法用力较重，刺激较强，具有舒筋通络、调和气血、缓解痉挛、祛瘀止痛、振奋阳气、安神醒脑等作用。

【适用部位】

拳击法适用于颈项部、腰骶部、臀部；掌击法适用于臀部及下肢肌肉丰厚处；侧击法适用于肩背部、四肢部；指端击法适用于头部；棒击法适用于背腰骶部、臀部、下肢部。

【注意事项】

1. 应避免暴力击打。

2. 须严格掌握各种击法的使用部位和适应证。

3. 击打时，应避开骨性突起部位，在肺区和肾区部位慎用。

4. 击打时的力量要适中，须因人、因病而异，灵活掌握其刺激量。

（十）叩法

叩法是以手掌的小指侧端、空拳的正面或尺侧、指端或利用叩锤在体表一定部位或穴位进行轻快而有节奏地叩击的手法。叩法刺激程度较击法为轻，有"轻击为叩"之说。

【操作方法】

根据着力部位的不同，叩法可分为拳叩法、掌叩法。

1. 拳叩法　双手握空拳，拇指轻盖拳眼，拳眼朝上，用拳的尺侧缘着力于治疗部位或穴位；或拳眼相对，食指、中指、环指、小指的第二指节指背面排齐着力于体表部位或穴位，肘关节微屈。前臂做主动运动，腕关节略背伸，以腕关节的屈伸运动带动双拳做快速交替、轻快柔和、有节律地叩击治疗部位或穴位。

2. 掌叩法　双手手指自然伸直、分开，腕关节略背伸，用双手的小鱼际与小指的尺侧缘着力于治疗部位或穴位，或双手掌相合，掌心空虚，指腹相抵，手指自然伸直、分开，腕关节略背伸，双手的小鱼际与小指的尺侧缘着力于治疗部位或穴位，肘关节微屈，前臂做主动运动，以腕关节的屈伸运动带动双手的小鱼际与小指的尺侧缘同时或交替做快速、轻快柔和、有节律地叩击治疗部位或穴位。

3. 指叩法　双手手指自然伸直、分开，腕关节略背伸，以指端着力于治疗部位或穴位，肘关节微屈，以腕关节的屈伸运动带动双手交替做快速、轻快柔和、有节律地叩击治疗部位或穴位。

4. 器具叩法　双手或单手持叩锤柄远端，肘关节微屈，以腕关节的屈伸运动带动双手交替做快速、轻快柔和、有节律地叩击治疗部位或穴位。

【作用】

叩法具有舒筋通脉、调和气血、消除疲劳、振奋精神等作用。

【适用部位】

叩法适用于肩背、腰臀和四肢部位。

【注意事项】

1. 叩法与击法动作相似，但刺激量较击法轻，所谓"轻击为叩"。

2. 注意不要施重力，一般使用后受术者有轻松舒适的感觉即可。

（十一）拍法

拍法是用虚掌在体表一定部位或循经络或穴位，平稳而有节奏拍打的手法。

【操作方法】

手指自然并拢，掌指关节微屈，使掌心空虚，腕关节放松，运用前臂力量或腕力，使整个虚掌平稳而有节奏地拍打治疗部位或穴位。拍法可单手操作，也可双手操作。

【作用】

拍法的着力面积较大，主要作用于浅表组织，具有促进气血运行、消除肌肉疲劳、解痉止痛等作用。

【适用部位】

拍法适用于肩背部、腰骶部和四肢部等。

【注意事项】

1. 用力要均匀，切忌施暴力，特别是老人及小儿。

2. 操作时，应保持虚掌不变，平整地拍击体表。

3. 不可在操作部位出现停顿，以免影响振荡效应。

4. 掌握好适应证，对冠心病慎用拍法。

（十二）点法

点法是用指端或屈曲的指间关节部着力于体表一定部位或穴位，点而压之的手法，又称"点穴法"。

【操作方法】

点法根据着力部位的不同，可分为拇指指端点法、拇指屈指点法、示指屈指点法及中指点法 4 种。

1. 拇指指端点法　术者拇指伸直，用拇指指端着力于治疗部位或穴位，其余四指张开，置于相应位置以助力，拇指主动用力，逐渐垂直用力向下按压。

2. 拇指屈指点法　又称"握拳点法"。术者握拳屈拇指，以拇指端抵住示指中节外侧缘，用拇指指间关节桡侧突起部点按治疗部位或穴位，逐渐垂直用力向下按压。

3. 示指屈指点法　术者握拳屈示指，以拇指末节内侧缘压紧示指指甲部，用示指近侧指间关节突起部点按治疗部位或穴位，逐渐垂直用力向下按压。

4. 中指点法　术者沉肩。微屈肘，拇、示、中指自然伸直，拇指置于中指掌侧，示指置于中指背侧，夹持中指，以中指端点按治疗部位，逐渐垂直用力向下按压。

【作用】

点法具有通经活络、消积散结、开通闭塞、消肿止痛、调节脏腑等作用。

【适用部位】

点法着力点小，用力集中，渗透性强，适用于全身各部位或穴位。

【注意事项】

1. 操作时，点取部位或穴位要准确。
2. 不可突施暴力。
3. 对年老体弱、久病虚衰的患者慎用点法。
4. 点后宜用揉法，以免造成气血积聚以及局部软组织损伤。

（十三）**振法**

振法是以空拳击叩或以掌指在体表施以振动的方法，也称"振颤法"，分为掌振法与指振法 2 种。

【操作方法】

以掌面或食、中指罗纹面着力于施术部位或穴位上，注意力集中于掌部或指部。掌、指及前臂部静止性用力，产生较快速的振动波，使受术部位或穴位有被振动感，或有时有温热感。

【作用】

振法以温补为主，以通调为辅，多用于阳虚气弱之证。指振法接触面小，振力集中，适于全身各部腧穴；掌振法接触面大，振力相对分散，适于头顶部、胃脘部、小腹部。

【适应证】

适用于胃下垂、胃脘痛、头痛、失眠、咳嗽、气喘、形寒肢冷、胸腰背痛、痛经、月经不调等病症。

【注意事项】

用力应沉稳透达，持久绵延。

二、复合手法

（一）拿揉法

拿揉法是由拿法和揉法复合而成的手法，在施用拿法时增加揉动。

【操作方法】

操作时，要求在拿法动作的基础上，前臂旋肌主动参与运动，使腕关节在做屈伸运动的同时，产生旋转运动，从而使拇指与其他手指在做捏、提的同时，增加了适度的旋转揉动，使拿揉产生的功力连绵不断地作用于治疗部位上。

【作用】

方法同单手拿揉。在患者肢体较粗壮，单手施法困难时采用双手对合拿揉。具有活血化瘀、舒筋通络、缓急止痛、开窍醒神、宁心安神、健脾和胃等作用。

【适用部位】

拿揉法适用于四肢部及颈项部。

【注意事项】

（1）拿揉法在拿中含有一定量的旋转揉动，以拿为主，以揉为辅。

（2）操作时，要自然流畅，不可呆滞僵硬。

（二）刮擦法

刮擦法是由刮法和擦法复合而成的手法。

【操作方法】

用拇指桡侧、食中两指或大、小鱼际紧贴体表一定部位或穴位，稍用力下压做较快的直线往返移动，使施术部位产生一定热量。

【作用】

刮擦法具有舒筋通络、祛风除湿、行气活血、散瘀止痛、温中散寒、宽胸理气、温肾壮阳、调理脾胃以及扶正祛邪等作用。

【适用部位】

刮擦法适用于全身各部位，如头面部、颈项部、肩背部、脊柱两侧、胸部肋间处、四肢部等。

【注意事项】

1. 操作时，要保持呼吸自然，切忌屏气。指甲要修剪平滑，防止损伤皮肤。
2. 操作时，可在治疗部位上涂少许介质（润滑剂），防止刮擦破皮肤。
3. 施法后，不能再在该部位使用其他手法，否则容易造成皮肤疼痛或破裂。

（三）牵抖法

牵抖法是在牵引的基础上，做大幅度抖动的手法。

【操作方法】

受术者俯卧，全身放松，双手抓住床头，或由助手固定其两腋部。术者用双手握住其双足踝部，两臂伸直，身体后仰，向足端方向缓缓牵引其腰部，待其腰部放松后，两手臂维持一定的牵引力，身体前倾，准备抖动；其后，身体直立，手臂部瞬间用力，做1～3次较大幅度的抖动，使抖动之力作用于腰部。

【作用】

牵抖法具有滑利关节、舒展肌筋、整复错位、松解粘连、拉宽腰椎关节间隙的作用。

【适用部位】

牵抖法主要适用于腰部。

【注意事项】

1.施力由轻而重，切忌暴力、猛抖。

2.受术者腰部疼痛较重，活动受限，肌肉不能放松者禁用。

（四）按揉法

按揉法是由按法和揉法复合而成的手法。

【操作方法】

1. 拇指按揉法　用单手或双手拇指螺纹面置于体表一定部位，其余四指置于对侧或相应的位置以助力，腕关节悬屈，拇指和前臂主动施力，进行节律性地按压揉动。

2. 掌按揉法

（1）单掌揉按法：用掌根部着力于体表一定部位，余指自然伸直，前臂与上臂主动用力，进行节律性地按压揉动。

（2）双掌揉按法：用双掌重叠着力于体表一定部位，以掌部用力，以肩关节为支点，身体稍前倾，将身体上半部的重量经肩、臂传至手部，进行节律性地按压揉动。

【作用】

按揉法具有舒筋活血，解痉止痛的作用。

【适用部位】

拇指按揉法适用于全身经络腧穴；单掌按揉法多用于肩周、上肢、脊柱两旁的膀胱经；双掌按揉法适用于背部、腰部及下肢后侧。

【注意事项】

按揉法属于刚柔相济手法，操作时既不可偏重于按，又不可偏重于揉，注意按揉的节律性，既不要过快，又不可过慢。

（五）点揉法

点揉法是由点法和揉法复合而成的手法。

【操作方法】

以拇指指端、中指指端或肘尖部着力于治疗部位，由浅而深垂直向下用力的同时，做环旋揉动，直至受术者产生强烈得气感时，继续点揉3～5秒钟，然后再慢慢回到起始的位置，如此反复操作。

【作用】

点揉法具有破瘀活血、解痉止痛、祛风散寒、胜湿止痛的作用。

【适用部位】

点揉法适用于腰骶部、臀部、腿部等肌肉丰厚及骨缝等部位。

【注意事项】

各种点法操作时，均可与揉法相互融合运用，重而不滞，柔和渗透。

（六）拔伸法

由拔和伸二法组成的联合手法。主要用于缓解筋脉拘挛，舒展肢体。

【操作方法】

术者一手（或助手）固定关节近端，另一手持肢体远端，向远端缓缓用力牵拉肢体。多与他法配合使用。施法过程中，患者应主动配合做患肢的伸展，使患肢向远端舒展。

【作用】

拔伸法具有舒筋活络、调筋养骨作用。

【适应证】

适用于关节拘挛不利。

【注意事项】

用力应沉稳透达，持久绵延。

（七）牵旋法

由牵拉和旋转二法组成的联合手法。主要用于治疗关节拘挛，活动受限。

【操作方法】

术者一手（或助手）固定关节近端，另一手持肢体远端向远端牵拉，并使关节沿纵轴做旋转活动。

【作用】

牵旋法具有舒筋利节、通经活络、调筋养骨作用。

【适应证】

适用于关节拘挛不利。

【注意事项】

用力应沉稳透达，适可而止。

（八）伸屈法

由伸和屈二法组成的联合手法。主要用于治疗关节拘挛，活动不利。

【操作方法】

术者一手（或助手）固定关节近端，另一手持肢体远端，使关节做适当的伸屈活动。

【作用】

伸屈法具有舒筋利节、通经活络、调筋养骨作用。

【适应证】

适用于关节拘挛不利。

【注意事项】

用力应沉稳透达，持久绵延。

三、特定类手法

（一）牵丝法

牵丝法是用双手抓住受术者头发进行牵拉动作的手法。

【操作方法】

受术者端坐或仰卧，施术者以双手分置受术者头顶两侧，满把抓其头发，轻轻松拉后夹紧头发持续牵拉，渐渐加力维持1分钟后再缓慢放松。依此法自前向后牵拉，并由内向外循序进行。术后受术者有明显轻松感，神清目明。

【作用】

牵丝法具有舒经通络、行气活血、醒脑补肾、聪耳明目的作用。

【注意事项】

施力大小要以受术者舒适为度，用力均匀而柔和，切忌暴力、猛牵。

（二）**揉耳法**

揉耳法是用拇指和食指，从耳垂开始，沿耳郭向上做对称性揉动的手法。

【操作方法】

受术者仰卧，施术者坐于床头端边，以双手分置受术者两侧耳部，用拇指和食指指腹夹住耳部，从耳垂开始，沿耳郭向上做相对用力揉动。由下而上，重复做以上动作，并不断循序移动，最后再揉捏至耳垂，顺势揪动收法。

【作用】

揉耳法具有舒经通络、行气活血、聪耳醒脑、补肾养骨的作用。

【注意事项】

1. 操作时，要用指面着力，不可用指甲掐压。
2. 施力时，拇指与食指力量要对称，用力均匀而柔和，动作连贯而有节奏。

（三）**振鼓法**

用双手掌掩耳，以食指压在中指上，用食指弹击脑后两骨做响声的一种手法称为振鼓法，也称"鸣天鼓"。

【操作方法】

两手掌心紧按两耳外耳道，两手的食指、中指和无名指分别轻轻敲击脑后枕骨，共 60 下。然后掌心掩按外耳道，手指紧按脑后枕骨不动再骤然抬离，这时耳中有放炮样声响，如此连续开闭放响 9 下算作 1 回。每次可做 3 回，每天可做 3 次。

【作用】

中医学认为，肾开窍于耳，肾气足则听觉灵敏；耳通于脑，脑为髓之海，髓海赖肾的精气化生和濡养，肾虚则髓海不足，易致头晕、耳鸣。《圣济圣录》讲："击天鼓，天鼓者耳中声也。"《十二度按摩图》讲"鸣天鼓治头晕目眩"，可"醒神益脑""清心明目"。掩耳和叩击可对耳产生刺激，因此该法可以达到调补肾元、强本固肾、开窍益聪、消除疲劳、振奋精神之效，不仅养生保健，而且对耳鸣、头晕、健忘、失眠、头痛、神经衰弱等病均有一定的预防和康复作用。

【注意事项】

双手掌心按压力度要以受术者舒适为度，用力均匀而柔和，注意敲击和抬离的速度和节律性。

（四）压放法

压放法是以指端按压在体表穴位上，停留后快速放开的手法。

【操作方法】

"压"是向下按压；"放"是挤压、按压等"压"态下的快速松开、放开。术者用拇指或中指指端置于穴位上，向着穴位的深部下压，使指端在穴位的皮肤水平之下，压下即放，放后再压，一压一放为1次，一般以50～100次为标准。其次数的增减仍须结合病情来决定，在压后放开和放开再压的过程中，一定要保持着适当的快慢速度。如果快慢不匀，就会失去压和放的协调性。压在深处，劲在穴位的里层；放开与皮肤相平，劲在穴位的表层。但在这个原则下，由于病情的不同，还可把压放过程缩短，但不得将指端离开皮肤。压是用中指端压，不要用指甲压，用指甲压就成切了。也不要用指腹压，用指腹压就成为按了。

【作用】

压放法具有疏通经络、行气活血、扶正祛邪、平衡阴阳的作用。

【适用部位】

压放法适用于颈肩部、腋窝部、腘窝部、腹股沟部等穴位。

【注意事项】

1. 下压部位要保持在穴位的中心，使动的劲和穴位中心呈垂直线，用力平稳、持久，不可偏歪、移动。

2. 手法刺激量和时间应根据患者的体质、病情、耐受力等情况灵活掌握。

3. 注意压、放一定要保持着适当的快慢速度，动作协调。

（五）走罐法

走罐法也叫"推罐"，是以罐为工具，利用燃烧排除罐内空气造成负压，使罐吸附于人体，顺着病变部位及经络上下左右走动而产生温热刺激，并造成充血现象的一种方法。

【操作方法】

拔罐时，先在所拔部位的皮肤或管口上，涂一层凡士林等润滑剂，再将罐拔住。然后，术者用右手握住罐子，向上、下或左、右需要拔的部位，往返推动，至所拔部位的皮肤红润、充血，甚或瘀血时，将罐起下。

【作用】

走罐法具有扶正祛邪、调整阴阳、疏通经络、调节脏腑、散寒除湿、行气活血等作用。能够加快局部血液循环，改善肌营养状态，放松肌肉，调节神经功能，最终达到祛邪外出，筋得所养，气血通畅，通而不痛而病愈。

【适应证】

走罐法适用于面积较大、肌肉丰厚，弹性较强，没有毛发和骨骼凹凸的部位，如脊背、腰臀、大腿等部位。

【禁忌证】

心脏病、血液病、皮肤病及皮肤损伤者；精神病或神经质者、肺结核及各种传染病、各种骨折、极度衰弱、过度疲劳、孕妇、妇女月经期、过饱、过饥、过渴、醉酒等，均应慎用或禁用。

【注意事项】

1. 本疗法应用于面积较大、肌肉丰厚之部位，走罐前，一定要在罐口或皮肤上涂上凡士林之类的润滑剂，便于推动，减少疼痛，避免皮肤损伤。

2. 走罐时，宜动作缓慢、用力均匀，要求罐口有一定的倾斜度。即后半边着力，也要做前半边略提起，这样上、下、前、后、左、右地移动，就不会产生较大的阻力。

3. 走罐的罐宜选用口径较大的罐子，罐口要求圆、厚、平滑。

第三节　养骨手法归类与应用

一、循经点穴法

循经点穴法是以平乐正骨平衡理论为基础，以针灸学说为依据，根据患处的深浅、筋肉的厚薄，用拇指或肘尖，循与患处相应经穴或邻近经穴或阿是穴，进行点按、点揉等以通经气、活血、止痛，并根据病情需要，采用补法或泻法。

【作用】

循经点穴法是根据患者体质强弱，阴阳盛衰，病情轻重，选取恰当的穴位，运用适宜的手法，从外治内，达到扶正祛邪以治疗疾病之目的，因而具有疏通经络、行气活血、扶正祛邪、平衡阴阳的作用。

《素问·生气通天论》指出："阴平阳秘，精神乃治。"就是说人体阴阳平衡，就不会发病。人体在正常情况下，各种组织、脏腑、器官、功能、经络保持着有机的生理协调，处于相对平衡状态，一旦平衡失调就会发病。循经点穴法基于这一原理，是调节经络失衡的代表手法。

【包含手法】

包含点揉法、点按法、压放法、点拨法。手法可根据患者具体病情单独使用，亦可相互配合施术，主要是通过刺激穴位，疏通经络，达到祛邪保健、恢复平衡的目的。

【适应证】

循经点穴法常用于缓解亚健康人群浑身无力、容易疲倦、胃闷不适、颈肩僵硬、手足发凉、手足麻木感等躯体症状；治疗腰腿痛、颈椎病、肩周炎、关节炎、腰椎间盘突出症、骨质增生、外伤后遗症、急慢性扭挫伤等病症。

【临床应用举例】

腰部保健按摩可以舒筋通络，促进腰部气血循环，消除腰肌疲劳，缓解腰肌痉挛与腰部疼痛，使腰部活动灵活、健壮有力。具体操作过程如下：

患者俯卧，术者运用压放法，大拇指分别按于两腰眼处，用力挤压，并旋转揉按，先顺时针、后逆时针各30圈。再用捏拿法，提放腰部肌肉20次；将中指点按于命门、肾俞、腰阳关、腰眼、委中穴上，先顺时针方向压揉9次，再逆时针方向压揉9次，如此反复操作30次。具有活血舒筋通络，健腰益肾，解痉止痛等作用。

二、推经补泻法

推经补泻法是在中医辨证施治的理论指导下，术者用手以一定力量、运动方向、速度在相应的部位或穴位加以一定的作用时间的手法。

【作用】

通过体表部位所属经络脏腑，运用手法，补其不足，泻其有余，促进脏腑维持其生理的正常功能，改善机体局部血液循行和新陈代谢，达到行气活血、通经活络、强筋壮骨的作用。

【包含手法】

包含指推法、掌推法、拳推法、肘推法、推揉法。根据不同病情与亚健康状态及部位不同，整体辨证，循经施法。

【适应证】

适用于所有亚健康状态人群。

【临床应用举例】

骨质疏松的发病与肝肾密切相关，与任督脉也息息相关，通过手法激发患者自身的调节机能，主要选取的是背俞穴及一些特定穴位，如"主一身之阳"的督脉上的"大椎""命门"、胃之合穴"足三里"及背俞穴之"脾俞"，通过补法能培元补肾、健脾和胃、散寒温经，起到先后天同补、强筋健骨的功能，可从根本上预防和治疗骨质疏松。

1. 用轻柔推法推背部两侧骶棘肌，重点推背部两侧膀胱经，力量柔和深透，紧推慢移 15 分钟左右；再用深透的滚法或掌根按揉法施于背部两侧膀胱经 15 分钟左右。如遇肌肉丰厚或有明显条索状肿胀的患者，力量可适当加重，使局部产生温热的感觉。腰部肌肉放松，痉挛得以缓解。

2. 患者仍为俯卧位，术者用拇指按揉法按揉夹脊、肾俞、太溪、志室、命门、委中、承山、昆仑、阿是穴。用弹拨法施术于背部两侧骶棘肌，重点弹拨痛点及肌肉痉挛处，反复 3～5 遍，松解粘连，解痉止痛。

3. 患者体位不变，术者立于患者一侧，用鱼际直擦腰背部督脉及膀胱经，以透热为度，每次治疗时间为 30 分钟，10 次为 1 个疗程，连续 3 个疗程。

三、舒筋活血法

舒筋活血法是平乐正骨九大养骨手法之一，是在平乐正骨平衡理论指导下，主要针对人体筋系统进行养生保健的手法组合，包括滚筋法、推筋法、拿筋法、按筋法、揉筋法、捋筋法、走罐法等。因此，舒筋活血法的作用点主要在筋肉系统。平乐正骨认为，筋遍布人体，通行气血，沟通上下内外，护脏腑，联属关节，主司运动，是机体的重要组成部分，是现代医学中的肌肉、肌腱、筋膜、韧带、周围神经、血管、软骨等的统称。筋骨互用平衡是保持骨关节系统动态平衡的基础。筋束骨、骨张筋，在人体中，肌肉收缩产生的力通过肌腱和韧带作用于骨，不同部位的筋通过骨将力进行有效整合，从而产生协调统一的运动模式。若筋系统出现失调，轻则引起肌肉紧张，长时间僵硬、疼痛，可造成筋挛缩，甚至引起骨关节的损伤，因此对筋系统的保健养护十分重要。"舒筋活血法"就是指针对筋系统失条达等原因引发疼痛、肌痉挛等一系列症状，通过推拿手法直接放松肌肉以消除疼痛，间接解除肌紧张，故而能有效地放松肢体，消除骨骼肌过度紧张和僵硬，保持肌肉的正常弹性。

【作用】

舒筋活血法作为养骨的治疗大法，是相关手法的组合。平乐正骨认为，筋系统疾病多与气血运行失调有关，气滞不行，血瘀不化，造成局部肌肉筋挛、僵硬、疼痛、活动受限。舒筋活血法通过相关手法的组合变化，可以改善局部血液循环，加强组织代谢，促进炎症渗出物的吸收，缓解疼痛，软化肌纤维，松解粘连组织，提高肌力，从而促进筋系统的功能康复。手法施术时，轻重相宜，深浅相得，灵活组合，手法之间"环环相扣，如环无端"，达到疏通经脉、行气活血、顺理经筋的作用。

【包含手法】

舒筋活血法包含㨰筋法、推筋法、拿筋法、按筋法、揉筋法、捋筋法、推揉法、伸屈法、走罐法等。在手法应用上，根据肌肉的解剖特点及保健需要，可着眼于局部，兼顾整体；在手法选择上，或择要施术，或相互结合，而走罐法常作为结束手法。

【适应证】

舒筋活血法多适用于经气不利、筋肌挛急而引起的筋系统病症，亦可用于筋系统亚健康疲劳状态的调理及正常人的养生保健需要。对于全身各部位慢性劳损也可应用。

【临床应用举例】

颈肩背疲劳综合征是临床上多发的以患者颈、肩、背部范围内出现酸胀、疼痛及不适等疲劳症状为主的总称。其主要原因多由于颈、肩、背部肌组织持续紧张或软组织受寒凉刺激等，使周围血管痉挛，组织缺血、缺氧，血液循环不畅而出现疼痛和酸胀不适，甚者颈、肩、背活动不利等。

推拿方法：患者取坐位，术者站于其后。

（1）先用㨰筋法作用于肩背部肌肉 3 ～ 5 分钟，使肌肉初步放松。然后用拿筋法、揉筋法拿揉颈项部、背部及上肢肌群 3 ～ 5 分钟，使肌肉进一步放松。

（2）再采用按筋法按颈项肌、斜方肌、胸锁乳突肌、肩胛提肌、冈上肌、冈下肌、大圆肌、小圆肌、三角肌、肱二头肌、肱三头肌及前臂肌群等 2 ～ 3 分钟，重点按肌腹及肌肉附着点处。

（3）推筋法分推肩背部肌肉 1 ～ 2 分钟，再采用走罐法走罐，以肩背部斜方肌为主。以上方法每日 1 次，五日为 1 个疗程。

四、醒脑开窍法

醒脑开窍法是养骨手法中作用于头部的一种重要手法操作，具有补精益髓、濡润经脉、调和头部气血的作用。因"脑为神明之府，诸阳之会"，通过特定推拿手法作用于头部穴位，可使经脉气血得以流畅，阴阳得以平衡。

醒脑开窍法具体操作如下：患者仰卧位，术者坐于患者床头部位，先用指揉法配合掌揉法作用于头面部阳明经的行走部位，从前发际到后发际用指拨法分别推拨督脉、少阳经脉等（也可揉拨），用指摩法摩推所拨的经脉后，再用揉拿法揉拿整个头部及颈项部；用牵丝法放松后按揉点按头部穴位，然后合掌叩击前额及头部，也可空拳敲击，然后揉耳郭，揪耳垂，最后用振鼓法作用于耳蜗以使耳聪。

以上手法在操作过程中可根据具体情况具体运用。

【作用】

此手法具有补精益髓，濡润经脉，调畅头部气血，提振全身阳气，维护阴阳平衡的作用。可清利头目，疏通头部经脉气血，促进脑部血液循环，达到醒脑明目、止眩生发、镇静安神、增强记忆、防止脑老、调节阴阳平衡及防病健身等效果。

【包含手法】

醒脑开窍法包括循经指推法、指揉法、指按法、雀啄法、牵丝法、振鼓法、揉耳法、合十通窍法等手法。

1. 循经指推法　患者仰卧闭目，术者坐于患者头端。

（1）推眶周：术者先以双拇指按于攒竹穴向外稳稳推刮，经鱼腰穴、丝竹空穴至太阳穴；再以双拇指按于四白穴内向外稳稳推刮，至四白外，如此上下轮流推刮 10 次。

（2）推五经：术者先以双拇指并按于印堂穴部，点按片刻后向上推至神庭穴，后沿督脉向上后继续稳稳按推，经上星穴、囟会穴、前顶穴、四神聪穴，止于百会穴；次以双拇指分别按于两侧阳白穴部，点按片刻后向上至曲差穴，沿太阳经继续向上后稳稳按推，经承光穴、通天穴，止于络却穴；再以双拇指分别按于两侧太阳穴部，点按片刻后向上至头维穴，沿少阳经向上稳稳按推，经正营穴、承灵穴转向后下，止于天冲穴。如此轮流推按 10 次。

2. 循经指揉法　经络与路线同"循经指推法"，沿经穴揉按，轮流 10 次。

3. 循经点按法　经络与路线同"循经指推法"，沿经穴点按，并以双手中指分别对应点按天柱、风池、完骨三穴，轮流 10 次。

4. 循经雀啄法　术者双手呈半握拳状，以双手十指对称放置于头部相应部位，以肘腕运动带动十指顺经筋轻轻啄叩局部的方法。

5. 牵丝通经法　受术者端坐或仰卧。施术者以双手分置受术者头顶两侧，满把抓其头发，轻轻松拉后夹紧头发持续牵拉，渐渐加力维持 1 分钟后，再缓慢放松，自前向后循序进行。

6. 振鼓法　是以双手掌对按于双耳，双手食中二指交叉置于双耳后下方乳突部（食指在外，中指在内），先用食指骤然划过中指弹击乳突 3 次，再以双掌缓缓施压于双外耳，然后骤然放松，反复 3 次。

7. 揉耳益精法　受术者仰卧。施术以双手分置受术者两侧耳部，用拇指和食指指腹夹住耳部，从耳垂开始，沿耳郭向上做相对用力揉动，由下而上。重复以上动作，并不断循序移动，最后再揉捏耳垂，顺势揪动收法。

8. 合十通窍法　双手合十，掌指微曲呈虚掌状，以肘腕抖动为动力，带动双掌尺侧循经上下轻轻叩击于头顶局部的方法。

【适应证】

醒脑开窍手法适用于无器质性疾病的头脑不清、昏沉、视物昏花、记忆力减退、机体阴阳失调等病症。通过此手法的运用，可以清利头目、疏通头部经脉气血、促进脑部血液循环，达到醒脑明目、止眩生发、镇静安神、增强记忆及防止脑老化的作用。

【临床应用举例】

无器质性疾病的头脑昏蒙：患者仰卧位。术者坐于患者床头部位，先用指揉法配合掌揉法作用于头面部揉按 2 分钟；然后从前发际到后发际用指拨法分别推拨督脉、少阳经脉等各 3 遍（也可揉拨），用指摩法摩推所拨的经脉 2 遍，用揉拿法揉拿整个头部及颈项部 2 分钟，用牵丝法放松头部皮肤；然后按揉或点按头面部穴位如印堂、太阳、百会、头维、率谷穴等，合掌叩击前额及头部 3 遍，也可空拳敲击头部 3 遍，揉耳郭 3 遍；最后振鼓法作用于耳蜗 2 遍，结束手法。每天操作 1 次，可根据患者具体情况略做调整。

五、牵抖舒理法

牵抖舒理法包含牵抖法和舒理法两个手法，是以中医学理论及平乐正骨平衡理论为指导，根据患者的病情虚实，给予补泻疏理。牵抖法主要用于关节不利、筋脉拘挛的治疗；舒理法主要是通过捏揉理筋，以疏通气血、松解粘连、调理筋骨平衡。

【作用】

此种手法有疏通经脉、通利关机、松解粘连、益气活血和调理筋骨平衡等作用。

【包含手法】

1. 牵抖法　牵拉患指或肢远端，沉稳抖动，以达理筋活血、振气通经、松解粘连、通利关节、维护筋骨平衡的方法，对四肢关节或躯干的亚健康状态和筋脉拘挛等有治疗作用。

2. 舒理法　采用平乐正骨基本手法如拿法、揉法等对关节周围肌肉及韧带拿捏分理，揉按舒理，以疏通气血、松解粘连及解除挛缩的方法。

【适应证】

牵抖舒理法常用于关节周围软组织损伤、肩周炎、腰部扭伤、腰椎间盘突出症、腰椎退行性变等，症见关节活动不利、肌肉酸痛者；也可用于养生保健，以缓解关节肌肉疲劳。

【临床应用举例】

1. 踝关节扭伤　患者仰卧位，术后牵拉患者足部，轻柔地做踝关节背伸、跖屈及内翻、外翻运动，每个动作 20 次；之后拿捏分理内外踝韧带及跟腱 10 ~ 15 分钟。每天 2 次，3 天为 1 个疗程。

2. 急性腰扭伤　患者俯卧，双手抓住床头。术者两手握住患者两踝上部，用力向下牵引，然后放松，左右摆动，待患者腰部肌肉松弛时，突然抖颤腰部 3 ~ 4 次。然后再用力向下牵引，然后拿捏分理腰部肌肉 10 ~ 15 分钟，每天 2 次，3 天为 1 个疗程。

六、揉按疏解法

揉按疏解法是由揉法与按法复合而成，分为指揉按法与掌揉按法两种。揉按法兼具揉法与按法的优点，临床应用频度较高。指揉按法接触面积较小，揉按力量集中，适用于颈项部、肩部、肩胛骨内侧缘及全身各部腧穴。掌揉按法接触面较大，揉按力相对分散。其中单掌揉按法力量相对较弱，多用于肩部、上肢、脊柱两旁的膀胱经等；双掌揉按法则揉按力量强而深透，适用于背部、腰部及下肢后侧。

【作用】

揉按疏解法具备疏通经络、疏解肌筋，以达气血调和、筋骨平衡等功效。

【包含手法】

揉按疏解法包含指揉按法、单掌揉按法、用双掌揉按法。

在操作过程中，应将揉法与按法进行有机结合，做到：①揉中含按，按中寓揉，刚柔并济，缠绵不绝。②宜揉按并重，施力不可失之偏颇。③注意揉按法的节奏性，既不要过快，也不可过于缓慢。

【适应证】

揉按疏解法轻柔舒缓，易被人们接受，可用于正常人保健，亦可用于筋骨亚健康的调理。对于颈椎病、肩关节周围炎、腰背筋膜炎、腰椎间盘突出症、颞颌关节功能紊乱、失眠等多种病症，亦可达到较好效果。

【临床应用举例】

揉按腹部，可促进肠蠕动，帮助消化。同时，揉按腹部有利于人体保持精神愉悦、放松，有助于入睡，防止失眠。揉按腹部一般选择在夜间入睡前进行，排空小便，洗净双手。患者取仰卧位，双膝屈曲，全身放松，左手按在腹部，手心对着肚脐，右手叠放在左手上。先按顺时针方向绕脐揉按 50 次，再逆时针方向揉按 50 次。揉按时，用力要适度，精力集中，呼吸自然，每次按揉 10 ～ 15 分钟。

七、拍打醒肌法

拍打醒肌法是以中医学理论及平乐正骨平衡理论为指导，针对不同病情及部位，选用空心掌、并指或指腹，利用手腕抖动力进行有节奏地循经拍打，使患者感到舒适，皮肤潮红微热等的方法。

【作用】

《素问·调经论》曰："神有余有不足，气有余有不足，血有余有不足，形有余有不足，志有余有不足……五脏之道，皆出于经隧，以行血气，血气不和，百病乃变化而生，是故守经隧焉。"采用此种手法，可达到通调经气、舒展肌筋、镇静止痛、促进平衡的治疗作用。

【包含手法】

1. 指腹拍 用于施术面积较小部位。

2. 并指拍 用于施术面积中等部位。

3. 全掌拍 用于施术面积较阔部位。

根据不同患者、不同病情的施力不同，还包括轻拍、中拍和重拍三法。

【适应证】

1. 轻拍法　用力较轻，多用于年老体弱、儿童及初次接受治疗的患者，或用于肌肉较薄（如关节处）的地方和有重要脏器的地方。

2. 中拍法　用中等力量拍打，以微有痛感为度。适用于大部分部位，主要用于病情不重或亚健康者。

3. 重拍法　用力较重，不仅用腕力，而且要用前臂的力量进行拍打。拍打时有痛感，以能忍受为度。此法多用于体质壮实之人或寒湿阻络之证。

【临床应用举例】

患者端坐位，背对术者。术者拍打时，握拍用力，松紧适宜，主要用腕力进行拍打。开始手法宜轻，然后力量渐渐加重，拍打 15～20 分钟，每天 2～3 次，一周为 1 个疗程。

八、空拳振气法

空拳振气法是以单手或双手半握呈空拳（单空拳、双空拳、双合空拳），以腕部屈伸带动手部，用掌根及指端着力，单手或双手交替叩击施术部位，或以空拳的小指及小鱼际的尺侧叩击施术部位。由于拳心腔的共鸣，叩击时可发出悦耳的响声，产生有弹性的冲击力，从而起到疏通经络、振提人体正气作用的一种手法。

【作用】

空拳振气法是一种冲击性手法，是用抬离施术部位一定距离的手，以一定的速度，垂直叩击施术部位，从而对施术部位产生一种较高强度、振动刺激的手法。其特点是强度较高而作用时间极短，在瞬间刺激中产生一个冲击波，此波可传递到深层组织，使器官、组织和细胞产生振荡，从而能改善微循环、增强新陈代谢、提高神经的兴奋性和传导性、加强中枢神经系统对机体机能活动的调节能力，达到舒经通络、调和阴阳、流通气血、祛瘀散结、消除疲劳、振提正气、振奋精神的作用。

【包含手法】

空拳振气法包含叩法、击法。根据患者具体病情既可单独使用，亦可相互结合，作为一种复合手法施术。

【适应证】

空拳振气法适用于肩、背、腰、骶、四肢等肌肉较为丰厚、部位较为宽阔之处，对麻木、酸痛、沉重等症具有特殊的疗效，对头痛、颈项僵硬、肌肤麻木、感觉迟钝、肌肉紧张痉挛、肢体酸困、倦怠、腰背肌劳损、足跟痛等效果尤为突出。

【临床应用举例】

1.足跟痛　患者仰卧，足下垫小枕，在足跟处行空拳振气法。用力由轻至中，节律均匀。每日施术 1 次，每次以 120 次 / 分的频率施术 5 分钟，辅以掌根揉法，点涌泉、申脉、照海等穴，20 天为 1 个疗程。

2.腰背肌筋膜炎　患者俯卧，在其下背部及腰骶部行空拳振气法，中等强度，节律均匀。每日 1 次，每次以 240 次 / 分的频率施术 5 分钟，辅以掌揉法和多指揉捏法，按压肾俞、太溪、委中等穴，10 天为 1 个疗程。

九、舒缓活节法

舒缓活节法是一种恢复关节生理活动的被动性关节活动法，是理筋治伤手法中非常重要的一种手法。

【作用】

舒缓活节法能使强硬的关节灵活，挛缩的筋肉舒展；筋弛无力的肢体恢复筋肉力量；肿疼的部位气血和顺，肿减疼止。此外，对劳损和痹证引起的肢节筋骨疼痛也有很好的效果，可松解粘连、舒筋活络、通利关节，促进关节与肢体功能恢复。

【包含手法】

舒缓活节法包含伸屈法、收展法、侧屈法、旋转法、环转法、抖摆法、拔伸法七种。

1.伸屈法　术者一手（或助手）固定关节近端；另一手持肢体远端，使关节做适当的伸屈活动。

2.收展法　术者一手（或助手）固定关节近端；另一手持肢体远端，使关节做内收、外展活动。

3.侧屈法　通过相应的手法，使关节做侧方的屈曲活动。

4.旋转法　术者一手（或助手）固定关节近端；另一手持肢体远端，使关节做沿纵轴的旋转活动。

5.环转法　术者一手（或助手）固定关节近端；另一手持肢体远端，使关节做沿多轴向的联合环转活动。

6.抖摆法　术者一手（或助手）固定关节近端；另一手持肢体远端，根据关节的不同轴向，轻柔地或迅猛用力地抖摆肢体的远端。

7.拔伸法　术者一手（或助手）固定关节近端；另一手持肢体远端，向远端缓缓用力牵拉肢体。此法多与他法配合使用。施法过程中，患者应主动配合做患肢的伸展，使患肢向远端舒展。

以上各法根据需要，可以单独使用，也可以数法协同应用。在施行手法的过程中，可配以助手固定患肢，或做反牵拉。每日进行 1 次，每个关节活动 3 ～ 5 次，应先轻后重，再轻收功。每次操作，应达到患者的最大耐受程度。可根据每次治疗时患者的反应，以调整手法的轻重。每次操作后，若患者立即感觉轻快，病情有所好转，说明手法恰到好处；若操作后没有一定反应，说明手法过轻，达不到治疗目的；若操作后病情加重，经过休息仍不能缓解者，说明手法过重，应根据情况加以调整。

【适应证】

舒缓活节法广泛适用于骨折、脱位及跌扭伤筋中后期。其中，伸屈法适用于创伤中后期及恢复期关节挛急、粘连、屈伸不利及关节松解术后的患者。收展法为肩、髋、腕、踝等多轴关节特有的被动内收、外展的活动，适用于上述关节脱位、关节及近关节损伤恢复期的关节挛急、粘连、收展不利及关节松解术后的患者。旋转法适用于创伤中后期及恢复期关节挛急、粘连、旋转不利及筋膜松解术后的患者。环转法为肩、髋、腕、踝等多轴关节特有的功能疗法，适用于上述关节脱位、关节及近关节损伤恢复期关节挛急、粘连、收展不利及关节松解术后的患者。抖摆法适用于创伤中后期及恢复期肌腱、韧带、神经、关节粘连、活动不利的患者。拔伸法适用于创伤中后期及恢复期关节挛缩、周围粘连、活动障碍的患者。

【临床应用举例】

创伤后肘关节功能障碍：患者仰卧位，医生坐于患侧，嘱患者放松（以患者左肘损伤为例），医生左手握住患肢前臂，以右手大鱼际、拇指指腹从上到下揉按患肢肩部三角肌、肱二头肌、肱三头肌、肱桡肌及肱肌肌腹 2 分钟；右手扶持肘部外侧，左手或右手鱼际揉肘部内、外侧；右手反向握住上臂中部，左手握住患肢腕部，在患者无痛范围内双手对抗持续牵拉肘部 10　秒，反复 5 遍，牵拉摆动屈伸患肘 40 遍，在牵拉下缓慢屈曲患肘致疼痛极限点维持 1 分钟后缓慢放松，同时对抗牵拉肘部 1 遍；用大鱼际揉法放松肱三头肌 20 秒，反复 3 遍；患肢缓慢伸直，左手握住患肢上臂，右手交叉握住患肢腕部，两手对抗牵拉同时缓慢下压患肢致疼痛极限点，维持 1 分钟后缓慢放松，同时对抗牵拉肘部，左手用大鱼际揉法放松肱二头肌 20 秒，反复 3 遍；用拇指点按肩髃、臂臑、曲池、少海、天井、清冷渊、手三里、外关、内关和合谷穴各 5 秒；术者用拇指指腹从手太阴经的天府 – 列缺 – 手阳明经的合谷 – 肩髃 – 手厥阴经的天泉 – 内关 – 手少阳经的外关 – 肩髎—手少阴经的青灵 – 神门—手太阳经的阳谷 – 肩贞揉按 2 遍，缓慢牵伸肘关节 2 次后，结束治疗，每日 1 次。

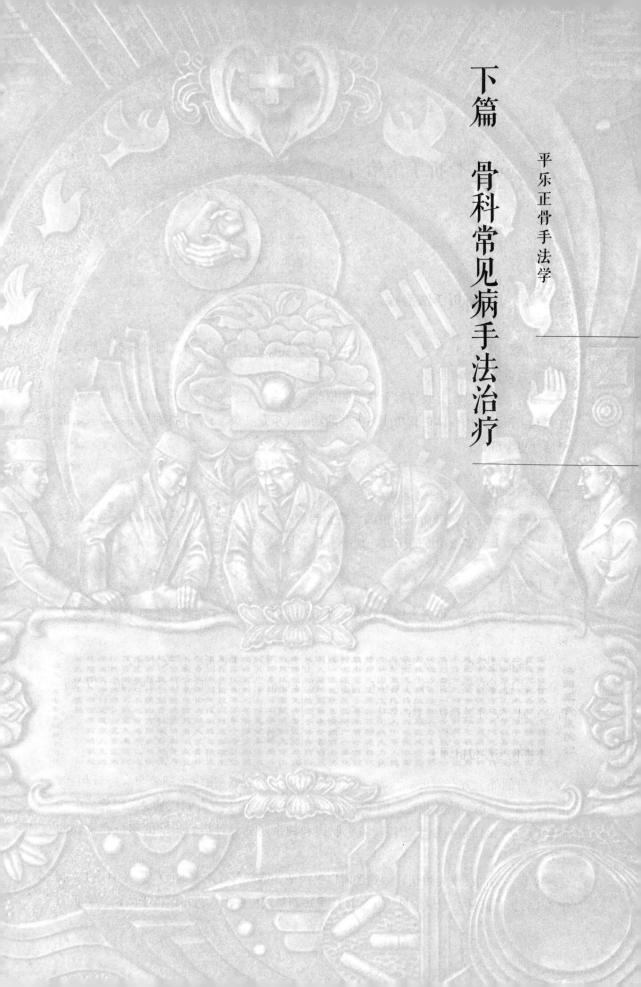

下篇　骨科常见病手法治疗

平乐正骨手法学

第十二章　骨折手法治疗

第一节　上肢骨折手法治疗

上肢骨折包括锁骨骨折、肩胛骨骨折、肱骨骨折、桡骨骨折、尺骨骨折、腕骨骨折、掌骨骨折和指骨骨折。

锁骨、肩胛骨是上肢与躯干联系的枢纽，称为"上肢带骨"，通过上臂、前臂作为杠杆和手部的操作而体现其功能。上肢的功能要求是"灵活性"，特别是手部各关节的灵活性更为重要。

一、锁骨骨折

锁骨位于皮下，细而长，桥架于胸骨与肩峰之间，为唯一联系肩胛带与躯干的支架，以支持上肢多项功能的完成。其中 1/3 与外 1/3 交界处易发生骨折。

【分类】

1. 按部位分类　可分为锁骨外段（外 1/3）骨折、锁骨中段骨折（中 1/3）、锁骨内段（内 1/3）骨折。

2. 按槎形分类　可分为横断骨折、斜形骨折、粉碎性骨折、青枝骨折。

3. 按程度分类　可分为无移位骨折、移位骨折、嵌入骨折、开放性骨折，以及骨折合并血管、神经损伤（图 12-1）。

【损伤与移位机理】

锁骨的外上方有斜方肌附着，外下方有三角肌附着，由喙锁韧带与肩胛骨相连，由肋锁韧带与第 1 肋骨相连。内下方有胸大肌附着；内上方有胸锁乳突肌附着，由胸锁韧带与肋锁韧带与躯干相连。各组肌肉和韧带对锁骨骨折后折端的移位有重要的关系。

本病多为间接暴力致伤。因跌倒时以手撑地，或肩部外侧着地而致锁骨中外 1/3 或中 1/3 骨折，此种类型最常见。骨槎往往呈短斜形或横断形。近折端由于胸锁乳突肌的牵拉，向前、向上翘起，远折端因受上肢重力和三角肌的牵拉而向下、向后陷落，且向内重叠。个别病例可出现两折端之间有筋肉嵌入，一般是由近折端插入皮肉所致。此外，锁骨骨折后往往合并不同程度的旋转移位，致使整复困难。

直接暴力打击或砸伤肩部，多致锁骨外 1/3 骨折。一般位于锁骨外端 1cm 左右处形成横断或短斜折，近折端翘起，远折端下陷。因为喙突与锁骨之间有喙锁韧带连接，故骨折端往往移位不大。若近折端向上翘起明显者，说明喙锁韧带已经断裂，与肩锁关节脱位的损伤机制和处理方法相同。

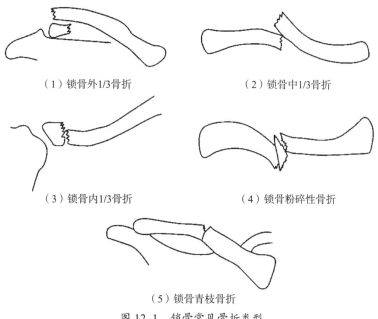

（1）锁骨外1/3骨折　　　　　　　　　　（2）锁骨中1/3骨折

（3）锁骨内1/3骨折　　　　　　　　　　（4）锁骨粉碎性骨折

（5）锁骨青枝骨折

图 12-1　锁骨常见骨折类型

【手法复位】

1.锁骨外端及内端骨折　采用牵拉扩胸按压复位法：患者坐于高凳上，挺胸抬头，双手叉腰。一助手站于患者背后，将一腿屈曲，足踏坐凳边缘上，膝部顶住患者两肩部正中、两侧肩胛骨之间，以双手扳持患者两肩前外侧，向外、向后徐徐牵拉，使之呈扩胸姿势。当折端牵开后，术者站于患者前侧，以手按压骨折端的高突部，使之平复即可（图 12-2）。

2.锁骨中段骨折

（1）牵拉提按推挤复位法：患者坐位及助手情况同上。术者站于患肢前外侧，一手前臂提持患侧肩部，向外后牵拉，以加大牵拉力，尽量使远折端翘起接近近折端；另一手按压近折端向后下或提远折端向前上，并加以推挤捏对使骨折端平复，有时还需要上下摇摆骨折端，使平复更紧密或形成嵌插（图 12-3）。

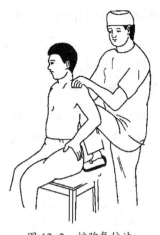

图 12-2　扩胸复位法

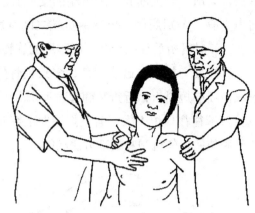

图 12-3　锁骨中段骨折牵拉提按推挤复位法

（2）旋臂牵拉提按推挤复位法：若为碎折，或嵌入型骨折而不易复位者，可采用此法。

患者坐位及助手同上。术者牵患侧上肢，使其前屈、高举；然后外旋、外展放下；同时术者以前臂提持患侧腋下，向外、向后牵拉，以另一手按压推挤近折端，使其复位即可（图 12-4）。亦可捏持骨碎块使其旋转，然后推挤折端复位。一般嵌入能够缓解，碎折块亦能够旋转复位或平复。

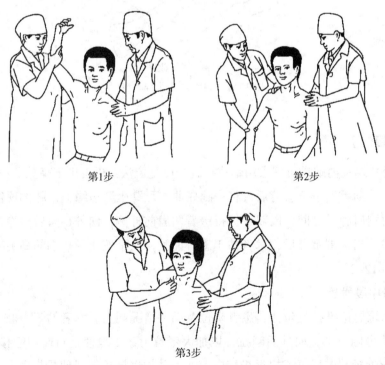

第1步   第2步

第3步

图 12-4　锁骨中段骨折旋臂牵拉提按推挤复位法

　　若骨碎块尖端不能平复，亦不必强行按压，待骨折愈合后，可行骨突切除，以解决负重时疼痛或摩擦疼痛及美观问题。

　　对于皮肉嵌入的骨折，亦可采用嵌入缓解法。先将嵌入缓解，然后按一般骨折进行整复。根据生物力学原理，锁骨骨折整复时最有效的伸肩运动是双肩在与躯体正中轴相垂直的平面围绕该轴运动；仰卧式整复法与坐式整复法相比，能更有效地避免耸肩动作，因此，它能产生更大的复位力矩而有利于复位。

【禁忌证】

　　开放性骨折和骨折合并血管、神经损伤禁用手法复位，应手术治疗。

【固定简述】

　　1. 锁骨外端骨折以"8"字绷带固定 4 周。

　　2. 锁骨内端骨折一般复位后比较稳定，仅外贴接骨止痛膏药，腕颈带悬吊 4 周即可。

　　3. 锁骨中段骨折以腋卷或者肩人字绷带固定法固定 4 周。

　　4. 小儿与老年患者外贴接骨止痛膏药后，以腕颈带悬吊 2 ～ 4 周。

二、肩胛骨骨折

　　肩胛骨位于躯干的两侧，为一三角形的扁骨，可分为肩胛体、肩峰、肩关节盂、喙突、肩胛冈 5 部分，其后方肩胛冈上窝有冈上肌附着，肩胛冈下窝有冈下肌、小圆肌、大圆肌附着，其前方有肩胛下肌附着。肩胛骨的外端，由肩胛盂与肱骨的上端肱骨头形成肩肱关节，其前方与胸壁形成似关节性联系（肩胸关节），肩峰的内端与锁骨外端形成肩锁关节（图 12-5）。肩胛骨被众多肌肉包裹、保护，故骨折较为少见，且骨折多发生于体部。

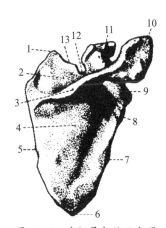

图 12-5　肩胛骨部位示意图

1. 上角；2. 冈上窝；3. 肩胛冈；4. 冈下窝；5. 内缘；

6. 下角；7. 外侧缘；8. 体部；9. 肩胛盂；10. 肩峰；

11. 喙突；12. 肩胛切迹；13. 上缘

【分类】

　　1. 按部位分类　可分为肩胛体部骨折、肩峰骨折、肩关节盂骨折、肩胛颈骨折、肩胛冈骨折、喙突骨折，其中除以肩胛体及肩胛冈骨折较为多见外，其他骨折较为少见（图 12-6）。

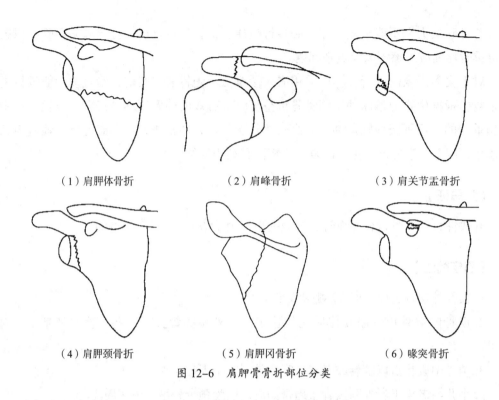

（1）肩胛体骨折　　　　　　（2）肩峰骨折　　　　　　（3）肩关节盂骨折

（4）肩胛颈骨折　　　　　　（5）肩胛冈骨折　　　　　　（6）喙突骨折

图 12-6　肩胛骨骨折部位分类

2. 按程度分类　可分为无移位骨折、有移位骨折和粉碎性骨折（图 12-7）。

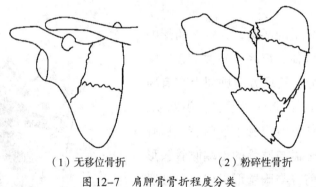

（1）无移位骨折　　　　　　（2）粉碎性骨折

图 12-7　肩胛骨骨折程度分类

【损伤与移位机理】

本病多为直接暴力所致，如挤轧、打击、坠落等。伤后由于肩胛局部有肌肉和筋膜包裹，一般移位不甚，骨折多呈劈裂或粉碎。若外力过大，可合并肋骨骨折和胸腔脏器损伤。

【手法复位】

1. 肩胛体部骨折（包括肩胛冈骨折）　移位不甚者，一般不需手法整复。有移位骨折严重者，但未合并肋骨骨折和内脏损伤，可于背部缓缓按压，或推挤捏对。

2. 肩峰骨折　多无移位或移位不大者，无须特别处理，外贴活血接骨止痛膏即可。对移位比较明显的骨折，折块多向上移位，用外展推挤复位法。患者仰卧，患肢外展45°左右，将骨折块向下推挤复位。

3. 肩胛颈骨折　肩胛颈无移位骨折，悬吊固定4周，外贴接骨止痛膏。若为有移位者，远折端多向下、向内移位，采用外展牵拉推挤复位法。患者仰卧，一助手牵拉患肢腕上部，使上肢外展90°～120°，助手用宽布带穿过患侧腋下，向对侧做反牵拉，使嵌插缓解。术者站于患侧，从腋下将移位的远折端向上推挤，使之复位，后以腋卷放置腋下固定。

亦可采用皮肤牵引和手法整复并用。牵引时，上臂外展90°左右，根据需要可增加重量达2～3kg，并在2～3日内整复骨折。

4. 喙突骨折　临床少见，由于肌肉和韧带的附着，移位亦往往不大，无须特殊治疗。

【禁忌证】

开放性骨折和骨折合并血管、神经损伤禁用手法复位，应手术治疗。

【固定简述】

1. 肩胛体部骨折，整复后贴接骨止痛膏药，后以腕颈带或三角巾屈肘悬吊4周。

2. 肩峰骨折，维持整复位置2～3周，后以腕颈带或三角巾悬吊，固定4周。

3. 肩胛颈骨折，外展牵拉推挤复位法后以腋卷放置腋下固定，再以腕颈带悬吊，并将患肢上臂固定于胸壁，以控制肩关节的活动4～6周，外贴接骨止痛膏。

4. 喙突骨折，予以外贴接骨止痛膏。

三、肱骨大结节骨折

【分类】

肱骨大结节骨折，临床分为有移位骨折和无移位骨折（图12-8）。

【损伤与移位机理】

1. 间接暴力　如肌肉牵拉所致的撕脱骨折，一般骨折块较小，一般向上、向后移位，且多为肩关节脱位的合并症。

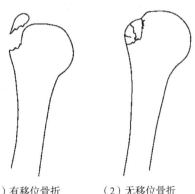

（1）有移位骨折　　（2）无移位骨折

图12-8　肱骨大结节骨折

2. 直接暴力　如打碰局部，跌倒时肩外侧着地，都可导致肱骨大结节骨折，多无移位，一般骨折块较大，且多为粉碎性。

【手法复位】

1. 无移位的肱骨大结节骨折，无须特殊治疗，外贴接骨止痛膏药。

2. 有移位者，进行手法整复，采用推按复位法。患者坐位或卧位，患肢外展。术者站于患侧，一手持患肢上臂固定，另一手拇、食两指推按骨折块向下、向前，即可复位。

【固定简述】

1. 无移位者，腕颈带悬吊 3～4 周。

2. 有移位者，将患肢固定于外展 70°位 3 周。

四、肱骨颈骨折

肱骨颈骨折包括肱骨头骺滑脱、肱骨解剖颈骨折及肱骨外科颈骨折。肱骨外科颈在肱骨上端解剖颈下 2～3cm 处，为骨干坚质骨向骨端松质骨移行的部位，是肱骨颈骨折的好发部位。

【分类】

1. 按受伤机制分类　可分为无移位骨折、外展型骨折，多见于老年人；内收型骨折，多见于青少年和儿童；背伸型骨折，多见于青少年。

2. 按折端与外界是否相通分类　可分为闭合性骨折和开放性骨折。

3. 按其伤后就诊时间的长短分类　①新鲜骨折：一般伤后 2～3 周以内者；②陈旧性骨折：一般伤后 3 周以上者。

【损伤与移位机理】

1. 间接暴力

（1）跌倒时，上臂外展，暴力沿上肢或上臂纵轴向上传导，至肱骨外科颈处而致骨折。骨折后，部分病例远折端的外缘嵌插于近折端的内侧，致近折端内收，肱骨头旋转，骨折远端骨干外展，远折端向内前重叠移位，致成外展型骨折。

（2）跌倒时，上臂内收，暴力向上传导致肱骨外科颈骨折者，近折端由于冈上肌的牵拉而外展，肱骨干由于暴力作用的方向而内收，骨折后远折端向前向外向上重叠移位，或远折端内侧骨皮质与近折端的外侧嵌插，形成远折端向外、向前的成角畸形，致成内收型骨折。

（3）跌倒时，上臂背伸，以手或肘下方着地，暴力向上传导，致外科颈骨折，近折端向前屈曲，远折端的后侧皮质与近折端相嵌插呈向前突成角（多见），或远折端向前、向上突起成角或重叠移位（少见），致成背伸型骨折。

同样机理，可致肱骨解剖颈骨折和肱骨上端骨骺滑脱。

2. 直接暴力　打击、碰撞多致无移位裂纹和粉碎性骨折。

【手法复位】

1. 无移位骨折　无须整复，仅外贴接骨止痛膏，腕颈带悬吊4周即可。

2. 外展型骨折　采用牵拉推挤按压内收复位法。患者仰卧。一助手用宽布带穿过患侧腋下，向上牵拉肩部（作为反牵拉）；另一助手持患肢腕关节上方，先顺势向远端牵拉。术者站于患侧，用双手扳拉骨折远折端向外、向后，同时牵臂的助手在用力牵拉的情况下，使患臂内收、前屈，横过胸前，使之复位（图12-9）。

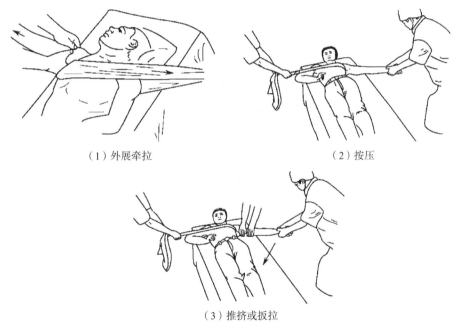

（1）外展牵拉　　　　　　　　　　　　　　　　　　　（2）按压

（3）推挤或扳拉

图12-9　肱骨颈骨折牵拉推挤按压内收复位法

若患者肌肉力量过强，或折端嵌插过紧而不易牵开者，则可并用足蹬复位。患者仰卧。一助手用宽布带穿过患侧腋下，向上牵拉；另一助手站于健侧骨盆外侧处，手持患肢腕关节上方，先顺势向远端牵拉，然后在牵拉的情况下将患肢内收经过身前，交给健侧骨盆处所站立的助手。此助手将一足经过胸前，用足跟蹬住远折端的内前侧，使其向后、向外，同时用力向健侧牵拉患肢。术者站于患侧，用手维持骨折端，待折端牵开后，亦扳远折端向外、向后，即可复位（图12-10）。

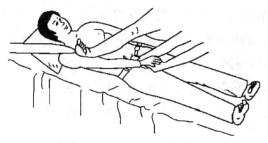

图 12-10　牵拉足蹬复位法

3. 内收型骨折　采用牵拉外展推挤提按法。

（1）患者仰卧。一助手用宽布带穿过患侧腋下，向上、向健侧牵拉；另一助手持患肢腕关节上方，顺势向远端牵拉，并使患肢逐渐外展，约120°左右。术者站于患侧患肢外方，两手持骨折端，待折端牵开后，用力推挤远折端向内、向后，使之平复，并维持对位。同时牵拉患肢的助手，在牵拉的情况下，使患肢前屈复位，然后将患肢逐渐内收放下，屈肘置于胸前。或术者站于患肢内侧，在上下用力牵拉的情况下，两手持骨折端，重点在远折端，向内后扳拉复位（图12-11）。

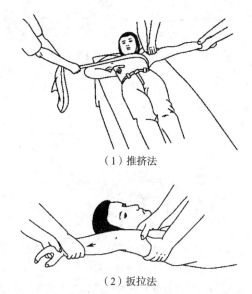

（1）推挤法

（2）扳拉法

图 12-11　内收型骨折牵拉外展推挤（扳拉）提按复位法

（2）若为短斜楔，患肢放下后，折端不稳定，易再错位，应再重复以上手法。复位后，使患肢停留在近外展180°，前屈150°，患肢极度外旋位，以高举管形石膏固定。也可采用经皮穿针固定或经皮双钢针交叉固定4周（图12-12）。

若用上述方法仍不能复位，一般均是由于折端重叠或嵌插严重，可采用折顶复位法进行整复。

（3）患者仰卧。一助手用宽布带穿过患侧腋下做对抗牵拉，一助手扶持患肢。术者站于患侧，在肌肉松弛的情况下，扳拉近折端向前外，使远近两折端在成角的情况下接触，然后令牵臂的助手再用力牵拉患肢外展前屈，使折端反折而得复位（图12-13）。

若为合并骨折端皮肉嵌入者，应先用嵌入缓解法以缓解嵌夹，然后采用相应手法进行整复骨折（嵌入缓解法见总论）。

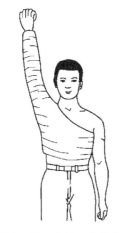 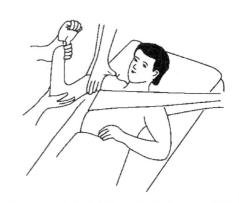

图 12-12　高举石膏固定法　　　　　图 12-13　内收型骨折折顶牵拉外展推挤复位法

4. 背伸型骨折　采用牵拉按压复位法。患者仰卧。一助手用宽布带穿过患侧腋下，向上牵拉；一助手持患肢腕关节上方顺势向远端牵拉，并使外展成40°左右。术者站患侧，用手按压向前突起成角或移位的远折端向后，或扳拉远折端向后，同时牵臂的助手在牵拉的情况下使患肢前屈复位（图12-14）。

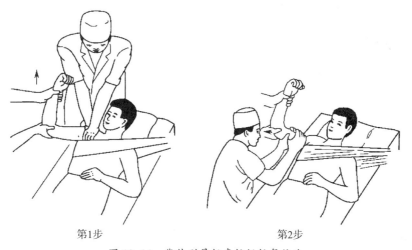

第1步　　　　　　　　　　　　　　第2步

图 12-14　背伸型骨折牵拉扳拉复位法

若折端嵌插过紧，用上法整复失败者，可采用折顶复位法：患者体位和助手同上。术者站于患侧，先以双手提近折端向前，同时牵臂的助手在用力牵拉的情况下，将患臂背伸，以扩大畸形，使远近两折端的嵌插先分离，并在成角的情况下接触，然后术者再按压折端向后，同时牵臂的助手提患臂前屈即可复位。

压顶抬臂法专用于整复折端的向前错位、成角，效果满意。患者仰卧于硬板整复床上，患肩靠近床边并紧贴床面，不可因牵引、疼痛等原因抬离床面而影响整复效果。一助手用牵引带穿过患侧腋窝，向内上固定牵引；另一助手握持患肢肘部及前臂，使掌心向前、向下顺势牵引，牵引力要大于用牵引带的助手，防止患肩向上耸起。在重叠和侧方移位矫正后，根据患者性别、年龄、体质、病情和整复床的高低，选用下述三法之一进行错立成角复位。①掌压法：患肩后侧紧贴床面作为支点，术者立于患侧，以单掌根或双掌根重叠放于远折端前侧（不可高于腋平面），猛力向后按压；如力量不足，术者可以双掌根为支点将身体悬空，利用整个身体悬空的重力向后按压，同时令握持患肢肘部及前臂的助手在牵引下前屈上臂。如术者仅用单掌根向后的按压力即可，则另一只手应于肘后向前扳抬，协助握持患肢肘部及前臂的助手前屈上臂。②膝顶法：术者以一侧屈曲的膝关节抵于远折端前侧用力向后顶压，双手环抱肘后向前扳抬，交错用力，同时令握持患肢肘部及前臂的助手在牵引下前屈上臂。③肩抬法：术者蹲于患侧，双手环抱远折端前侧用力向后下扳牵，同侧肩部抵于患肘后侧向前上抬举（呈欲站起状），同时令握持患肢肘部及前臂的助手在牵引下顺势抬举上臂。在施行掌压、膝顶、肩抬三法过程中，如听到复位响声或有滑动复位感，肩前侧高突畸形随之消失而呈凹陷状，表示已复位成功。施法时，远折端向后的压顶力一定要强大，这是整复成功的关键。

【禁忌证】

开放性骨折和骨折合并血管、神经损伤禁用手法复位，应手术治疗。

【固定简述】

1. 以上臂超肩夹板固定。屈肘，腕颈带悬吊4周。

2. 对骨折不稳定者，可于远折端前外侧经皮钻入2枚克氏针交叉固定，外用"O"形石膏托固定。

五、肱骨干骨折

肱骨干骨折是指肱骨外科颈以下，肱骨内外上髁2cm以上的骨折。

【分类】

1. 按部位分类　①上段骨折：多为横断骨折；②中段骨折：多为横断骨折、斜形骨折（长斜和短斜）；③下段骨折：多为横断骨折或斜形骨折；④中下段骨折：多为螺旋形骨折或粉碎性骨折。此种碎折较为典型，多为较大的骨碎块位于前内侧，又名"蝶形骨折"（图12-15）。

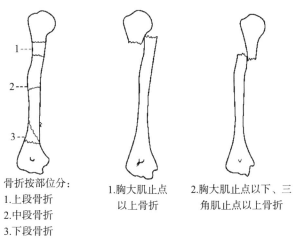

骨折按部位分：
1.上段骨折
2.中段骨折
3.下段骨折

1.胸大肌止点
以上骨折

2.胸大肌止点以下、三
角肌止点以上骨折

图 12-15　肱骨干骨折的部位分类

2. 按移位程度分类　可分为无移位骨折和有移位骨折。

3. 按槎形分类　可分为横断形骨折、斜形骨折（包括短斜形骨折和长斜形骨折）、螺旋形骨折、粉碎性骨折、背向槎骨折（多为斜形或锯齿形骨折，图 12-16）。

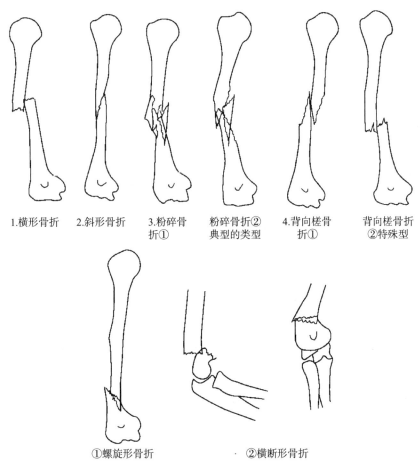

1.横形骨折　2.斜形骨折　3.粉碎骨折①　粉碎骨折②典型的类型　4.背向槎骨折①　背向槎骨折②特殊型

①螺旋形骨折　　　　②横断形骨折

图 12-16　肱骨干骨折的槎形分类

4. 按伤后时间分类　可分为新鲜骨折和陈旧骨折（骨折后 3 周以上者）。

【损伤与移位机理】

1. 直接暴力　如打击、挤轧，多致中段或中上段骨折，且多为横断形骨折，或碎折。

2. 间接暴力　如跌倒时，以手按地，或肘部着地，外力向上传导，多致中段或下段骨折；或因肌肉强力收缩的牵拉外力，如投弹或球类运动的投掷骨折、掰手腕等所致的骨折，多为中下 1/3 的斜形或螺旋形骨折。

骨折后，因骨折的部位不同和受肌肉牵拉力的影响而发生各种不同类型的骨槎移位。如发生在外科颈以下、胸大肌止点以上，多为横断形骨折，远折端由于胸大肌、背阔肌的牵拉而向内移位。此型骨折不多见，多发生于儿童。如骨折发生在胸大肌止点以下、三角肌止点以上，近折端受胸大肌的牵拉而向内移位，远折端受三角肌的牵拉和肱二头肌及肱三头肌的收缩影响而向外、向上重叠移位，骨槎亦多为横断形。如骨折发生在三角肌止点以下，则近折端受三角肌的牵拉而外展，远折端因肱二头肌与肱三头肌的收缩作用而向上重叠移位。如发生在下段，因肱二头肌、肱三头肌的收缩力线偏于肱骨中轴线的内侧，故折端多向外突起成角移位。如骨折发生在肱桡肌附着点以下，肱骨内外上髁以上 3～4cm 处，由于前臂的重垂作用，远折端形成向前旋转移位，这种旋转有时可高达 60°～70°。

【手法复位】

1. 上段骨折

（1）胸大肌止点以上骨折：此型骨折复位容易但固定困难，复位后，往往一离开手的捏持即变位。

采用牵拉推挤提按复位法：患者仰卧。一助手用宽布带穿过患侧腋下，向上做反牵拉；另一助手持患肢腕关节上方，顺势向远端牵拉，且逐渐外展 30°～40°。术者站于患侧，两手拇指推近折端向内，其他四指扳拉远折端向外，先矫侧方移位，在维持侧方对位的情况下，以提按法矫正前后移位使其平复（图 12-17）。

（2）胸大肌止点以下，三角肌止点以上的骨折：采用牵拉推挤提按复位法。患者仰卧，一助手固定肩部，一助手持患肢腕关节上方，向远端牵拉。术者站于患侧，背向患者头部，以两手拇指推远折端向内，其他四指拉近折端向外。先矫正侧方移位，再在维持侧方对位的情况下，以提按法矫正前后移位使其平复（图 12-18）。

（3）三角肌止点以下骨折：仍采用上法。患者仰卧，助手同上。术者站于患侧，面向患者头部，以两手拇指推挤近折端向内，其他四指拉远折端向外，再以提按法矫复前后移位（图 12-19）。

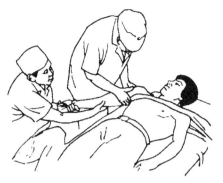

图 12-17 胸大肌止点以上骨折的
牵拉推挤提按复位法

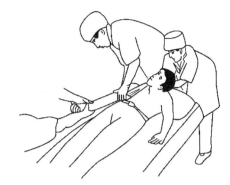

图 12-18 胸大肌止点以下，三角肌止点以上
骨折的牵拉推挤提按复位法

整复螺旋形骨折，在复位时应加以旋转力量使其复位。若为碎折（多见蝶形骨折），采用屈肘牵拉旋臂推挤提按复位法。

患者仰卧，一助手固定上臂上段，一助手令患者肘关节屈曲 90°，前臂高度旋前；一助手两手持患肢肘部向远端牵拉，有些单用此法即可复位。如复位仍欠佳，再进行推挤提按矫正其残留移位（图 12-20）。

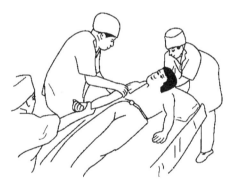

图 12-19 三角肌止点以下骨折的
牵拉推挤提按复位法

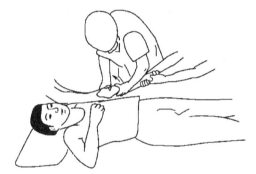

图 12-20 整复螺旋形骨折的
牵拉推挤提按复位法

此型骨折，手法关键在于屈肘和前臂极度旋前，可使骨折复位良好；若伸肘，前臂中立或旋后时，折端即向外突起成角，三角形的骨碎片亦分离。

2. 中段骨折　若为横断形或短斜形骨折，复位容易，仅用牵拉推挤提按法即可复位。但较常出现折端分离，致延迟愈合。此类患者筋肉多瘦弱，再加上近折端有三角肌的牵拉和自我不自觉的前屈和外展活动，易形成向外成角，故应及早注意。

3. 下段骨折

（1）一般多采用屈肘牵拉旋臂提按复位法。患者仰卧，一助手固定上臂上段，另一助手一手持肱骨内外上髁部，一手持前臂使肘关节屈曲 90°。在适当拉力下，术者站患侧，用两拇指在外侧按压近折端向内，其他四指在内侧提扳远折端向外，同时助手使前臂旋前即可复位。

（2）如高度屈肘和前臂极度旋前一般多为横断形骨折，两折端有软组织嵌夹，远折端向前旋转。此型骨折复位困难，每当伸肘时，远折端向前旋转更甚，可达90°。肘屈90°时，远折端仍向前旋转达30°左右。只有高度屈肘时，才能维持对线，但两折端仍前后错位。

采用嵌入缓解法配合折顶复位法。患者仰卧，首先用嵌入缓解法以缓解筋肉的嵌夹。一助手固定上臂上段，一助手扶持肘部。术者站于患侧，在肌肉松弛的情况下，推近折端向前，同时持肘的助手拉肘，使肱骨远段背伸，以扩大畸形，使嵌入缓解，同时使远近两折端在成角的情况下接触，然后进行反折。术者压远折端向后同时高度屈肘复位，切忌伸肘和前臂旋后，否则即再移位。

4. 背向槎骨折 多见于肱骨中段或中下段，且多发生于斜形骨折和齿状骨折。采用旋转驳槎法。患者仰卧，一助手固定上臂上段，一助手扶持前臂。术者站于患侧，一手持近折端，一手持肱骨髁部，在筋肉松弛的情况下，向内或向外侧，使远折端围绕近折端旋转，至相对侧或接近相对侧时，使持前臂的助手再向远端牵拉，同时术者推挤提按折端使其复位。

若为齿状槎骨折，除用上法外，亦可采用折顶复位法。

5. 陈旧性骨折 骨折后超过3周时间才就诊者，称"陈旧性骨折"。此型骨折由于骨折周围软组织的机化、粘连，折端骨痂的增生，畸形的连接，所以时间越长，其复位难度越大。

（1）适应症的选择：①骨折尚未牢固愈合者；②畸形严重，影响功能，或有碍美观者。

（2）手法复位：在颈丛或臂丛麻醉下，进行折骨复位。

①单纯成角畸形者：患者仰卧，将折端的突起部位置于三角形支垫上，支垫上衬以软物。一助手固定肱骨上段。术者站于患侧，一手持骨折部，一手持骨折远段加压，缓缓用力，将骨折端重新折断，然后按新鲜骨折进行整复。

②若重叠、旋转成角畸形者：患者仰卧，一助手固定肱骨上段。术者站于患侧，一手持骨折端，一手持骨折远端，以稳健手法，或旋扭，或反折，将折端分离，然后按新鲜骨折进行整复。

（3）撬拨复位：行颈丛或臂丛麻醉，透视下进行无菌操作。

患者仰卧，常规消毒铺巾，一助手固定肱骨上段，另一助手持患肢腕关节上方加以固定。透视下选择进针点，以尖刀片在皮肤上切一小口，用骨圆针刺入，先将骨折端的骨痂进行断裂和剥离（如骨痂不多时可直接撬拨），然后折骨，选一骨端作为支点，利用杠杆原理，将骨折端进行撬复。

如骨折畸形愈合已牢固，不能用以上方法进行矫正者，可切开复位。

（4）注意事项：①严格选择适应症。②手法应稳、巧，避免粗暴。③撬拨时，应避开血管、神经。④折骨复位后，如折端对位不稳定时，可做经皮穿针固定。

【禁忌证】

开放性骨折和骨折合并血管、神经损伤者，禁用手法复位，应手术治疗。

【固定简述】

1. 胸大肌止点以上骨折　因折端复位后不稳定，应于内侧夹板上端加厚蘑菇垫以推挤远折端向外，同时对肩带应稍松结扎，肘关节屈曲度应大于90°悬吊于胸前以保持折端稳定对位（图 12-21）。

2. 肱骨中段骨折　因骨折端易形成分离及向外成角，故应采用双超夹板固定（即超肩超肘关节夹板）。必要时，可加用三角巾悬吊。固定期间，避免前屈及内收上臂。

3. 肱骨蝶形碎折　应以双超夹板固定，并使肘屈角度大于100°，前臂极度旋前位。

4. 肱骨下段骨折　以超肘夹板固定后，使前臂旋前，切忌前臂旋后。

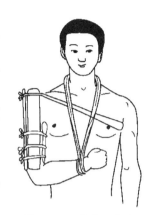

图 12-21　胸大肌止点以上的骨折固定法

5. 肱骨下段（肱骨髁上 3 ~ 4cm 处）的横断骨折　超肘夹板固定，前臂应极度旋前，肘关节极度屈曲位悬吊，固定时间应较长，因此型骨折愈合较慢。

六、肱骨髁上骨折

肱骨髁上骨折是指肱骨内外髁上下 2cm 范围内，折线通过鹰嘴窝的骨折。

【分类】

1. 按发病机制分类　①伸展型骨折：此型最多见，占 90% 以上；②屈曲型骨折：少见；③旋转型骨折：骨槎多为横断形，又分伸展旋转型和屈曲旋转型（图 12-22）。

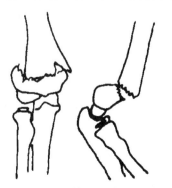
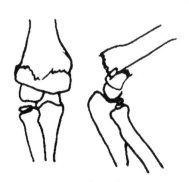

（1）伸展型骨折　　　　　　　　　　（2）屈曲型骨折

图 12-22　肱骨髁上骨折病机分类

2. 按折端移位情况分类 ①无移位骨折：少见。②尺偏型移位骨折：最多见，占85%以上。③桡偏型移位骨折：少见。④中间型移位骨折：少见（图 12-23）。

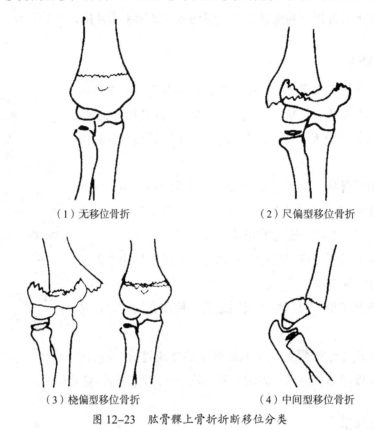

（1）无移位骨折   （2）尺偏型移位骨折

（3）桡偏型移位骨折   （4）中间型移位骨折

图 12-23　肱骨髁上骨折折断移位分类

3. 按发病时间分类 ①新鲜骨折：1 周以内者；②陈旧骨折：1 周以上者。

【损伤与移位机理】

肱骨髁上骨折多为间接暴力所致。

1. 伸直型 患儿由高处坠下或跌倒时，肘关节半屈曲或屈曲以手按地，外力沿前臂向上传导，至肱骨髁上部，形成肱骨髁上骨折。骨折端向后移位，呈伸展骨折。如当损伤时，肘关节屈曲角度较小，可造成肱骨髁上伸展型斜形骨折，骨槎由前下斜向后上；如肘关节屈曲角度较大，可造成伸展型横断骨折。因骨折时，身体多向患侧倾倒，故多见远折端向尺侧移位，成为尺偏型骨折。若骨折时患肢呈中立位以手按地，身体前倾，致成远折端单纯向后移位，为中间型骨折。若骨折时身体向健侧倾斜，肘关节呈一时性内收，可致远折端向桡侧移位，为桡偏型骨折。

2. 屈曲型 跌倒时，肘关节屈曲，肘后着地，外力作用使肱骨髁上部骨折，远折端向前移位，成屈曲型骨折。肘关节屈曲角度大时，骨折线可由后下斜向前上；屈曲角度小时，骨折线可呈横断形；骨折时肘后外侧着地，远折端向前内侧移位；骨折时肘后侧着地，远折端单纯向前移位；骨折时肘后内侧着地，远折端向前外侧移位。

同时，肱骨髁上骨折的移位，多数伴有远折端的旋转移位。伸展型骨折，以尺偏型为例，当身体向患侧倾倒，致肱骨髁上骨折，使远折端向尺侧移位的同时，由于尺骨冠突的推顶力，和站起时前臂的自然贴附胸壁而致远折端同时内旋，占 75%；位于中立位不旋转者占 20%；外旋者，仅占 5%。伴有旋转外力者，骨槎多为短斜形。屈曲型骨折，当肘后着地而致骨折时，多数为肘后内侧着地，故伴有远折端向外旋转者，相对较为多见。

暴力大时，肱骨髁上骨折后，外力继续作用，可致骨折尖锐的近折端向下刺破肘前的皮肤，形成开放性骨折，间或也可损伤肘部的血管和神经，但都较少见。

【手法复位】

1. 伸直型骨折

（1）牵拉推挤提按法复位：患者仰卧位或坐位，一助手固定上臂，一助手牵前臂腕关节上方，向远端牵拉。术者站于患侧（图 12-24）。

①桡偏型骨折：在牵拉与反牵拉的情况下，术者一手推远折端向内，一手挤近折端向外。先矫正侧方移位，然后以两手的拇指横置于或叠置于骨折的近折端前方，向后按压，其他四指于肘后提远折端向前，同时双手的虎口部扣住骨折端，使不能再向侧方移位。令牵臂的助手在牵拉的情况下，将肘关节屈曲，即可复位。此型骨折，复位后稳定，只要真正复位，即不会再变位（图 12-25）。

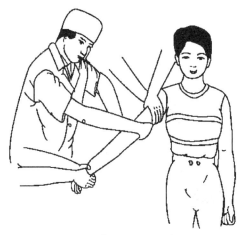 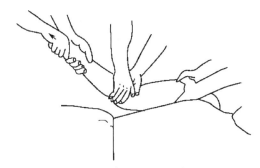

图 12-24　牵拉推挤提按复位法　　　　　　图 12-25　牵拉推挤提按复位法
整复伸展型骨折　　　　　　　　　　　整复桡偏型骨折

②中间型骨折：除不需矫正侧方移位的步骤外，其他与上型骨折复位法相同。此型骨折复位后亦较稳定，不易再变位。

③尺偏型骨折：在牵拉与反牵拉的情况下，术者一手推远折端向外，一手挤近折

端向内，然后以双手虎口部扣住折端，维持折端不再侧方移位的情况下，双手拇指相叠，横置于骨折的近折端前方，其他四指于肘后提远折端向前，同时令牵臂的助手在牵拉的情况下，将肘关节屈曲即可复位。若远折端合并外旋者，令牵臂的助手将前臂极度旋前的情况下，术者再矫正前后移位，牵拉屈肘。若远折端合并内旋者，令牵臂的助手将前臂旋后的情况下矫正前后移位，牵拉屈肘即可复位（图12-26）。

（2）屈肘牵拉推挤法复位：患者仰卧或坐位，一助手固定上臂。术者站患侧，一手持患肢前臂，一手置于折端，先以推挤手法矫正侧方移位，然后再以四指拉近折端向后，以拇指于后侧推远折端向前向下，同时令肘关节屈曲即可复位。如合并有远折端旋转者，可在矫正前后移位的同时，令远折端旋前或旋后屈肘复位，亦可令助手牵前臂（图12-27、图12-28）。

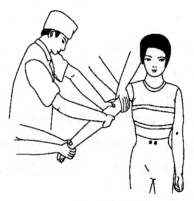

图 12-26　牵拉推挤提按复位法
整复尺偏型骨折

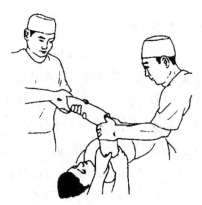

图 12-27　牵拉推挤提按复位法
整复屈曲型骨折

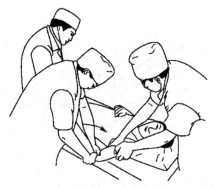

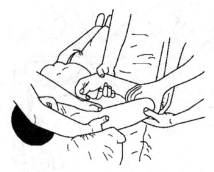

图 12-28　屈肘牵拉推挤法（有助手）

（3）床面掌压复位法：助手固定上臂，术者以双手握前臂与第1助手对抗牵引3分钟，之后仅用一手握患肢前臂继续牵引，另一手抵于近折端外侧向内推压，在牵引与推压的同时，形成肘外翻，折端向内成角，则尺偏移位得到纠正；之后术者保持上述姿势不变，将向内推压的手转至近折端前侧改为向后按压，鹰嘴紧贴床面为支点，将远折端自然向前顶移，牵引前臂的手在外翻位屈曲肘关节，可使骨折复位满意（图 12-29）。

此法利用后侧平整的床面进行整复，成功率高，又不易矫枉过正，人手少，操作容易，非常实用。

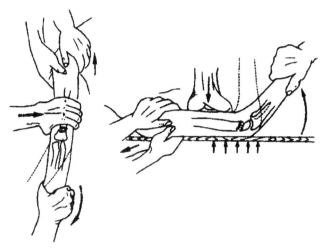

图 12-29　伸直尺偏型复位法

2. 屈曲型骨折　采用牵拉推挤提按复位法。患者仰卧或坐位，一助手固定上臂，一助手一手持肘部，一手持前臂，肘关节屈曲 40°～ 50°，向远端牵拉。术者站于患侧，以双手拇指压远折端向后，其他四指提近折端向前，即可复位。

若同时有侧方移位者，亦应先以推挤手法矫正侧方移位后，再矫正前后移位，同上法。

若为屈曲横断形者，亦可采用同法。但向后推远折端时，手法用力要适度，避免用力过大而矫枉过正，造成伸展型骨折。反复整复，可致骨折端磨损而不稳定。

若为屈曲型骨折，并有远折端旋转者，复位时前臂应极度旋后，按上法进行整复。

3. 陈旧性骨折　2 周以内、10 日以上的骨折，采用牵拉折骨推挤提按复位。

肱骨髁上骨折伤后 10 日以上者，骨折端已经粘连初步愈合，但尚不牢固，可在上下对抗牵拉的情况下，或推或按或提或折，将折端分离，然后按整复新鲜性骨折的方法进行复位。

【禁忌证】

开放性骨折和骨折合并血管、神经损伤禁用手法复位，应手术治疗。

【固定简述】

1. 凡尺偏型骨折，均应选用撬式架或弹簧夹板固定 2 周。

2. 除尺偏型骨折外，其他伸展型骨折、无移位骨折、屈曲型横断形骨折整复后均选用上臂超肘关节夹板固定 2 周。

3. 屈曲型斜形骨折整复后以肘关节塑形夹板固定患肘于半屈曲位 2 周。

固定后，屈肘腕颈带悬吊。肘屈角度以能保持骨折对位对线为最佳角度。

4. 对折端不稳定者，可在局麻、透视和无菌操作下经皮穿针固定，石膏类外固定。

七、肱骨经髁部骨折

肱骨经髁部骨折是指肱骨髁部低位骨折，骨折线通过肱骨内外上髁或稍下部位，有时为肱骨下端骨骺滑脱。

病机与分类、整复方法、固定基本同"肱骨髁上骨折"。

八、肱骨髁间骨折

肱骨髁间骨折是肘关节的一种严重损伤，好发于青壮年，骨折常呈粉碎性，闭合复位困难，开放复位缺乏有效的内固定，效果都不满意。

【分类】

1. 按受伤机制分类　①伸展型骨折：远折端向后移位，多见。②屈曲型骨折：远折端向前移位，少见。

2. 按骨折移位情况分类　①无移位型骨折：骨折线通过肱骨髁上和肱骨内外髁之间，但无移位，骨折线呈"T"或"Y"字形；②分离移位型骨折：骨折远段与肱骨干之间有明显移位，肱骨滑车与肱骨小头有分离，但肱骨内、外髁折片无旋转；③尺偏旋转型伸直型骨折：骨折远段与肱骨干有分离，肱骨滑车与肱骨小头之间有分离，内侧骨块向内旋转，外侧骨块向外旋转，外侧骨块多低于内侧骨块，内外侧骨块且一致性向内、向后移位，临床最为多见，占髁间骨折的 74%；④旋转型屈曲型骨折：骨折远段与肱骨干有分离，肱骨滑车与肱骨小头之间有分离，内侧骨块向内旋转，外侧骨块向外旋转，内外侧骨块一致向前移位；⑤粉碎性骨折：折端破碎三块以上者（图 12-30）。

【损伤与移位机理】

肱骨髁间骨折绝大多数为间接暴力所致。

1. 伸展型　由高处摔下或跌倒时，肘关节伸直位或半屈曲位，以手按地，外力沿前臂向上传导，至肱骨下端，先致肱骨髁上骨折。外力继续作用，使尺骨的半月切迹和桡骨头向上冲击。同时由上向下的身体重力，使骨折的近折端向下冲击，上下的挤切力致肱骨的内外髁间纵形劈裂，形成肱骨髁间骨折。由于挤切力较重，加之内、外髁上屈、伸肌总腱的牵拉，故劈裂的内外髁常呈分离旋转、向后移位，称"伸展型"。此型骨折较多见。

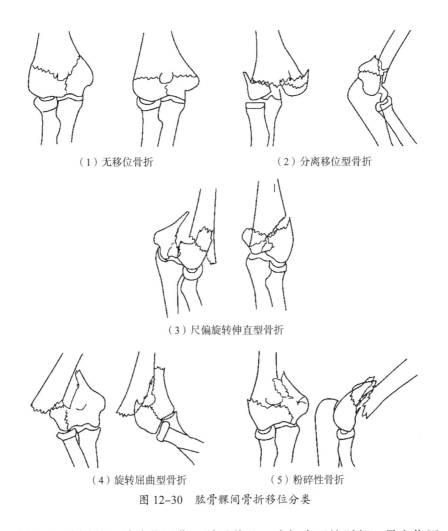

（1）无移位骨折　　　　　　　　　　　（2）分离移位型骨折

（3）尺偏旋转伸直型骨折

（4）旋转屈曲型骨折　　　　　　　　　（5）粉碎性骨折

图 12-30　肱骨髁间骨折移位分类

2. 屈曲型　跌倒时，肘关节屈曲，肘后着地，或打击碰撞肘部，暴力作用于尺骨鹰嘴，力量经尺骨半月切迹和桡骨头向上、向前撞击，形成肱骨髁上骨折。同时将肱骨两髁纵形劈裂开，致远折端向前移位，称"屈曲型骨折"。

此外，如暴力较小，可致无移位骨折。

【手法复位】

1. 分离移位型骨折　患者仰卧，患肢外展 70°～ 80°，一助手固定上臂，另一助手牵患肢腕关节上方顺势向远端牵拉。当上下两断端牵开后，维持牵拉力。术者站于患侧，以两手掌推挤内、外髁，使分离的两髁合拢复位，再以两手虎口部扣紧两髁，保持对位。再按肱骨髁上伸展型骨折，整复髁上骨折的移位即可。

2. 尺偏旋转伸直型骨折　患者仰卧，臂外展 70°左右，一助手固定上臂，另一助手牵腕关节上方顺势向远端牵拉，并使前臂稍旋后。术者站于患侧，以两手握持内外两髁。待助手缓缓牵开折端后，以一手拇指推按外髁向内、向后，其余四指提扳内髁向外、向前；另一手握推肱骨干向内、向后，同时令牵前臂的助手，在牵拉的情况下，使前臂外展，即可矫正远折端的尺偏移位及内外折块在冠状面上的内、外旋转和分离移位。术者再以两手虎口扣紧内、外两髁，并压肱骨近折端向后，其他4指提拉远折端向前。同时牵臂的助手，在牵拉的情况下，使肘关节屈曲到90°即复位。

3. 旋转屈曲型骨折　患者仰卧，臂外展70°～80°，一助手固定上臂，另一助手牵腕关节上方顺势缓缓向远端牵拉。术者站于患侧，以两手握持肱骨内外两髁，当骨折端牵开后，以两手掌推外髁向内、向上，挤内髁向外、向下。当两髁分离旋转移位矫正后，以一手固定两髁，一手提肱骨干向前，以矫正前后移位。如复位后折端稳定，可将肘关节屈曲90°；如不稳定，可使肘关节屈曲30°～40°(哪种角度稳定，就维持在哪种角度)。

4. 粉碎性骨折　此型骨折往往移位严重，两髁骨块难以复位。因其移位方向多属尺偏旋转伸直型，故其复位手法亦同尺偏旋转伸直型骨折，应根据复位手法及骨折端的稳定情况而定。必要时辅以尺骨鹰嘴牵引，以维持复位后的稳定性。

如骨折移位方向属旋转屈曲型者，按旋转屈曲型手法进行整复。

【禁忌证】

开放性骨折和骨折合并血管、神经损伤禁用手法复位，应手术治疗。

【固定简述】

1. 夹板固定一般均采用上臂超肘夹板固定，肘关节屈曲90°，腕颈带悬吊。
2. 尺偏型不稳定者，可用撬式架或弹簧夹板固定4周左右。
3. 屈曲型骨折屈肘固定不稳定者，可将肘关节固定于半伸直位以肘关节塑形夹板固定10日后，再改为肘关节屈90°固定。
4. 个别骨槎在复位后不稳定者，可在相应部位加棉垫以控制，固定4周左右。

九、肱骨外髁骨折

肱骨外髁骨折主要是指肱骨外髁带肱骨小头或部分滑车骨骺的关节内骨折。因其中部分患者仅单纯是肱骨小头骨骺部骨折，故又称为"肱骨小头骨骺分离"。肱骨外髁骨折比内髁骨折多见，是儿童常见的一种肘关节损伤，多见于5～10岁的儿童。肱骨外髁的外后侧为前臂伸肌群的附着部，此处肌肉的收缩牵拉是骨折块移位的因素。

【分类】

按骨折块移位的程度，可分为3度：

1. 1度骨折　骨折块无移位（图12-31）。

2. 2度骨折　多见骨折块平行向外或向后移位（图12-32）。

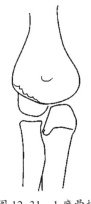

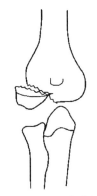

图 12-31　1 度骨折　　　　　　　　　　　图 12-32　2 度骨折

3.3 度骨折　骨折块从关节内脱出，且成翻转移位，其翻转度可沿冠状轴、矢状轴和纵轴旋转（图 12-33）。按骨折块停留的部位，又可分为：

（1）外侧型：即骨折块脱出后，停留在肘关节的外侧。

（2）外后侧型：即骨折块脱出后，停留在肘关节的外后侧。最多见，占本型骨折的 2/3。

（3）外前侧型：即骨折块脱出后，停留在肘关节的外前侧。

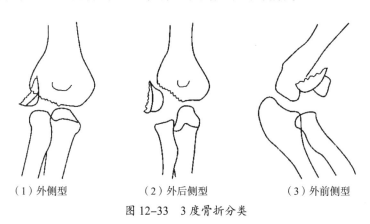

（1）外侧型　　　　　　　（2）外后侧型　　　　　　　（3）外前侧型
图 12-33　3 度骨折分类

【损伤与移位机理】

本病多为间接暴力所致。

（1）跌倒时，肘关节微屈以手按地，暴力沿桡骨向上传导，冲击肱骨小头，而致肱骨外髁骨折。根据暴力的大小和作用的方向不同，可致不同类型的骨折。如暴力小，仅致无移位骨折；暴力较大，可致向侧方平行移位骨折；暴力大，可致骨折块由肘后外侧关节囊薄弱处冲出，再加上肌肉的牵拉，造成不同程度的翻转移位。

（2）跌倒时，肘关节屈曲位，肘尖着地，身体向患侧倾斜，内翻暴力致肘外侧韧带将肱骨外髁拉折。骨折后，由于桡侧伸肌的收缩牵拉，形成不同程度的移位和翻转。

【手法复位】

1. 1 度骨折　无须整复，局部外贴接骨止痛膏。

2. 2 度骨折　采用推挤复位法。患者仰卧，一助手固定患肢上臂。术者站于患侧，一手持前臂，另一手拇指推挤外移的骨折块向内前方即可复位（图 12-34）。

3. 3 度骨折　采用倒程逆施复位法（又名"原路返回法"），需在臂丛麻醉或全麻下进行。

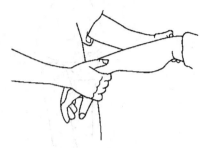

图 12-34　推挤复位法

（1）外侧型及外前侧型骨折：患者仰卧，一助手固定上臂。术者站于患侧，一手持前臂腕关节上方，使肘关节屈曲40°左右，并使前臂外旋，使桡侧伸肌放松。另一手拇指，轻轻按揉骨折局部，推散瘀血，摸清骨折块，然后以拇指推挤骨折块内前侧缘，使向后移动，并使绕过肱骨外髁嵴，接近原关节囊的破裂口处（骨折块向后推移的过程中，由于拇指的压力，自身即围绕伸肌止点旋转）。若此时骨折块翘起，说明骨折块向前、向外、向下的旋转移位的畸形已基本得到矫正，再用拇食二指捏持骨折块，使其沿横轴翻转，同时向前、向内推挤，并同时伸肘，前臂旋前即复位（图 12-35）。

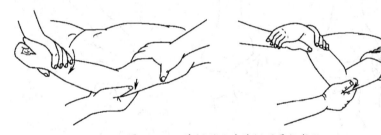

图 12-35　外侧型及外前侧型骨折复位

若骨折块吻合欠佳，在拇指稳定骨折块的同时，使肘关节做小幅度的伸屈活动，残留移位可得到矫正。

（2）外后侧型：患者仰卧，一助手固定上臂。术者站于患侧，一手持前臂，肘关节微屈；另一手推挤骨折块翻转后的下缘，食指压骨折块的上缘，使折块先沿原路翻转到正常，同时向前推挤使其复位。此型骨折复位较为困难（图 12-36）。

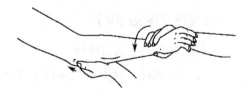

图 12-36　外后侧型复位

【禁忌证】

开放性骨折和骨折合并血管、神经损伤禁用手法复位，应手术治疗。

【固定简述】

1. 1 度骨折　夹板固定腕颈带悬吊 2 周。

2. 2 度骨折　应用直夹板将肘关节固定于伸直位，甚或过伸位，这样才能使骨折块稳定，否则易向外移位。

3. 3 度骨折　用肘关节塑形夹板将肘关节固定于半屈位即可。个别不稳定如向外侧遗有平行移位者，经推挤折块复位后，将肘关节固定于伸直位 2 周，使前臂旋后。

十、肱骨内上髁骨折

肱骨内上髁为前臂屈肌群和旋前圆肌的附着点，其后方有尺神经沟，内有尺神经通过。肱骨内上髁骨折是肘部损伤中最常见的一种，仅次于肱骨髁上骨折与肱骨外髁骨折，占肘部损伤的第 3 位。

【分类】

肱骨内上髁骨折按骨折移位程度可分为 4 度：

1. 1 度骨折　有裂纹或仅有轻微移位。因外力较轻，部分筋膜未断裂（图 12-37）。

2. 2 度骨折　骨折片有分离或伴有轻度旋转移位，因该部筋膜未完全撕裂，故移位不大，骨折片仍位于肘关节水平以上（图 12-38）。

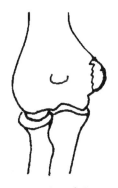 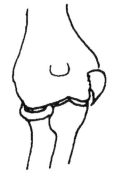

图 12-37　1 度肱骨内上髁骨折　　　　　图 12-38　2 度肱骨内上髁骨折

3. 3 度骨折　骨折块有旋转移位，且被嵌夹于肱尺关节缝内。由于患肢受强大的外翻力，使骨折片从关节囊内侧破孔处被关节内的负压吸入关节内，致骨折片在肱骨滑车和尺骨半月切迹关节面之间紧紧嵌夹住，且常呈骨折块折面朝向尺骨半月切迹的旋转移位（图 12-39）。

4. 4 度骨折　骨折片有分离旋转移位，同时合并肘关节向外后侧脱位，骨折面多朝向肱骨滑车。此类骨折易被忽略，误为单纯肘关节脱位而给予整复，以致骨折片被嵌夹在尺骨半月切迹与肱骨滑车之间，转变为 3 度骨折（图 12-40）。

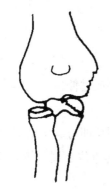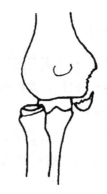

图 12-39   3 度肱骨内上髁骨折   图 12-40   4 度肱骨内上髁骨折

【损伤与移位机理】

跌倒时，肘关节伸直，以手按地，前臂外展，屈肌群被拉紧，加上屈肌群本身主动防护性收缩，二者合力，将肱骨内上髁撕脱；或投掷动作过猛，或外力使肘关节过度外翻，或前臂极度旋转，同时前臂屈肌群猛烈收缩，将肱骨内上髁撕脱；也有因外力直接打击或碰撞于内上髁局部而致骨折者，但极少见。轻者移位不明显，重者分离下移，甚者合并肘关节内侧撕裂伤，同时致肘关节内侧张开，内上髁骨折片翻转嵌夹于肱尺关节间隙内；更甚者合并肘关节向外后侧脱位，可并发尺神经损伤。

【手法复位】

1. 1 度骨折   不需手法进行整复。

2. 2 度骨折   推挤复位即可。

3. 3 度骨折   最易被漏诊，且是手法整复难度最大的一种类型。手法整复需在臂丛麻醉下进行，采用嵌入缓解法。

（1）牵拉伸展嵌入缓解复位法：患者仰卧或坐位，一助手固定上臂。术者站于患侧，一手握患肘，另一手持患手指，使肘关节伸展，前臂极度外旋。先慢慢向远侧牵拉，在患者无思想准备的情况下，牵拉伸展嵌入缓解复位法，拉手指，并使指间关节、腕关节、肘关节猛然强力过伸。同时握肘部的手用力上托并向内推肘关节，迫使肘关节内侧间隙张开，前臂屈肌紧张，将内上髁的骨折片拉出关节缝而缓解嵌夹，变为 2 度骨折（图 12-41）。

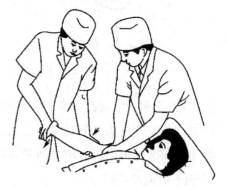

图 12-41   肱骨内上髁骨折牵拉伸展
嵌入缓解复位法

（2）肘关节半脱位嵌入缓解复位法：用上法未能将骨片缓解出关节缝者，可采用此法。

患者仰卧或坐位，一助手固定上臂。术者站于患侧，一手握患肘，另一手持前臂外旋，肘关节伸直，两手协同猛然用力，使肘关节过伸并外翻，迫使肘关节呈刹那间的一过性半脱位，使肘关节前内侧张开并稍呈错动，加上屈肌被动性紧张牵拉，将骨片弹出，变3度骨折为2度骨折。

（3）撬拨嵌入缓解复位法：用以上两种手法均不能将骨折片缓解出关节缝者，在臂丛麻醉、X线透视下进行无菌操作。

患者仰卧，常规消毒铺巾，一助手固定上臂。术者站于患侧，于肘后内侧紧靠尺骨鹰嘴内缘，避开尺神经，用尖刀片在皮上刺一小口，然后刺入。用骨圆针在前臂外展外旋伸肘位拨骨折片外出，以缓解嵌夹，变3度为2度骨折，包扎针眼。

3. 4度骨折

（1）采用牵拉推挤提按复位法：患者仰卧，一助手固定上臂，另一助手扶前臂，使肘关节伸直且内收，将内前侧间隙变窄。术者站于患侧，一手推尺桡骨上端向内，另一手挤肱骨下端向外。先矫正肘关节的侧方移位，使骨折片向内侧推移，然后以两手拇指按压肱骨下端向后，其他四指提尺桡骨上端向前。持前臂的助手，顺势向远端牵拉，并在牵拉的情况下屈曲患肘，肘关节脱位即可复位，骨折由4度变为2度。

用此法矫正侧方移位时，切忌牵拉前臂。在矫正肘关节侧方移位时，将骨折片推到肘关节内侧。当肘关节脱位复位后，变为肱骨内上髁2度骨折。如果在牵拉的情况下矫正肘关节的侧方移位，往往使肱骨内上髁撕脱的骨折片嵌夹在尺骨半月切迹与肱骨滑车之间，从而形成3度骨折。

（2）旋挤推按复位法：首先需明确内髁折块是位于脱位的尺骨鹰嘴的内侧缘，而并未进入关节腔被嵌夹。患者仰卧，一助手固定上臂，另一助手握持前臂下段及手腕，并将前臂外旋内收以关闭肘关节内侧（鹰嘴与滑车内侧）间隙，防止整复脱位时折块被嵌夹而转为3度骨折；术者一手握持前臂近端加强前臂的外旋内收，另一手握上臂下段。各手位置放妥后，令远端助手顺畸形姿势（屈肘130°）牵引。术者持上臂之手向后推，持前臂之手向前拉屈，先整复向后脱位，之后持前臂之手加大外旋内收力的同时将前臂近端向内推按，持上臂之手向外扳拉，即可整复侧方（外侧）脱位。内髁折块因被尺骨半月切迹内侧缘的刮挤移向内侧，随着肘关节的屈曲而复位；若内髁折块复位不严密，可用拇指将其向内上推挤靠拢，加垫后肘"8"字绷带或夹板固定均可。

【禁忌证】

开放性骨折和骨折合并血管、神经损伤禁用手法复位，应手术治疗。

【固定简述】

肱骨内上髁 2 度骨折的复位并不困难，但由于骨折片小，并有屈肌附着其上牵拉，故不易固定，用外固定方法也不能保证其对位。经临床观察和随访证实：肱骨内上髁 1、2 度骨折，不进行整复和固定反而消肿快、疗程短。部分病例骨折片在局部血肿消散的过程中，可自行靠拢复位，即使未复位的骨折片亦可形成骨性愈合或纤维连接，丝毫不影响功能，也不会形成尺神经继发性损伤。当肱骨内上髁 3、4 度骨折改变成 1、2 度骨折后，即不再做复位的措施，只需按 1、2 度骨折的处理方法，大剂量内服中药，促使肿胀早日消退，争取时间尽早进行肘关节自主功能锻炼是最佳的治疗方法。一般 1～2 周即开始肘关节的功能锻炼。3、4 度骨折时，由于软组织损伤严重，一般 3 周后开始功能锻炼，但一开始需做腕及手部关节的伸屈活动。

十一、桡骨小头骨折

桡骨小头位于桡骨的上端，关节面呈浅凹形，与肱骨小头组成关节。桡骨小头位于关节囊内，被环状韧带所包绕。

【分类】

按骨折的程度轻重和楔形可分为：

1.裂纹骨折　暴力较小，使桡骨头外侧关节面被撞击而形成裂纹，但骨折无分离及移位，一般骨折线自桡骨头关节面斜向外侧（图 12-42）。

2.劈裂骨折　桡骨头外侧关节面受较大暴力的撞击，桡骨头外侧缘被劈裂，一般为关节面的 1/3 到 1/2，近折端常有向外向下移位（图 12-43）。

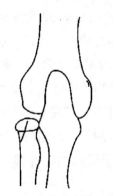
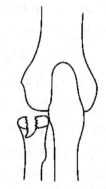

图 12-42　桡骨小头裂纹骨折　　　　　图 12-43　桡骨小头劈裂骨折

3.粉碎性骨折　强大的暴力撞击，可造成桡骨头的粉碎性骨折（图 12-44）。

4.塌陷骨折　桡骨头受较大且垂直的暴力撞击，可致桡骨头关节面被压而塌陷（图 12-45）。

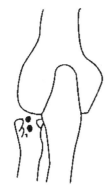

图 12-44　桡骨小头粉碎性骨折

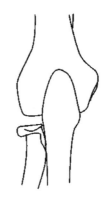

图 12-45　桡骨小头塌陷骨折

【损伤与移位机理】

多由间接暴力造成。跌倒时，手掌大鱼际部按地，暴力沿前臂桡侧向上传导，引起肘关节过度外翻，使桡骨头撞击肱骨小头，产生反作用力，致桡骨小头受挤压而发生骨折。暴力小时，可致无移位的裂纹骨折；暴力大，则可导致不同程度的劈裂骨折或粉碎性骨折。暴力方向垂直时，亦可导致桡骨小头的塌陷骨折。

【手法复位】

1. 裂纹骨折不需手法整复，仅外贴接骨止痛膏，肘屈 90°，腕颈带悬吊 2 周。

2. 有移位的骨折欲达解剖复位较困难。如为劈裂骨折，骨折涉及关节面，在三分之一以下的边缘骨折，塌陷较轻者，均不影响前臂的旋转功能。对涉及关节面较多，移位较大的劈裂骨折或塌陷骨折，采用牵拉推挤复位法。

患者仰卧，一助手固定上臂，另一助手牵拉前臂。术者站于患侧，在上下牵拉的情况下，根据移位方向，或推、或挤、或提、或压，使骨折复位。

【固定简述】

一般用肘部塑形夹板，将患肢肘关节固定在半伸直位 2～3 周。

十二、桡骨颈骨折

桡骨颈是指桡骨头下较细部分。

【分类】

1. 按骨折程度分类　①无移位骨折：桡骨颈处有骨折线但无移位。②嵌入型骨折；桡骨头倾斜与桡骨干相嵌插。③分离移位型骨折：骨折后近折端与桡骨干分离、移位（图 12-46）。

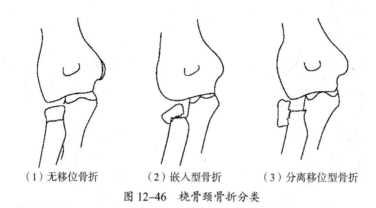

（1）无移位骨折   （2）嵌入型骨折   （3）分离移位型骨折

图 12-46　桡骨颈骨折分类

2. 按骨折近端移位的方向分类

（1）外侧型：最多，占此类骨折的 53%。肘关节直伸位 X 线正位片示桡骨头向桡侧横移位或倾斜，关节面指向桡侧；肘关节屈曲 90°侧位片示桡骨头与桡骨干远端完全重叠（图 12-47）。

（2）外后侧型：次之。肘关节直伸位 X 线正位片示桡骨头向桡侧横移位或倾斜，关节面指向桡侧；肘关节曲 90°侧位片示：桡骨头向后横移位或倾斜，关节面指向后侧（图 12-48）。

（3）外前侧型：最少。肘关节直伸位 X 线正位片示：桡骨头向桡侧横移位或倾斜，关节面指向桡侧；肘关节屈曲 90°侧位片示桡骨头向前横移位或倾斜，关节面指向前侧（图 12-49）。

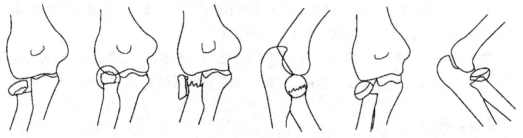

图 12-47　桡骨颈外侧型骨折　　图 12-48　桡骨颈外后侧型骨折　　图 12-49　桡骨颈外前侧型骨折

3. 按骨折部位分类

（1）骨骺滑脱：桡骨上端之骨骺滑脱，与桡骨干分离移位，少见。

（2）桡骨颈骨折：骨折位于桡骨颈部，近折端连同上骺与其远折端分离移位，多见。

【损伤与移位机理】

多为间接暴力所致，跌倒时臂外展，以手按地，力量沿前臂桡侧向上传导，使桡骨头撞击于肱骨小头所致。

【手法复位】

1. 无移位型　关节面倾斜在15°以下者，不需手法整复及固定，仅用腕颈带悬吊即可。

2. 有移位型

（1）在臂丛麻醉下采用牵拉推挤复位法

①外侧型：患者仰卧位，一助手固定上臂中段，另一助手牵拉前臂下段。术者站于患侧，令前臂旋后45°，肘关节呈伸直位。术者先用拇指徐徐摩揉局部以驱散瘀血，待摸清骨折移位情况后，两手拇指重叠于移位的桡骨头外下方，其他四指握持前臂上端，在助手上下用力牵拉的同时，术者先使肘关节尽量内翻以扩大肘关节外侧间隙，然后两拇指用

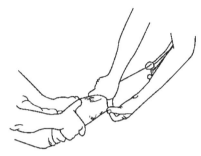

图12-50　外侧型牵拉推挤复位法

力推挤桡骨头盘状关节面的外侧缘向上、向内即可复位。复位成功者，手下有失空感。若一次复位不成功，可重复以上操作，在操作中向上推挤力量不变，但可略偏向内前或内后推挤，一般即可复位（图12-50）。

②外后侧型：体位和助手同上。患肢前臂旋前50°～70°（根据骨折近端移位情况而定），术者摸清骨折块后，两手拇指叠置于骨折的桡骨头下缘，其他四指握持前臂上端，在上下牵拉的同时，术者先使肘关节尽量内翻和轻度屈曲，以扩大肘关节后外侧间隙。然后以两手拇指推挤桡骨头的下缘向上、向前内侧，同时牵前臂的助手在保持牵拉的情况下，使前臂旋后并屈曲即可复位；或使一助手固定上臂，术者一人操作（图12-51）。

③外前侧型：体位和助手同上。患肢前臂极度旋后肘关节伸直位（前臂的旋后程度亦根据骨折近端移位情况而定），术者摸清骨折块后，两手拇指叠置于移位的桡骨头下缘，其他四指握持前臂上端。在助手上下牵拉的同时，术者先使肘关节尽量内翻过伸，以扩大肘关节前外侧的间隙，然后以拇指推挤桡骨头的下缘向上、向后内侧，同时令牵臂的助手在保持牵拉的情况下，将前臂旋前即可复位（图12-52）。

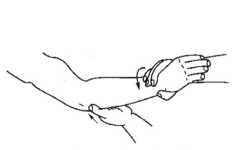

图12-51　外后侧型牵拉推挤旋臂复位法

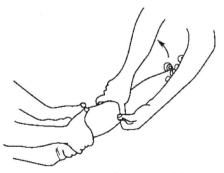

图12-52　外前侧型牵拉推挤旋臂复位法

若为桡骨头向前移位严重，往往需先将移位的桡骨头推向外侧，然后按整复外侧型骨折进行整复。

若为嵌入型骨折，因嵌插过紧不易复位者，可待 3 ～ 5 日后，折端稍有吸收和松动时，再行手法整复。

（2）金针撬拨复位法：适用于倾斜移位或嵌插明显不易复位者。根据移位的方向，在无菌条件下避开神经和血管，自骨折远端插入克氏针至近折端远外侧，配合前臂扩大关节间隙，同时撬拨近端折块使之复位。

【固定简述】

肘关节塑形夹板固定 2 ～ 3 周。

十三、桡骨干骨折

桡骨干骨折以青壮年人居多。损伤处有明显压痛，前臂活动明显受限，可无显著畸形。

【分类】

1. 按骨折移位程度分类

（1）无移位骨折：只有骨折线，但骨折端无移位或微有移位，或裂纹骨折。

（2）青枝骨折：发生于儿童的骨折，仅有一侧骨皮质断裂。

（3）有移位骨折：骨折端有不同类型和不同程度的错移、旋转。

（4）粉碎性骨折：不多见。

2. 按骨折部位分类

（1）上段骨折：骨折线位于旋后肌附着点以下，旋前圆肌附着点以上，骨折端多呈横断形。

（2）中段骨折：骨折线位于旋前圆肌附着点以下，骨折端多呈横断形。

（3）下段骨折：骨折线位于中下 1/3 或下 1/3，折端多呈横断或短斜形。

3. 按骨折整复后的稳定程度分类

（1）稳定型骨折：整复固定后，骨折端稳定，不易再变位。无移位骨折、青枝骨折、横断形骨折皆属此类骨折。

（2）不稳定型骨折：整复固定后，骨折端容易引起再变位，固定比较困难，所以除用夹板固定外，有时还需配合其他固定措施，如加垫或患肢置于特殊体位，甚或进行经皮穿针固定。

4. 按受伤后的时间分类

（1）新鲜骨折：受伤后时间在 3 周以内者。

（2）陈旧骨折：受伤后时间在 3 周以上者。

【损伤与移位机理】

1. 直接暴力　直接打击或挤轧前臂桡侧而致骨折为重要原因。

2. 间接暴力　跌倒时以手掌按地，外力自腕部沿桡骨干向上传导，并伴有过度的旋前外力，亦可造成桡骨干骨折（图 12-53）。

骨折后，由于对侧有尺骨支撑，一般折端无重叠；由于骨间膜和肌肉的牵拉作用，折端易向尺侧或特定方向移位。当下 1/3 骨折时，有重叠移位和成角移位者，应考虑为合并有下尺桡关节脱位。

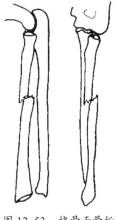

图 12-53　桡骨干骨折

【手法复位】

1. 上段骨折　采用折顶复位法，必要时配合臂丛麻醉。

患者仰卧，肩外展 60°～ 70°，肘关节屈曲 90°，前臂中立位。一助手固定上臂，另一助手牵拉腕关节，重点牵拉拇指侧。术者站于患侧，一手拇指推近折端向前，另一手拇、食二指扶持远折端，在成角的情况下，使远近两折端接触，保持其位置。令牵腕的助手向远端牵拉前臂，并使逐渐外旋、伸直，同时术者继续推近折端向前，另一手扳远折端向后即可复位（图 12-54）。

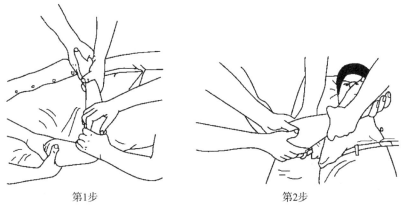

第1步　　　　　　　　　　　第2步

图 12-54　上段骨折折顶复位法

2. 中段骨折　采用折顶复位法。体位及助手同上。术者根据骨折移位方向，推远折端，使远近两折端在成角情况下接触，然后在牵拉下反折复位。若仍存在内外侧方移位时，可再用推挤手法使其复位（图 12-55）。

3. 下段骨折或中下段骨折   骨槎为斜形者，复位后多不稳定，由于暴力作用的方向不同，故又有向前内成角移位和向后内成角移位的不同，前者多见，后者少见。也有向外侧移位者，但更少见。采用牵拉推挤提按法或牵拉推挤提按旋臂复位法。

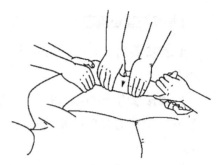

图 12-55　中段骨折折顶复位法

患者体位和助手同上。牵臂的助手一手牵拇指，另一手牵其他四指，重点牵拇指，用力向远端牵拉。术者站于患侧，两手拇、食二指对卡住骨折远近两折端及尺桡骨间隙处，或提或按，或推或挤，促使其复位。

若上法失败者，可令牵手的助手将前臂远端旋后（远折端向后内侧移位者），术者推远折端使其与近折端成角接触，然后反折，同时牵手的助手将前臂旋前而复位。如远折端向前内移位者，将前臂旋前，术者推远折端使其与近折端成角接触而后反折，同时牵手的助手将前臂旋后而复位。

若远折端向外侧移位者，采用牵拉推挤法即可。因为此型骨折多为斜形骨槎，故复位后多不稳定，最好于整复时应矫枉过正些为好。桡骨下段或中下段骨折往往合并下尺桡关节脱位，应予以注意。

【禁忌证】

开放性骨折和骨折合并血管、神经损伤禁用手法复位，应手术治疗。

【固定简述】

以前臂塑形夹板固定。如为上段骨折，可用前臂超肘塑形夹板固定；如为下段或中下段骨折，复位后折端不稳定者，可于骨折端骨间隙前后加纵形垫或方形垫。一般固定 4～6 周。

十四、桡骨远端骨折

桡骨远端骨折多为桡骨下端骨骺分离滑脱，或干骺端骨折。桡骨下端膨大，其横断面近似四方形，由骨松质构成，向上 3～3.5cm 为坚质骨干，3cm 以远的骨质结构较为薄弱，易发生骨折。

桡骨下端为凹陷的桡腕关节面，容纳舟骨和月骨，正常人此关节面向掌侧倾斜 10°～15°，称"掌倾角"；向尺侧倾斜 20°～25°，称"尺倾角"。桡骨下端桡侧向远端延伸，形成桡骨茎突，有肱桡肌附着其上，并有伸拇短肌和外展拇长肌通过此处的骨纤维腱管；其掌侧面较为光滑，有旋前方肌附着；背侧面稍突，有 4 个骨性腱沟，伸肌腱由此通过；尺侧面较为窄小，前后各有一个结节，中间凹陷，称为"尺骨切迹"，与尺骨环状关节面构成下尺桡关节。

尺骨下端呈圆柱形状，末端稍有膨大，称为"尺骨小头"；尺骨的尺背侧有一骨突，称为"尺骨茎突"，其上有三角盘状软骨附着，把下尺桡关节与腕关节分开；尺骨小头的桡侧，有一半环状的关节面，约占周径的2/3，与桡骨下端尺骨切迹形成下尺桡关节，此关节使桡骨围绕尺骨做150°的旋转活动，为前臂下端活动的枢纽。

【分类】

1. 按受伤机制分类

（1）伸展型骨折：暴力作用于掌侧，使远端过度背伸所致骨折。远折端向背侧、桡侧移位，或向掌侧突起成角，折端背侧相嵌插。此型骨折多为横断形骨折，或短斜形骨折，临床上最为多见，占95%以上。掌倾角和尺倾角变小或成负角，或桡骨背侧缘骨折合并腕骨向背侧脱出，亦属伸展型，临床少见（图12-56）。

（2）屈曲型骨折：暴力作用于背侧，使远端过度掌屈所致骨折。远折端向掌侧移位，或向背侧成角畸形变位，掌侧折端相互嵌插，掌倾角变大，尺倾角变小，临床少见；或桡骨远端掌侧缘骨折合并腕骨向掌侧脱位（图12-57）。

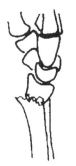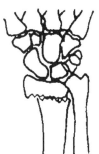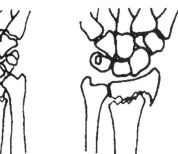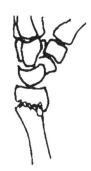

图 12-56 桡骨远端伸展型骨折　　　　图 12-57 桡骨远端屈曲型骨折

2. 按骨折程度分类

（1）无移位骨折：暴力较轻，骨折后折端无移位，仅存在骨折线，临床少见。

（2）有移位骨折：暴力来自不同方向和方式，所致骨折呈伸展型或屈曲型，或合并脱位。

（3）粉碎性骨折：暴力较大，或直接暴力所致骨折。远折端呈粉碎型，折块在两块以上，常涉及关节面，易造成后遗症（图12-58）。

3. 按骨折部位分类

桡骨远端骨折分桡骨掌侧缘骨折（图12-59）、桡骨背侧缘骨折（图12-60）、桡骨茎突骨折（图12-61）。

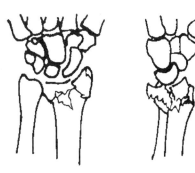

图 12-58 桡骨远端粉碎性骨折

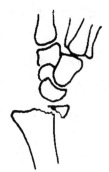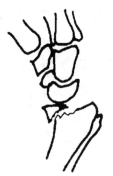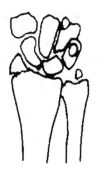

图 12-59　桡骨掌侧缘骨　　图 12-60　桡骨背侧缘骨折　　　图 12-61　桡骨茎突骨折
折合并腕骨向掌侧脱位　　合并腕骨向背侧脱位

4. 按骨折线是否涉及关节面分类

（1）不涉及关节面骨折：骨折线未进入关节面，复位后较稳定。

（2）涉及关节面骨折：骨折线进入关节面，如桡骨远端前侧缘、背侧缘及粉碎性骨折，临床较少见，复位后多不稳定，易遗留创伤性关节炎。

5. 按局部皮肉损伤程度分类

（1）闭合性骨折：皮肉损伤轻，骨折端与外界不相通。

（2）开放性骨折：皮肉损伤重，骨折端与外界相通，形成复杂骨折，处理较困难，易引起合并症和后遗症，临床极少见。

6. 按受伤的时间分类

（1）新鲜骨折：伤后 2 周以内者。

（2）陈旧骨折：受伤后 2 周以上者，伸展型骨折的体征因时间较长，骨折端已形成骨痂、畸形粘连、软组织挛缩，增加了治疗的困难度，且易留有后遗症，临床上并不少见。

【损伤与移位机理】

直接暴力和间接暴力均可造成桡骨远端骨折，但多为间接暴力所致。

1. 直接暴力　若被重物打击，冲撞轧砸等所致者，多为粉碎性骨折，因暴力作用的方向不同，骨折远端可向背侧或掌侧移位。

2. 间接暴力

（1）若跌倒时，前臂旋前，以手按地，暴力传导到桡骨下端而致骨折。远折端常向背侧桡侧移位，或向掌侧成角，形成后缘嵌插，称"伸展型骨折"。

（2）若跌倒时，前臂旋前，以掌根部着力按地，暴力向上传导而致桡骨后侧缘骨折。远折端的骨折片，连同腕骨向背侧移位，形成桡骨远端背侧缘骨折合并腕骨向背侧脱位。

（3）若跌倒时，腕背侧着地，可致桡骨前缘骨折，远折端的骨折片连同腕骨向前移位，形成桡骨前缘骨折合并腕骨向掌侧脱位。

（4）若跌倒时，腕关节掌屈位，以手背部着地，暴力传导至桡骨远端，致桡骨远端骨折，远折端向掌侧桡侧移位，向背侧成角，称"屈曲型骨折"。

（5）若跌倒时，腕关节极度桡偏以手按地，由于腕舟骨的冲撞，使桡骨茎突发生骨折。一般移位不大或无移位。

在桡骨远端骨折的同时，可将尺骨茎骨呈撕脱性骨折。若桡骨远端骨折移位明显，又无尺骨茎突骨折者，必有三角盘状软骨损伤。

【手法复位】

1. 伸展型骨折　采用推挤提按复位法。患者仰卧或坐位，一助手固定前臂中段，使前臂旋前，手心向下。术者站于患侧，双手持患肢腕部，用双手虎口卡住桡骨远折端。先向尺侧推挤，矫正侧方移位，再向掌侧按压，同时横置于掌侧近折端的食指向背侧提托即可复位，有时需略使远端旋前（图 12-62）。

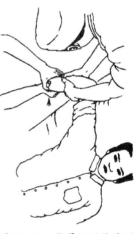

图 12-62　桡骨远端伸展型
骨折推挤提按复位法

（1）嵌插型骨折：通过上法不易完全复位者，术者可扣住远折端，先向远端牵拉，待折端牵开后，再以上法复位。亦可采用折顶复位法：术者以两手拇指扣住远折端，先扩大畸形牵拉，使折端嵌插缓解，然后反折，推挤提按复位。必要时，亦可使另一助手牵远端协助，以加强牵拉力（图12-63）。

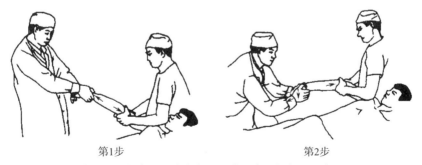

第1步　　　　　　　　　　　　第2步

图 12-63　桡骨远端伸展嵌插型骨折牵拉推挤提按复位法

（2）粉碎性骨折：通过上法复位后，再进行前、后、左、右推挤按压，使平复严密即可。

五联整复法（牵引、托提、掌屈、尺偏、内旋）：屈肘90°，前臂旋前位，助手固定前臂中段。术者双手拇指压于桡骨远折端背侧，其余四指托提于近折端掌侧，大小鱼际环握远折段及腕手部，牵引 2 分钟以纠正重叠，之后在牵引下迅速掌屈、尺偏、内旋远折段及腕手部（勿忘托提近折端向后），即可同时矫正远折端的桡背侧移位和旋后移位。青枝压缩型骨折则背侧骨膜被拉展，塌陷复起，并恢复掌、尺倾角。注意牵引要以充分防止骨质压缩，五联手法要一气呵成，连续稳妥，操作不可多次反复以防整复过度。屈曲型骨折则方法相反：伸肘、前臂旋后、牵引、托提、背屈、尺偏、外旋。此法为整复桡骨远端骨折的最佳方法。

亦可采用 3 人整复法，患者体位同上。一助手固定前臂中段，另一助手牵患手，术者站于患侧，背向患者，使前臂旋前，手心向下。术者以两手拇指推挤远折端向掌、尺侧复位，同时牵手的助手使腕掌屈、尺偏即可。

2. 屈曲型骨折　患者体位同上。一助手固定患肢前臂中段，使前臂旋后，手心向上。术者站于患侧（以与上法相同、方向相反的手法复位），双手持患腕，用双手虎口卡住桡骨远折端，先向尺侧推挤，矫正侧方移位；再向背侧按压，食指横置于桡骨近折端，同时向掌侧提托，使其复位（图 12-64）。

此型骨折少见，若为嵌插型或粉碎性骨折，手法和原理同伸展型骨折，唯方向相反。

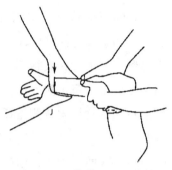

图 12-64　桡骨远端屈曲型
骨折复位手法

3. 陈旧性骨折　①骨折后时间在 3 ～ 4 周以内者。②有严重畸形，影响以后功能者。③青壮年患者或老年人身体条件许可者。

采用折骨复位法：在臂丛麻醉下进行。患者仰卧，一助手固定前臂中段。术者站于患侧，双手持骨折远折端，进行提按、扩大畸形、推挤、旋扭等手法，使已粘连的骨折端分离，造成再骨折，然后按新鲜骨折进行整复即可，但用力要大且稳。

对于已愈合牢固的骨折（1 个月以上者），可采用手术切开植骨复位，以恢复掌、尺倾角。桡骨前缘或后缘骨折合并腕骨脱位、儿童骨骺滑脱型骨折，复位手法同远端骨折。桡骨茎突和尺骨茎突骨折均移位不大，用推挤手法即可复位。

【禁忌证】

开放性骨折和骨折合并血管、神经损伤禁用手法复位，应手术治疗。

【固定简述】

1. 伸展型骨折以腕部塑形夹板将腕关节固定于掌屈尺偏位 4 周。

2. 屈曲型骨折以腕部塑形夹板将腕关节固定于背伸尺偏位 4 周；陈旧性骨折，固定方法同上，但需 4 ～ 6 周的较长时间。

3. 桡骨远端骨折合并腕骨脱位复位后不稳定者，可在麻醉、透视和无菌操作下，采用经皮细克氏针将骨折块固定，外用石膏托固定（前侧骨折掌屈位、背侧骨折背伸位）。

十五、尺骨鹰嘴骨折

尺骨鹰嘴骨折，又称"肘尖骨折"，多见于成年人，是肘部常见的损伤之一。

【分类】

1. 按骨折移位情况分类

（1）无移位骨折：只有骨折线，但折端无移位或微有移位（图 12-65）。

（2）有移位骨折：骨折后，折端有分离移位。

2. 按骨折块的大小分类

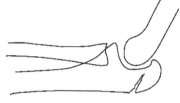

图 12-65　尺骨鹰嘴无移位骨折

（1）撕脱性骨折：为肱三头肌收缩所致的小片撕脱性骨折，骨折线一般在后 1/3，不波及关节面（图 12-66）。

（2）大块骨折：骨折块较大，骨折线在中 1/3，常进入半月切迹关节面者（图 12-67）。

（3）骨折合并脱位：骨折线在前 1/3，尺桡骨近端向前脱位（图 12-68）。

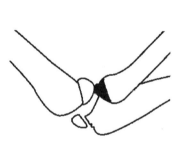
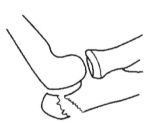
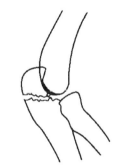

图 12-66　尺骨鹰嘴撕脱性骨折　　　图 12-67　波及尺骨鹰嘴　　　图 12-68　波及尺骨鹰嘴关节面
　　　　　　　　　　　　　　　关节面的大块骨折　　　　的大块骨折合并脱位

3. 按骨折槎形分类

（1）斜形骨折：骨折的槎形为斜形，复位后折端不稳定。

（2）横断形骨折：骨折的槎形为横断形，复位后折端稳定。

（3）粉碎性骨折：骨折块在两块以上，多移位不甚，但也有移位者，属不稳定型骨折。

【损伤与移位机理】

本病多为间接暴力所致。如跌倒时，肘关节半屈曲，手掌按地，身体继续前倾，使肘关节增加屈曲度。此时肱三头肌为了防止跌倒，呈保护性猛然强力收缩以对抗，即可发生鹰嘴骨折，骨折近端被肱三头肌牵拉而向上移位。直接暴力所致者，为跌倒时肘后侧着地而致尺骨鹰嘴骨折，多为碎折，移位不大。

【手法复位】

有移位骨折：此类骨折复位容易固定难。

采用鹰嘴钳夹法：麻醉后在 X 线透视下进行无菌操作。

患者仰卧，常规消毒铺巾，一助手固定上臂，另一助手固定前臂下段。术者站于患侧，先将肘部后侧皮肤向上推挤，以免妨碍整复和固定，然后推挤骨折的尺骨鹰嘴向下，使两折端相接近而复位，并按压折端使之平整，后以尺骨鹰嘴钳进行钳夹固定3～4周。

【禁忌证】

开放性骨折和骨折合并血管、神经损伤禁用手法复位，应手术治疗。

十六、尺骨干骨折

尺骨干骨折多见于尺骨的中段、中下段或下段。

【分类】

按骨的槎形可分为横断骨折和粉碎性骨折（图 12-69）。

【损伤与移位机理】

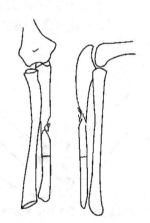

本病多为直接暴力所致，占90%以上，往往是被打击致伤。当棍棒打来时，由于自然的保护反应，抬臂保护头部，而致前臂尺骨被打折，故又称"迎击伤"。由于桡骨的支撑作用，骨折端往往移位不大。

图 12-69　尺骨干粉碎性骨折

暴力过重和面积较大者，也可致粉碎性骨折。

【手法复位】

采用牵拉推挤复位法：因移位不大，故整复较易。患者坐位或仰卧位，肘关节屈曲 90°，肩关节外展 50°～ 70°。一助手固定上臂下段，另一助手牵拉腕部，重力放于尺侧。术者站于患侧，以手推挤远折端使其复位。

【禁忌证】

开放性骨折禁用手法复位，应手术治疗。

【固定简述】

以前臂塑形夹板固定，尺侧板要长，并于远端加长方形垫，将手固定在桡偏位。因尺骨愈合较慢，应固定 4 ～ 8 周。

十七、桡尺骨干双骨折

前臂的肌肉分为伸肌、屈肌、旋前肌、旋后肌，伸肌和屈肌的牵拉力为骨折端发生重叠移位的重要因素。旋前和旋后肌的牵拉力，为骨折端发生旋转移位的重要因素。因此，当桡尺二骨同时骨折时，可发生骨折端的重叠、旋转和成角移位。

【分类】

1. 按骨折部位分类

（1）上段骨折：多为横断骨折。亦可桡骨呈横断形，尺骨为短斜形；或桡骨亦可为锯齿形，尺骨为短斜形骨折（图 12-70）。

（2）中段骨折：多为斜形骨折，桡骨亦可为横断形或锯齿形，而尺骨为短斜形骨折（图 12-71）。

（3）下段骨折：多为横断骨折，且多见于儿童，骨折线在同一水平线上（图 12-72）。

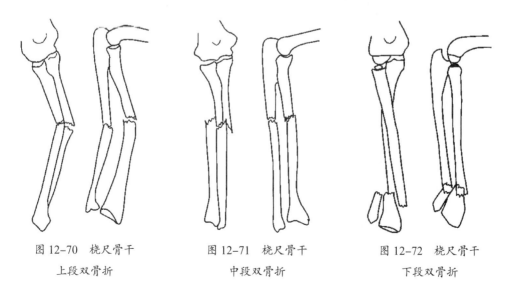

图 12-70　桡尺骨干　　　　　　图 12-71　桡尺骨干　　　　　　图 12-72　桡尺骨干
　　　上段双骨折　　　　　　　　　中段双骨折　　　　　　　　　下段双骨折

2. 按骨折的槎形分类

（1）横断形骨折：骨折端为横断形，整复后折端稳定。

（2）斜形骨折：骨折端为斜形，多为短斜形，复位后折端不稳定，需靠体位维持。

（3）齿形骨折：骨折端为锯齿形，有时不易复位，一旦复位后，骨折端稳定，一般活动亦不致再移位。此种类形，因桡骨较细，骨折端的齿形有时在 X 线片上也不易明显见到。每当复位时骨折对位好，但折端有间隙，稍动即又移位，折端极不稳定者，即属此种类形骨折，此种槎形多发生在桡骨。

（4）粉碎性骨折：骨折端为粉碎形，有 2 块以上的骨折，骨折复位后不稳定（图12-73）。

3. 按骨折移位程度分类

（1）无移位骨折：临床少见，骨折后骨折端无移位，或仅有轻微移位，无须进行复位。

（2）青枝骨折：多见于儿童，骨干一侧皮质劈裂折断，另一侧皮质可完整，向折侧突起成角（图12-74）。

（3）移位骨折：多见于青壮年，根据暴力种类、力量大小、作用方向、肌肉附着点的高低可形成不同部位、不同类型及有重叠、旋转、成角、侧方等不同的移位和畸形的骨折。

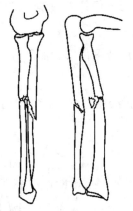

图 12-73　桡尺骨干粉碎形双骨折

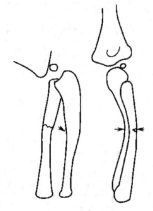

图 12-74　青枝骨折

4. 按移位的方向分类

（1）同一方向移位：桡、尺骨远折端向同一方向移位，相应复位较易。

（2）相反方向移位：桡、尺骨两远折端向相反方向移位，如一前一后，一内一外，相应复位较困难（图12-75）。

5. 按骨折合并有软组织损伤程度分类

（1）闭合性骨折：有轻或重度的软组织损伤，但皮肉完整，骨折端与外界不相通。

（2）开放性骨折：软组织损伤严重；或不严重而有皮肤挫裂；或被刺破，骨折端与外界相通；或骨端外露，呈复杂的前臂开放性骨折，常合并有严重的血管、神经、肌腱肌肉的损伤和断裂。

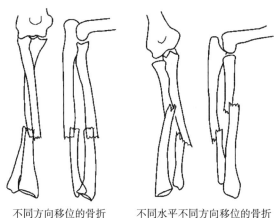

不同方向移位的骨折　　不同水平不同方向移位的骨折

图 12-75　桡尺骨干双骨折分类

6. 按骨折后时间的长短分类

（1）新鲜性骨折：伤后 2～3 周以内者，复位较易。

（2）陈旧性骨折：伤后 2～3 周以上者，因软组织的修复、骨折端纤维性骨痂的形成给闭合手法复位带来一定困难。

【损伤与移位机理】

1. 直接暴力　多见于打击、挤压、轧砸致伤。两骨的骨折部位多在同一平面，偶有碎折和多段骨折，骨折槎形为横断形或碎形，如为压轧伤，常伴有严重的软组织损伤，或形成开放性骨折。

2. 间接暴力

（1）传导暴力：从高处掉下或跌倒，以手按地，力量向上传导，先致桡骨中段或上段骨折，暴力继续作用，力量沿骨间膜传导至尺骨而使之发生骨折。此种骨折多为尺骨干骨折线低于桡骨干骨折线，且桡骨多为横断形或锯齿形骨折，而尺骨多为短斜形骨折。如暴力较大骨折断端可刺破皮肤，发生开放性骨折。发生在小儿时，则多呈下段横断双骨折。

（2）扭转暴力：多见于机器扭绞伤，致前臂过度旋前或旋后，而使桡尺两骨过度扭绞造成骨折，骨折线和成角移位的方向常是一致的，但骨折线不在一个水平面上。如为旋前暴力所致者，则尺骨远折端向后移位，尺骨折线在上而桡骨折线偏下；如为旋后暴力所致者，则桡骨折线在上而尺骨折线偏下。此种骨折多伴有皮肤的擦伤或软组织扭裂伤。

【手法复位】

整复原则：①一般先整复桡骨，后整复尺骨（有时亦可同时进行整复）。因桡骨往往呈横断骨槎，复位后比较稳定，不要顾虑在尺骨复位时会引起桡骨再移位。②整复时，一般应屈肘，前臂中立位。③屈肘可使肌肉松弛，缓解对骨折端的牵拉，前臂中立位时，骨间距离最宽。

1. 青枝骨折　采用牵拉按压复位法。

患者仰卧或坐位，一助手固定肘部，另一助手牵拉腕部，肘关节屈曲 90°，前臂中立位。术者站于患侧，在助手上下牵拉的情况下，稳而准地按压突起成角部，使其平复以形成凹侧骨皮质断裂而折端不分离错移为最好。

因凹侧骨皮质不断裂时，突起的成角畸形往往不能矫正，即或当时感觉复位良好，但由于凹侧骨皮质的弹性牵拉及折侧骨槎的对顶作用，仍可逐渐形成成角畸形，故矫枉必须过正，应明确听到或感觉到凹侧骨皮质复位时的断裂声（感）。

儿童骨折的成角畸形在 20° 以内者，可通过发育而自行矫正。超过 12 岁以上的儿童，自行塑形的功能就随之减弱，8 岁以下尚可。

2. 同一水平的桡、尺骨双骨折或同一水平的桡、尺骨上段双骨折　多为横断形骨折。若远折端移位的方向一致，采用牵拉提按推挤复位法或折顶复位法。

患者仰卧，肩外展 50°～ 70°，肘关节屈曲 100°～ 120°，前臂中立位。一助手固定上臂下段，另一助手牵拉前臂下端。术者站于患侧，先摸清骨折断端，在上、下助手用力牵拉的同时，按压远折端，使之接近折端复位。复位后，术者持两骨折端，令牵前臂的助手，沿前臂纵轴推顶，使远折端向上，远近两折端相嵌插，以达复位牢固的目的（图 12-76）。

若折端重叠移位较甚者，采用折顶复位法：体位和助手同上。拉前臂的助手不要用力，只起到扶持作用。术者推近折端，使在近远折端成角的情况下接触，同时牵臂的助手协同扩大畸形。当上、下两折端成角接触时，术者稳定折端，牵臂的助手将前臂用力牵直而复位（图 12-77）。

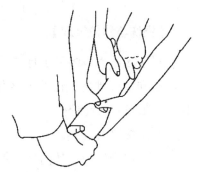

图 12-76　桡尺骨干双骨折牵拉
按压推挤复位法

3. 同一水平的桡尺骨中段骨折　多为斜形骨折，移位方向一致。采用牵拉提按摇摆复位法：患者体位和助手同上。肘关节屈曲 90°，术者以双手拇、食、中三指分持桡尺骨折端，进行提按分骨而复位，再持折端加以前后摇摆，使复位落实并稍加嵌插（图 12-78）。

4. 同一水平的桡尺骨下段骨折　多为横断形骨折，且多见于儿童，折端大都是向背侧一致性移位，向前成角，采用折顶复位法（图 12-79）。

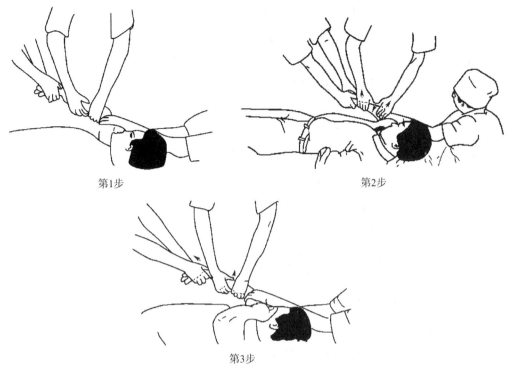

第1步　　　　　　　　　　　　　　　　第2步

第3步

图 12-77　桡尺骨干双骨折折顶复位法

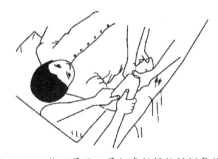

图 12-78　桡尺骨干双骨折牵拉提按摇摆复位法

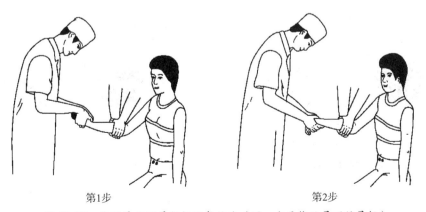

第1步　　　　　　　　　　　　　　　　第2步

图 12-79　桡尺骨干双骨折折顶复位法（同一水平桡尺骨下段骨折）

患者仰卧或坐位，一助手固定患肢前臂上段。术者站于患侧，令患肢手心向下，双手持患腕，两拇指扣住桡、尺骨远折端的背侧，两食指横置于桡、尺骨近折端的掌侧。先用力向远端牵拉，同时拇指用力向掌侧按压远折端，并扩大向掌侧的突起成角畸形，使远折端在成角的情况下接触近折端，然后反折，同时拇指按远折端向前，食指提近折端向后复位。

5. 不同水平的桡、尺骨双骨折　两骨折端不在同一水平，多为桡骨骨折线在上，为横断形或锯齿形骨折；尺骨骨折线在下，为斜形骨折。桡尺骨两骨折移位方向多不一致，呈桡骨远端向前，尺骨远折端向后移位；或桡骨远折端向后，尺骨远折端向前移位（以前者多见）。或桡骨远折端向内，尺骨远折端向外移位；或桡骨远端向外，尺骨远折端向内移位（以前者多见）。

对此种类型的骨折，桡骨为横断形，尺骨为斜形的骨折，采用牵拉推挤提按复位法：患者体位及助手同上。肘关节屈曲 90°，前臂中立位。术者站于患侧，在上下用力牵拉的同时，先推按桡骨远折端而复位，然后以提按法捏对尺骨（图 12-80）。

若桡骨骨折端为锯齿形，用上法不能复位时，采用旋转驳槎法配合牵拉推挤提按复位法或折顶复位法，在臂丛麻醉下进行。

旋转驳槎牵拉推挤提按复位法：患者体位同上，一助手固定上臂下段，另一助手扶持患腕。术者一手持桡骨骨折近折端，另一手持远折段，在肌肉松弛的情况下，使远折端与近折端紧密靠拢，然后使远折端围绕近折端由外前向后，或由内前向后旋转（一般是由外前向后旋转易成功），当旋至外后侧或内后侧时，再进行牵拉推挤或提按复位。此型骨折复位后，折端即非常稳定，一般即或摇摆亦不会再变位，然后再捏对尺骨合槎复位（图 12-81）。

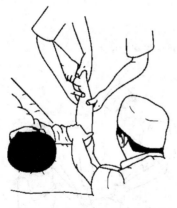 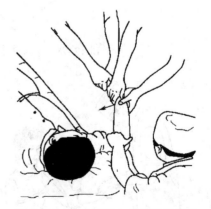

图 12-80　桡尺骨干双骨折牵拉
　　　　推挤提按复位法

图 12-81　桡尺骨干双骨折旋转驳槎
　　　　牵拉推挤提按复位法

折顶复位法：患者体位及助手同上。在肌肉松弛的情况下，术者一手持桡骨近折端，另一手持桡骨远折端，推近折端向前并扩大畸形，使远近两折端在成角情况下接触，然后反折即复位。当桡骨复位后，再进行捏对尺骨复位。

6. 开放性桡、尺骨双骨折　在臂丛麻醉下进行无菌操作清创—整复—固定—缝合伤口。

7. 陈旧性桡、尺骨双骨折　由于误治或失治，超过 2～3 周以上者（小儿 2 周，成人 3 周），处理就比较复杂，困难亦大，采用手法折骨复位或撬拨复位。

适应证的选择：①骨折后时间在 4 周以内或虽在 4 周以上而尚未牢固愈合者。②单纯成角畸形者。③折端移位方向一致者。

（1）折骨复位法：臂丛麻醉下进行。患者仰卧，一助手固定上臂下段，另一助手扶持腕部。术者站于患侧，令肘关节根据需要屈曲或伸直，将前臂突起成角处向上。术者两手叠置其上，令扶臂的助手持前臂下端向上抬，并加以反折，力量要稳，待折骨后，按新鲜骨折进行整复。亦可术者一手握折端向下按压，另一手持前臂下端向上进行反折，不用助手持臂亦可。不过前法力量较大，后法力量较小。亦可将突起成角处放置于床缘（台缘）或以角形物置其突起成角折端下，上垫以软物。术者一手扶持折端，另一手按压前臂下端进行折骨，然后进行整复。

（2）撬拨复位法：以钢针进行撬拨复位，在麻醉、X 线透视下进行无菌操作。

患者仰卧，常规消毒铺巾，一助手固定上臂下段，另一助手扶持前臂下端。术者站于患侧，选好进针点，用尖刀片在皮肤上刺一小孔，将骨圆针刺入，先在骨痂处进行多处钻孔，将骨痂折断剥离。也可助以手法折骨，再将钢针刺入折端。一般远折端向前移位，应以近折端为支点，撬远折端向后复位；远折端向后移位，以远折端为支点，撬近折端向后复位；其侧方移位，先采用手法矫正，不成功，亦可采用钢针撬拨，原则同上。骨折复位后，术者以手稳定骨折端的对位，将针缓缓退出。折端复位好且稳定者，将针眼无菌包扎。以前臂塑形夹板固定，肘屈 90°，前臂中立位悬吊。如折端不稳定，亦可经皮穿针固定。如肌肉挛缩者，在撬拨的同时，可令牵前臂的助手助以牵拉力量。

【禁忌证】

开放性骨折和骨折合并血管、神经损伤禁用手法复位，应手术治疗。

【固定简述】

1. 上段骨折　以前臂超肘塑形夹板固定 6～8 周。

2. 中段骨折　以前臂塑形夹板固定 6～8 周。

3. 下段骨折　以腕关节塑形夹板固定 3～4 周，使腕呈掌屈位。夹板的塑形弯部一定要放于腕掌关节处，以免造成折端向背侧成角畸形。

4. 青枝骨折　以前臂塑形夹板固定 2～3 周。

5. 成人前臂无移位骨折　以前臂塑形夹板固定 3 ~ 6 周。

6. 陈旧性骨折　同新鲜骨折。

十八、尺骨上段骨折合并桡骨小头脱位

尺骨上段骨折合并桡骨头脱位是临床上较常见的一种特殊损伤。此种骨折是指尺骨半月切迹以下的尺骨上段骨折，桡骨头同时自肱桡关节和上尺桡关节处脱出，但肱尺关节无脱位。

【分类】

一般按受伤机制分类。

1. 伸展型骨折　因肘关节在伸直或过伸位受伤故名。骨折后，折端向前外侧突起成角或移位，桡骨头脱向前外侧。此型较为多见，且多见于儿童。

2. 屈曲型骨折　因肘关节于屈曲位受伤故名。骨折后，折端向后外侧突起成角或移位，桡骨头脱向后外侧。此型少见，但多见于成年人。

3. 内收型骨折　因为在内收位受伤故名。骨折多呈纵形劈裂或碎裂或横断形骨折，移位不明显，向外突起成角，桡骨头脱向外侧。此型多见，且多见于低幼儿童。

4. 特殊型骨折　尺桡骨上段双骨折并桡骨头脱位，向外侧移位和突起成角移位。此型不多见（图 12-82）。

此外，须注意还有 2 种相当于孟氏骨折的形式：孤立性桡骨头脱位；尺骨近段骨折合并桡骨颈骨折，名"类孟损伤"（图 12-83）。以上各型多数向桡侧突起成角移位。

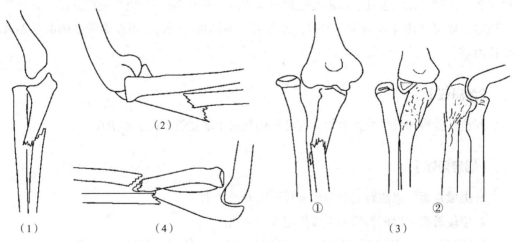

图 12-82　尺骨上段骨折合并桡骨小头脱位特殊型骨折

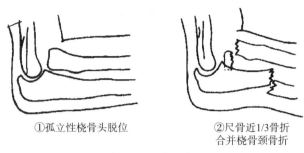

①孤立性桡骨头脱位　　　　②尺骨近1/3骨折
　　　　　　　　　　　　　　　合并桡骨颈骨折

图 12-83　类孟损伤

【损伤与移位机理】

直接暴力和间接暴力均可造成此种损伤，但以间接暴力多见，且多为传导性暴力。

跌倒时，肘关节呈伸或过伸位，前臂旋后以手按地，暴力沿前臂同上传导，先造成尺骨上段骨折，骨槎多为斜形，远折端向前外突起成角或移位。暴力继续作用迫使桡骨小头冲破或滑出环状韧带的约束而脱向前外侧，成伸直型骨折。

若跌倒时，肘关节呈屈曲位，前臂旋前以手按地，暴力沿前臂向上传导，先造成尺骨上段横断形骨折或短斜骨折，使骨折端向背侧成角移位。由于暴力的继续作用，迫使桡骨头向后外脱出而成屈曲型骨折，此型不多见。

跌倒时，身体向患侧倾斜，肘关节处于伸直内收位，前臂旋前，以手按地，暴力沿前臂向上传导造成尺骨上段纵形劈裂，或横断形骨折，或碎裂折，骨折端多无明显移位，而单纯向桡侧突起成角，桡骨头被迫向外侧脱出，成内收型骨折，多见于儿童。

若暴力较大，在造成尺骨上段骨折和桡骨头脱位后仍继续作用，又可造成桡骨上段骨折，称"特殊型骨折"，是一种少见的损伤。

【手法复位】

一般先整复脱位，后整复骨折。当脱位复位后，骨折的重叠移位可自行拉开，成角畸形也自然相应得到改善。一般采用牵拉推挤提按复位法。

1. 伸展型骨折　患者仰卧，肩外展 40°～50°。一助手固定上臂中段，另一助手牵拉腕关节上方，用力向远端牵拉。术者站于患侧，先以拇指或手掌推挤按压脱出的桡骨头向内向后复位，同时令拉前臂的助手在牵拉的情况下屈肘，并使前臂呈中立位。然后术者将尺骨远折端向背侧和尺侧提拉或推挤使骨折复位（图 12-84）。

2. 屈曲型骨折　患者体位与助手同上，牵前臂的助手顺势向远端缓缓用力牵拉，使前臂与肘关节伸直。

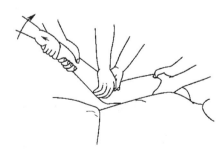

图 12-84　伸展型骨折牵拉
推挤提按复位法

术者站于患侧，以拇指推挤脱出的桡骨头向前、向内复位，以一手保持桡骨头的对位，另一手推按骨折远折端向内前复位（图 12-85）。

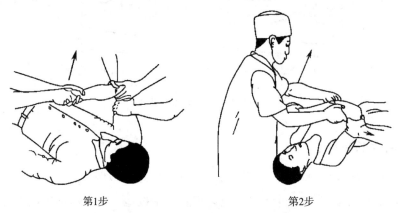

第1步   第2步

图 12-85 屈曲型骨折牵拉推挤提按复位法

3. 内收型骨折 患者体位与助手同上，先推挤桡骨头复位后屈肘，然后由背外侧推挤骨折端向内前，扳鹰嘴尖向外，同时令远端助手牵引下外翻使复位（图 12-86）。

4. 特殊型骨折 患者体位与助手同上。术者站于患侧，先整复桡骨头脱位，然后在屈肘和前臂中立位的情况下，按前臂双折进行整复。

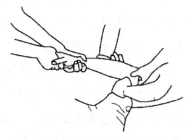

图 12-86 内收型骨折牵拉推挤提按复位法

5. 类孟损伤 根据桡骨小头脱位方向的不同，采用相反方向的整复。

【禁忌证】

开放性骨折和骨折合并血管、神经损伤禁用手法复位，应手术治疗。

【固定简述】

夹板固定伸展型、内收型、特殊型骨折复位后，肘关节极度屈曲，皆以前臂超肘关节塑形夹板固定 6 ～ 8 周，小儿固定 3 ～ 4 周；屈曲型骨折以肘关节塑形夹板将肘关节固定于半伸直前臂旋后位 6 ～ 8 周。

十九、桡骨下段骨折合并下尺桡关节脱位

桡骨下段骨折合并下桡尺关节脱位，主要表现为前臂及腕部肿胀、疼痛，尺骨茎突突出。

【分类】

1. 按骨折远折端移位方向分类

（1）桡骨远折端向上重叠、向尺侧移位合并下尺桡关节脱位少见，多为斜形骨折。

（2）桡骨远折端向掌侧、向尺侧移位合并下尺桡关节脱位多见。

（3）桡骨远折端向背侧及尺侧移位合并下尺桡关节脱位少见（图 12-87）。

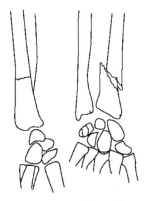

图 12-87　桡骨下段骨折
合并下尺桡关节脱位

2. 按骨折的槎形分类

（1）横断形骨折：骨折槎形为横断形多见。

（2）短斜形骨折：骨折槎形为短斜形多见。

（3）粉碎性骨折：骨折折端呈 2 块以上者少见。

3. 按骨折复位后的稳定程度分类

（1）稳定型骨折：无移位骨折、横断形骨折、向尺侧成角向掌侧移位合并下尺桡关节脱位但不严重者（图 12-88）。

（2）不稳定型骨折：斜形骨折或粉碎性骨折，或骨折远折端向尺侧背侧移位和合并下尺桡关节脱位严重者（图 12-89）。

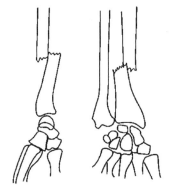

图 12-88　桡骨下段稳定型骨折合并
下尺桡关节脱位

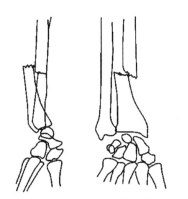

图 12-89　桡骨下段不稳定型骨折合并
下尺桡关节脱位

【损伤与移位机理】

1. 间接暴力

跌倒时，以手按地，暴力向上传导至桡骨下段或中下段发生骨折，骨折多呈横断或短斜形，骨折远端向上重叠移位；跌倒时，由于前臂所处的旋转位置不同，远折端可形成向掌侧或背侧移位。同时三角软骨及尺侧腕韧带破裂，造成下尺桡关节脱位，或尺骨茎突被撕脱骨折，其中骨折远折端向掌侧移位者较多见。骨折后，远折端常因骨间膜及旋前方肌的牵拉，而向尺侧移位且向前旋转。有时折端间由于外展拇长肌和伸拇短肌的嵌入而不易复位和愈合。

2. 直接暴力　前臂下段桡侧被重物打击，砸轧造成骨折，折端多呈横断或碎折，骨折远折端常因旋前方肌与骨间膜的牵拉而向尺侧移位。暴力继续作用下，可致下尺桡关节脱位。

【手法复位】

采用牵拉推挤提按旋臂复位法：

1. 向掌尺侧成角移位型骨折　患者仰卧，肩外展 50°～ 70°，肘关节屈曲。一助手固定前臂上端，另一助手牵拉腕及手部，使前臂旋后，重力放于大鱼际部位，用力向远端牵拉。术者站于患侧，以双手拇指叠于骨折远折端，向后、向外推挤，同时牵臂的助手将前臂旋前到中立位即复位，下尺桡关节亦随之复位（图 12-90）。

有时骨折端有肌肉嵌入者，先用嵌入缓解法：使前臂极度旋前以扩大畸形，推拉皮肉以缓解嵌夹，然后再按上法进行整复。

2. 不稳定型骨折　患者体位及助手同上，唯先使前臂于旋前位。术者推挤远折端向外、向前的同时，牵前臂的助手在牵拉的情况下，将前臂旋后至中立位，即复位。复位后，因折端不稳定，故在整复时尽量做到矫枉过正些，并在固定时要加以注意（图 12-91）。

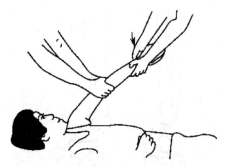 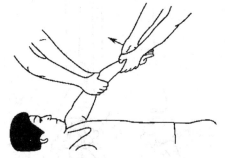

图 12-90　牵拉推挤提按旋臂复位法　　　　　　图 12-91　牵拉推挤提按旋臂复位法

【禁忌证】

开放性骨折和骨折合并血管、神经损伤禁用手法复位，应手术治疗。

【固定简述】

1. 以前臂塑形夹板固定不稳定型者，于折端后内处加垫。一般固定 6 ～ 8 周。

2. 对于不稳定型骨折，亦可做经皮穿针固定桡骨骨折，再以一枚钢针横贯下尺桡关节。

二十、尺骨下段骨折合并下尺桡关节脱位

尺骨下段骨折合并下尺桡关节脱位的症状基本同上。

【分类】

按损伤程度可分为：①尺骨下段骨折合并下尺桡关节损伤，引起下尺桡关节轻度错移，复位后稳定（图12-92）；②尺骨下段骨折合并下尺桡关节脱位，复位后不稳定（图12-93）。

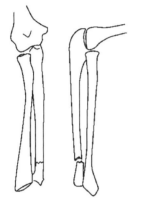 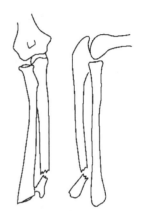

图12-92 尺骨下段骨折合并　　　　　图12-93 尺骨下段骨折合并
下尺桡关节轻度错移　　　　　　　下尺桡关节脱位

【损伤与移位机理】

本病多为直接暴力所致，如直接打击尺骨下段致伤，远折端向桡侧及掌侧移位，因尺骨支撑力丧失加上肌肉韧带的牵拉，使下尺桡关节被波及而损伤，引起轻度错移。若暴力较大，当造成骨折后仍继续作用，致三角软骨及韧带损伤，形成下尺桡关节脱位，尺骨小头向背侧撬起，而且难以复位和固定。

【手法复位】

采用牵拉挤按复位法：此类骨折复位容易，固定困难。

患者仰卧或坐位，一助手固定前臂上段，另一助手牵拉患手大、小鱼际处，重力放于尺侧，用力向远端牵拉，使前臂旋前松弛旋前方肌。术者站于患侧，用食指提远折端向后，拇指按压尺骨小头向前，矫正前后移位，后以拇指推挤骨折端，矫正侧方移位。

【禁忌证】

开放性骨折和骨折合并血管、神经损伤禁用手法复位，应手术治疗。

【固定简述】

以腕部塑形夹板固定腕关节于掌屈位 6 ～ 8 周。复位后不稳定者，可在折端掌侧和尺骨小头背侧加垫，以保证对位。

二十一、腕舟骨骨折

腕舟骨是腕骨中骨折发病率最高的一个。腕舟骨是近排腕骨中最大的一块，其外形似舟故名，但又很不规则，分头部、腰部和体部三部分。其远端凹面与头状骨构成关节，其尺侧与月骨构成关节，其桡侧与大、小多角骨构成关节，其凸面与桡骨构成关节，故其表面大部分被关节软骨所覆盖。

舟骨腰部因正横跨于腕关节的活动线上，最易发生骨折，所以为临床上最常见者，且骨折后受剪力较大，难以固定，对骨折的愈合亦极为不利。故当舟骨骨折时，应有较长时间腕部可靠的固定制动，才能保证骨折愈合。

【分类】

1. 按部位分类

（1）头部骨折：在舟骨骨折中最少见，因血供好，故其愈合快，愈合率高，极少有坏死发生。

（2）腰部骨折：最多见，血运较好，但剪力较大，故骨折不愈合和延迟愈合者较多见，但很少发生坏死。

（3）体部骨折：较少见，其因血运破坏较多，故骨折近端坏死发生率较高，可高达 10% 左右（图 12-94）。

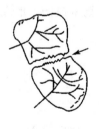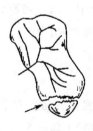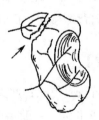

图 12-94　腕舟骨的血液供应与腕舟骨骨折的关系

2. 按发病时间长短分类

（1）新鲜性骨折：伤后 20 天以内者（包括骨折合并脱位者），尚可用手法闭合整复。

（2）陈旧性骨折：凡骨折超过 2 个月，骨折端已有部分硬化或呈轻度囊性改变者，或骨折近端已有密度增高的坏死倾向者。

【损伤与移位机理】

腕舟骨骨折 99% 以上为间接暴力所致。当跌倒时，手掌按地，腕关节处于极度背伸及桡偏位，身体的下冲力和地面的反作用力致桡骨茎突背侧缘将舟骨凿断。因腕部致伤时背伸及尺偏的位置和角度不同，可导致舟骨不同部位的骨折。直接暴力所致者极少见。

【手法复位】

采用推挤按压复位法：腕舟骨骨折一般移位不大，即或移位，复位亦较容易，只需以拇、食二指将骨折推挤按压，即可复位。故手法整复不是治疗的重点，而可靠的固定才是关键。

【固定简述】

1. 短臂石膏管型外固定　石膏管型应包括前臂远段 2/3 及第 1、2、3、4、5 掌骨远端至掌横纹处，将拇指隔开，以不妨碍握拳及手指伸屈活动为好。将患肢固定在功能位（腕背伸 25°～30°，手向尺侧稍偏位）8～12 周。如经检查仍未愈合，可再继续固定。

2. 塑形硬纸壳固定　取 1～1.5mm 厚的硬纸板片，按手掌背侧和腕部轮廓剪好，包括前臂下段，上至掌横纹处的纸板样型 2～4 片。先将其稍用水浸泡后，放置于腕及手的掌侧和背侧，趁湿将其以绷带包绕，使腕关节固定于功能位 8～12 周。硬纸板在塑形下干燥，可起固定作用。

如为移位的骨折，先进行推挤按压整复法，并在鼻烟窝部压以小棉垫，挤压和固定骨折端，防止再移位，外以硬纸板固定如上；待纸板干燥后，恢复原有硬度时，达塑形和固定作用。应及时检查并进行加固，以免松脱而达不到固定目的。

3. 穿针固定　舟骨骨折关键在于有效的固定，但其深藏于关节之内，单凭管形石膏是难以完全控制其轻微活动的，故多采用闭合穿针固定。方法是：在麻醉、透视和无菌操作下进行，先用前述手法复位，之后选用直径 1～1.5mm 克氏针，从鼻烟窝舟骨结节处进针，向后内沿舟骨长轴钻入固定骨折。外用管形石膏加强固定，效果较好。

陈旧性腕舟骨骨折，固定 4 个月至半年仍可愈合，且功能良好，不要轻易进行手术。对确实不愈合的骨折可用下列手术治疗：①清理折端，中央打空，骨棒或带血管蒂骨棒植骨；②桡骨茎突切除及植骨；③舟骨近端切除；④腕关节融合等。无论何种植骨，均再加一细克氏针固定骨折为佳。

二十二、第1掌骨骨折

第1掌骨短而粗，第1掌腕关节为鞍状关节，可伸屈、内收、外展，活动范围较大，骨折多发生于基底部1cm以上部位，多呈横断形，儿童则为骨骺滑脱。由于屈拇长肌、大鱼际肌及内收肌的牵拉，使骨折远段向掌侧及尺侧移位，外展拇长肌将骨折近端向背侧及桡侧牵拉移位，在骨折部形成向背侧及桡侧的成角畸形，致使该指不能进行外展活动。

【分类】

1. 按骨折部位分

（1）掌骨颈骨折：多为横断骨折，骨折端向背侧成角移位（图12-95）。

（2）掌骨干骨折：多为横断或粉碎性骨折，折端多向背侧成角移位。

（3）基底部骨折：骨折端多为横断形或短斜形，折端向背桡侧突起成角，是最多见的一种骨折（图12-96）。

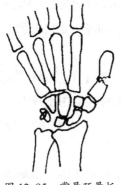
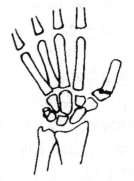

图12-95 掌骨颈骨折   图12-96 掌骨基底部骨折

2. 按骨折形态分类

（1）横断骨折：骨折呈横断形，复位后较稳定。

（2）斜形骨折：骨折呈斜形，复位后稳定性差。

（3）粉碎性骨折：骨折端粉碎在2块以上者，复位和固定难度较大。

3. 按骨折程度分类

（1）无移位骨折：致伤暴力较小，骨折线存在，但无明显移位，较少见。

（2）移位骨折：骨折端错移，多向背侧和桡侧成角或移位。

（3）骨折合并脱位：骨折多为斜形，常合并第1掌腕关节脱位（图12-97）。

4. 按软组织损伤程度分类

（1）闭合性骨折：骨折端与外界不相通，软组织损伤轻。

（2）开放性骨折：软组织损伤严重，骨折端与外界相通或外露。

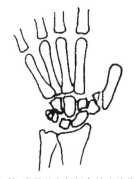 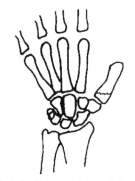

（1）第1掌骨基底部折合并腕关节脱位 （2）第1掌骨颈折合并腕关节脱位

图 12-97 第 1 掌骨骨折分类合并脱位

【损伤与移位机理】

1. 直接暴力 直接打砸、挤轧所致骨折，多为粉碎性骨折或横断骨折。骨折后，由于屈拇长肌及内收肌的收缩作用，骨折端呈向背侧突起成角移位畸形，此类骨折多位于骨干部。

2. 间接暴力 传导暴力所致，骨折多位于基底部 1cm 以内，折端多为横断形，也有斜形者。如为基底部撕脱骨折，常为斜形，骨折线涉及关节面，且常合并第 1 掌腕关节脱位。

【手法复位】

因骨折部皮肉较薄弱，故整复容易，不管哪个部位或何种类型骨折，均采用牵拉推挤复位法。患者坐位，一助手固定前臂下段。术者一手持拇指向远端牵拉，另一手推挤骨折端，使骨折对正复位。

【禁忌证】

开放性骨折禁用手法复位，应手术治疗。

【固定简述】

对于第 1 掌骨基底部骨折，用撬压固定器固定。掌骨干骨折，整复后以腕部塑形夹板的尺侧板将患拇指及前臂连腕用胶布缠绕固定其上，使拇指呈背伸位。不稳定型者，用胶布加以牵引。若为掌骨颈骨折，整复后用胶布粘贴固定于掌指关节屈曲 90°位即可，一般均固定 4 ～ 5 周。对于骨折不稳定者，可行经皮穿针固定或指骨骨牵引术。陈旧骨折影响功能者，宜切开复位或截骨矫形。

二十三、第2、3、4、5掌骨骨折

掌骨由5块短骨组成，上下两端较粗，上端名基部，下端名头部，头下较细处名掌骨颈。第1掌骨短而粗、活动性较大，第2、3掌骨长而细，第4、5掌骨短而细。手部的肌肉，肌腱较多，肌肉收缩牵拉作用可影响掌骨骨折的移位。掌骨骨折多见于成人，儿童少见。

【分类】

1. 按骨折部位分类

（1）掌骨干骨折：骨折位于掌骨干部位，为螺旋、短斜、长斜或横断骨折，多向背侧成角或移位。第5掌骨骨折，则多向背尺侧成角移位（图12-98）。

（2）掌骨基底部骨折：多为横断或短斜形骨折，移位不严重，有时可合并脱位（图12-99）。

（3）掌骨颈骨折：骨折位于掌骨颈处，多为横断骨折，折端向背侧突起成角移位，掌指关节呈半脱位状，且多发生于无名指与小指（图12-100）。

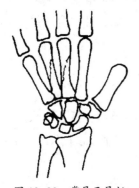 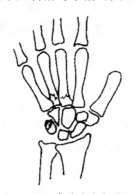 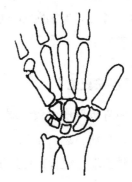

图 12-98　掌骨干骨折　　　　图 12-99　掌骨基底部骨折　　　图 12-100　掌骨颈部骨折

2. 按骨折形态分类

（1）横断形骨折：骨折为横断形，整复后稳定。

（2）斜形骨折：骨折呈斜形，又可分为长斜形与短斜形骨折，复位后不稳定。

（3）螺旋形骨折：骨折端呈螺旋形，复位后不稳定。

（4）粉碎性骨折：骨折端呈2块以上，复位后不稳定。

3. 按骨折数量分类

（1）单一骨折：只1根掌骨骨折，处理较简单。

（2）多发骨折：2根或2根以上的掌骨同时骨折，处理较为复杂（图12-101）。

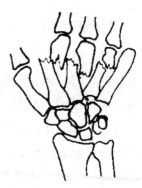

图 12-101　掌骨多发骨折

4. 按软组织损伤程度分类

（1）闭合性骨折：软组织损伤轻，骨折端与外界不相通。

（2）开放性骨折：软组织损伤严重，骨折端与外界相通或外露。

【损伤与移位机理】

直接暴力和间接暴力皆可致伤。

当以拳击撞物体时，掌骨头多可被撞击物体的反作用力致掌骨颈骨折，多为横断骨折。远折端因骨间肌、蚓状肌及屈指肌的牵拉而向掌侧屈曲，断端向背侧突起成角。同时由于背伸肌腱的牵拉，致掌指关节过伸，呈掌指关节半脱位，且手指越伸直，脱位越严重，畸形亦越明显。

由于直接暴力打击或挤压，可致掌骨体骨折，多呈横断形或粉碎性骨折。如为旋扭暴力所致掌骨体部骨折，多为螺旋形、斜形或长斜形骨折。折端由于骨间肌和蚓状肌的牵拉，一般多向背侧突起成角移位。由于直接打砸、挤压，或间接扭蹉，可致掌骨基底部骨折，多为横断骨折或短斜折，移位多不严重。

【手法复位】

因骨折处于皮下，整复较易，采用牵拉推挤提按复位法。

1. 掌骨基底部骨折　因移位不大，故不需特殊手法进行整复，仅在牵指的情况下，以推按复位即可。

2. 掌骨干骨折　患者坐位，一助手固定前臂下段。术者一手持相应的手指向远端牵拉，另一手推挤提按骨折端使其复位。

3. 掌骨颈骨折　术者持相应的手指向远端牵拉，一手持骨折端先以推挤法矫正侧方移位，再以拇指按压向背侧突起成角移位的折端向前，食指提掌骨头向后，然后捏持骨折端保持对位，同时牵指并使掌指关节屈曲90°，借用指骨基底部，顶推掌骨头向后，保证折端对位的稳定度（图12-102）。

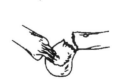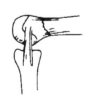

图12-102　掌骨颈骨折牵拉复位

【禁忌证】

开放性骨折禁用手法复位，应手术治疗。

【固定简述】

掌骨基底部骨折与掌骨干稳定型骨折用前臂托板固定，掌骨干不稳定型骨折用前臂托板加牵引固定，掌骨颈骨折用胶布粘贴固定，时间均为4～5周，多发性骨折同上。骨折端不稳定者，可行指骨牵引、经皮穿针或手术治疗。

二十四、指骨骨折

指骨共 14 块，为短管状骨，每节指骨的近端称"基部"，远端称"头部"，基部和头部除末节外，都有关节软骨覆盖，形成关节面。指总伸肌腱附着于末节指骨基底的背侧，指深屈肌腱附着于末节指骨基底的掌侧。远节指骨的掌侧有骨间肌附着，背侧有蚓状肌附着，这些肌肉的牵拉是造成骨折移位的原因之一。

【分类】

1. 按部位分类

（1）近节骨折：多为横断或短斜骨折，折端多向掌侧成角移位（图 12-103）。

（2）中节骨折：骨折形态和移位情况同近节骨折。

（3）末节骨折：骨折形态为横断或斜形，折端多无移位或移位不大，有时为粉碎性骨折。

2. 按骨折类型分类　①横断骨折；②斜形骨折；③粉碎性骨折；④撕脱骨折：多位于末节基底部背侧，折端为斜形，折片可稍大，也可小到米粒。其中横断较多，斜形次之，粉碎少见（图 12-104）。

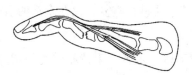
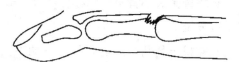

图 12-103　指骨近节骨折　　　　　图 12-104　指骨末节基底部撕脱骨折

3. 按软组织损伤情况分类　①闭合性骨折：软组织损伤轻，骨折端与外界不相通。②开放性骨折：软组织损伤重，骨折端与外界相通或外露，可合并肌腱断裂。

【损伤与移位机理】

多为传导暴力引起骨折，直接暴力亦可致伤，骨折多为横断形，骨折断端因受肌肉的牵拉而向掌侧成角移位。

【手法复位】

手法复位采用牵拉推挤提按复位法：患者坐位，一助手固定前臂下段。术者一手持患指向远端牵拉，另一手推挤提按骨折端复位，同时将患指屈曲，屈曲角度的大小以骨折端对位稳定所需的角度为准。末节骨折仅采用推挤即可复位。合并有肌腱损伤者，做二期缝合。

【禁忌证】

开放性骨折禁用手法复位，应手术治疗。

【固定简述】

指间关节于过伸位近节骨折和中节骨折，用带纸卷的前臂托板加皮牵引固定患指于屈曲位。末节骨折，一般只需贴裹接骨止痛膏固定即可。若为基底部撕脱性骨折，则应将末节指间关节用金属板固定于过伸位，同时将中节指间关节固定于屈曲位。固定时间均为 4 ～ 6 周（图 12-105 ）。

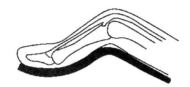

图 12-105　金属板固定末节

第二节　下肢骨折手法治疗

一、股骨颈骨折

股骨颈骨折常发生于老年人，已成为严重的社会问题。股骨颈系指股骨头下至粗隆间的一段较细部位。股骨颈与股骨干相交处形成的角称"颈干角"，又名"内倾角"。（图 12-106）正常成人颈干角为 125°～ 135°，平均 127°，幼儿可达 150°。此角有利于下肢活动，同时也使局部承受巨大剪力而容易发生骨折。此外，股骨颈与股骨冠状轴间有一向前的夹角为股骨颈前倾角，正常角度为 12°～ 15°，此角度的存在，有利于下肢的负重、稳定及平衡（图 12-107）。

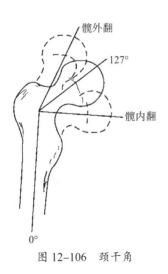

图 12-106　颈干角

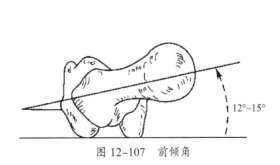

图 12-107　前倾角

【分类】

因研究的角度和侧重点不同，股骨颈骨折有多种分型方法，每种分型方法与其治疗方法的选择和预后评估密切相关。

1. 按骨折的解剖部位分类　Rockwood（1984）将股骨颈骨折分为头下型、经颈型和基底型，毛宾尧（1992）根据骨折的解剖部位增加一种头颈型，共分为四型：

（1）头下型：骨折线完全位于股骨头下，整个股骨颈均在骨折远端，股骨头可在髋臼和关节囊内自由转动。这类骨折在老年患者中最为多见，股骨头血供损伤严重，即使圆韧带动脉存在，也只能供给圆韧带凹附近小范围骨质血运，而圆韧带动脉随年龄增长而逐渐退化，甚至闭塞。因此，这类骨折愈合困难，股骨头发生缺血坏死的发生率高，预后差。

（2）头颈型：即股骨颈斜行骨折。由于股骨颈骨折多系扭转暴力所致，故真正的头下型和颈中型均属少见，而多数头下型骨折均带有一块大小不等的股骨颈骨折块，使骨折线呈斜行。此型骨折难以复位，复位后稳定性亦差，对股骨头血供的破坏仅次于头下型。

（3）经颈（颈中）型：全部骨折面均通过股骨颈，临床较少见，老年患者更少见，甚至有学者认为不存在此型。X线显示的经颈骨折往往是一种假象，重复摄片时常被证实为头颈型。

（4）基底型：骨折线位于股骨颈基底。骨折端血运良好，复位后易保持稳定，骨折容易愈合，预后良好，故有部分学者将其列入转子部骨折。

前三型骨折的骨折线位于髋关节囊内，称"囊内骨折"；基底型骨折线位于囊外，称"囊外骨折"。

2. 按骨折线走行分类　Linton于1944年提出这一分型方法，依骨折线与股骨干纵轴垂线所成角度（Linton角）的大小分为三型。

（1）Ⅰ型：角度＜30°，最稳定。

（2）Ⅱ型：角度在30°～50°之间，稳定性次之。

（3）Ⅲ型：角度＞50°，最不稳定。

这种分型方法用骨折线的倾斜度来反映所遭受剪应力的大小。由于股骨头及股骨颈的移位和旋转，往往使骨折线的走行难以判断，对于骨折线倾斜度的测量，拍X线片时都必须将患肢置于内旋位以消除股骨颈前倾角后才可测量，术前测量不易准确，故临床多不采用。但可在术后拍片时测量，以便了解骨折的稳定程度，作为对预后的估计，并采取相应的预防措施。

3. 按骨折段之间的移位方向分类

（1）外展型：两骨折段呈外展关系，股骨头处于相对内收位，骨折远端的外上部分嵌插入股骨头内，内侧骨皮质无错位和旋转，颈干角增大，又称"嵌插型骨折"。其位置稳定，关节囊血运破坏较小，预后较好，愈合率最高（图12-108）。

（2）中间型：X线正位显示呈外展嵌插关系，但侧位显示股骨头前屈，与股骨颈形成一个向后的角度，两骨折段在前方出现分离。骨折位置不完全稳定，实际已过渡到内收型的中间阶段。

（3）内收型：两骨折段完全错位，股骨头处于外展位，股骨颈因肌肉牵拉而上移，又因下肢重量而外旋，呈内收关系。此种骨折断端极少嵌插，承受剪力大，不稳定，因此多有移位，关节囊血运破坏较大，愈合率最低（图12-109）。

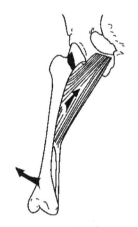

图 12-108　股骨颈骨折外展型

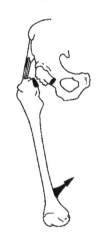

图 12-109　股骨颈骨折内收型

4. 按骨折移位程度分类　Garden 于 1961 年提出这一分型方法，共分为四型。

（1）Ⅰ型：股骨颈不完全骨折，即"外展型"或"嵌插型"骨折。远骨折端稍外展外旋，X线片示股骨颈内收型骨折、股骨颈外展型骨折。股骨颈上缘酷似嵌插的假象，而内侧头颈交界处骨小梁呈青枝形弯曲，股骨头呈内收并后倾。此型有部分骨质连接，无移位，近端保持一定血运，此型骨折容易愈合，预后好，但如不小心保护将成完全性骨折。

（2）Ⅱ型：完全骨折无移位或轻度移位。若为头下骨折，仍有愈合可能，但头坏死变形常有发生。若为经颈及基底型，则骨折愈合容易，头坏死率较低。

（3）Ⅲ型：股骨颈完全骨折部分移位，多见远端向上移位或远端的下角嵌顿在近端断面，形成股骨头外展并内旋，颈干角变小。

（4）Ⅳ型：骨折端完全移位，远折端充分外旋并上移，两骨折端完全分离，股骨头位置可正常，关节囊、滑膜严重损伤，其中血管也易损伤，造成股骨缺血性坏死。如暴力较大，股骨颈后缘可出现碎骨块，还可持续外旋，股骨颈后侧骨质因压缩而见缺损。Connolly 等认为股骨颈后侧粉碎性骨折块对骨折的稳定和预后有重要影响，并对治疗方法的选择有决定性意义。

5. 按骨折发生的时间分类　新鲜及陈旧性股骨颈骨折。后者包括伤后时间超过 3
周或经治疗而未愈合者。

【损伤与移位机理】

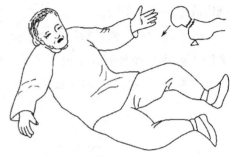

股骨颈骨折多为间接外力引起。如平地滑
倒，大粗隆部着地；或下肢于固定情况下，躯
体猛烈扭转；或由高处坠下，足跟着地，沿股
骨纵轴的冲击应力均可引起股骨颈骨折。由于
髋部肌肉的作用，骨折后远骨折端多向上移位
（图 12–110 ）。

【手法复位】

图 12–110　高处跌坠致股骨颈骨折

1. 无移位或外展嵌插型骨折的整复、固定　无移位或外展嵌插型骨折不需整复，
只需卧床维持患肢外展旋转中立体位休息和限制活动即可。

2. 内收型股骨颈骨折的整复固定　内收型骨折是股骨颈骨折中最多见的一种，治
疗比较困难，不愈合率和股骨头坏死率都较高。为提高治愈率、减少并发症，只要全
身情况允许，应力争尽早整复固定。新鲜股骨颈骨折常用的整复方法有以下两种。

（1）牵拉推挤外展内旋整复法：一助手按压两髂前上棘固定骨盆，另一助手持小
腿下段顺势牵拉。术者站于患侧以手掌根部向内下推挤大粗隆部，同时牵拉小腿之助
手在保持牵拉力下，逐步使患肢外展、内旋，即可复位。若有向前成角错位，可在牵
拉下稍抬高患肢，或术者向后按压腹股沟部以矫正远折端向前错位（图 12–111 ）。

（2）屈曲提牵内旋外展整复法：一助手按压两髂前上嵴固定骨盆。术者站于患侧，
一手持小腿下段，将另一前臂横置腘窝部，使膝、髋关节屈曲 60°～ 90°位，然后用力
向前提牵，同时将大腿内旋，外展逐步伸直，即可复位（图 12–112 ）。

若股骨颈骨折仅向外上错位者，可采用前一种手法复位；若有向前成角突起错位
者，可采用后一种整复手法复位。

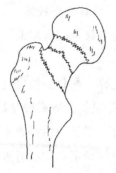

图 12–111　牵拉推挤外展内旋后复位

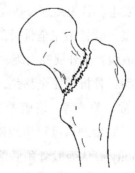

图 12–112　屈曲提牵内旋外展后复位

【固定简述】

（1）无移位或外展嵌插型骨折：患肢外展30°，膝下垫枕使髋、膝关节屈曲30°～40°位，大粗隆部外贴接骨止痛膏，挤砖法固定维持体位。也可于上述体位下采用皮肤牵引和挤砖法固定维持体位以对抗肌肉收缩，预防骨折移位。一般牵引6～8周，骨折愈合后，可扶拐下床不负重活动

（2）鳞纹钉固定：3～4周后，可扶拐下床进行不负重活动。每月行X线片检查1次，直至骨折愈合，方可拔除鳞纹钉固定。

二、股骨粗隆间骨折

股骨粗隆间骨折也叫转子间骨折，是指发生在大小粗隆之间的骨折。该部为松质骨区，也是骨折多发区，尤其是老人的常见损伤。

【分类】

1. 根据损伤机制、骨折线的走行方向和骨折的局部情况分类　可分为顺粗隆间型（外旋型，图12-113）、反粗隆间型（内旋型，图12-114）和粉碎型三种 （图12-115）。

（1）顺粗隆间型：此型骨折为粗隆间骨折中最多见的一种，约占该部位骨折的85%。骨折线由大粗隆部沿粗隆间线和粗隆间嵴向内下走行达小粗隆，小粗隆常呈游离状。该型骨折移位多不大，主要是颈干角变小，复位后只要保持外展体位，比较稳定，为该部位骨折中的稳定型。

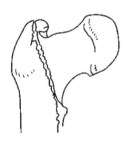 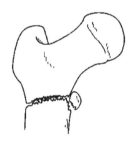 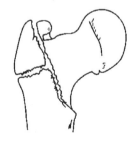

图 12-113　顺粗隆间型　　　　图 12-114　反粗隆间型　　　　图 12-115　粉碎型

（2）反粗隆间型：此型骨折是粗隆间骨折中较少见的一种，骨折线的走行方向与粗隆间线相反，即由外下的大粗隆基底部斜向内上的小粗隆，小粗隆或游离或连同远折端一并向内上移位。近折端受臀肌的牵拉而外展外旋，远折端受内收肌和髂腰肌的牵拉而向内向上移位。该型是粗隆间骨折中较难治疗的一种：若以远折端迁就近折端来对位，则有髋内翻畸形；若增加外展度矫正内翻畸形，则远折端将向内分离移位。此型为该部位骨折中最不稳定的一型。

（3）粉碎型：此型骨折是由顺粗隆间型演变而成，常因跌倒时的直接碰撞地面或

臀肌的牵拉折断而致。因失去了外展后的稳定性，故也属于不稳定型。

2. 根据复位固定后的稳定程度分类 可分为稳定型和不稳定型两种，前述的第一种为稳定型，后两种为不稳定型。

3. 根据骨折后的移位情况分类 可分为无移位型和移位型两种，而无移位型骨折较少见。

4. 根据受伤时间长短分类 可分为新鲜性和陈旧性骨折两种。

【损伤与移位机理】

股骨粗隆间骨折多为间接外力损伤，好发于 65 岁以上老人。年老肝肾衰弱，骨质疏松、变脆，关节活动不灵，应变能力较差，突遭外力时，身体失去平衡，仰面或侧身跌倒，患肢因过度外旋或内旋或内翻而引起；或下肢于固定情况下，上身突然扭旋；或跌倒时大粗隆与地面碰撞等扭旋、内翻和过伸的综合伤力所致。

【手法复位】

粗隆间骨折应根据骨折类型和移位程度，分别采用相应的方法整复、固定。

1. 无移位骨折的整复、固定 无移位骨折无须手法整复，只需在大粗隆部外贴活血接骨止痛膏，以挤砖法固定患肢于 30°～ 40°外展位，或可配合皮牵引、重量 3 ～ 5kg 维持肢体于外展位，6 周左右骨折愈合后，可扶拐下床活动。无明显骨质疏松者，亦可在局麻下行经皮穿针空心加压钉内固定。下床活动后仍应注意肢体外展，以防内收肌的牵拉而发生继发性髋内翻畸形。

2. 顺粗隆间型骨折的整复、固定

（1）手法整复：顺粗隆间型骨折可用牵拉推挤外展法复位。一助手按压两髂前上嵴固定骨盆，另一助手持小腿顺势牵拉。术者站于患侧，一手扶膝内侧，另一手掌置大粗隆部向内推挤，同时牵拉之助手在保持牵拉力的情况下，逐步外展、内旋患肢，即可复位（图 12-116）。

3. 粉碎型粗隆间骨折的整复、固定 采用上述顺粗隆间型骨折的牵拉推挤外展复位法整复。

4. 反粗隆间型骨折 以牵拉挤压外展法复位。即在上述顺粗隆间型骨折整复手法的基础上加两手掌内外相对挤压，使两斜形骨端对合（图 12-117）。

【固定简述】

1. 改良起重机架固定 主要在于纠正髋内翻，维持正常颈干角。

2. 外展牵引固定 适用于无移位、轻微移位骨折和嵌插型骨折。

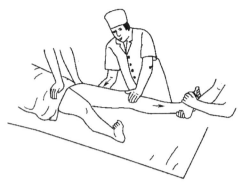

图 12-116　牵拉推挤外展法复位

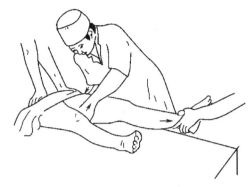

图 12-117　反粗隆间型骨折的
牵引挤压外展复位法

三、股骨大粗隆骨折

单独的股骨大粗隆骨折，临床比较少见，移位多不大，治疗容易，愈合也快，预后良好。

【分类】

股骨大粗隆骨折根据移位程度分为移位和无移位型两种，以无移位型多见。

【损伤与移位机理】

该类骨折多为间接外力肌肉牵拉而引起的撕脱性骨折。

大粗隆骨折多由间接外力肌肉牵拉引起。当肢体强力外展时受阻，臀中肌强力收缩即可引起大粗隆撕脱性骨折，少数可由跌倒时大粗隆直接受到碰撞引起，多为粉碎性骨折。

【手法复位】

此种骨折移位多不大，一般不需手法整复。

若大粗隆骨折后，因受臀中肌的牵拉，可向后上移位，可用牵拉推挤外展法复位。一助手固定骨盆，另一助手持小腿轻轻牵拉。术者以掌根向下推挤大粗隆的同时，牵拉之助手将肢体外展，向后上移位之骨片即可复位。复位后，亦可在透视下经皮穿钉，以 1～2 枚螺丝钉固定。

【固定简述】

大粗隆骨折复位后，髋关节外展 40°位，腘窝部垫枕使髋、膝关节屈曲 30°～40°位，外加挤砖法固定 4～6 周即可。

四、股骨干骨折

股骨的主要功能是负重，故其治疗原则首要的是保证对线和等长，恢复正常负重功能，所以首先要消除成角、旋转和缩短畸形，其次是争取解剖形态上的良好对位。

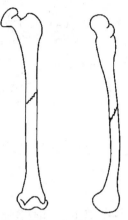

图 12-118　相对稳定的
股骨干骨折

【分类】

股骨干骨折若以骨折形态分，则有横断、粉碎、短斜、长斜、螺旋等型骨折，以短斜形骨折多见。股骨干骨折因受丰厚软组织和强大肌群的影响，多不稳定。但若骨折线由前、外上斜向后、内下者，牵引矫正重叠后，只要维持牵引力和外展体位即不易再错位，故可视为相对稳定性骨折（图 12-118）。但此型骨折临床较少见，多为不稳定性骨折。

若以骨折部位分，则有股骨上 1/3 骨折、中 1/3 骨折和下 1/3 骨折，以中、下 1/3 交界处骨折最为多见。

【损伤与移位机理】

股骨干骨折为强大的直接和间接暴力引起。直接外力引起者，如车祸碰撞、辗轧、挤压和重物打砸等，多引起横断、短斜或粉碎性骨折；间接外力引起者，如由高处跌坠、扭转和杠杆外力引起的股骨干骨折，多见于儿童，多为长斜形和螺旋形骨折。

股骨干骨折因受暴力、肌肉牵拉、肢体重力和不适当的搬运等影响，可发生各种不同的移位。一般股骨上 1/3 骨折时，其移位方向比较规律，骨折近端因受外展、外旋肌群和髂腰肌的作用而出现外展、外旋和屈曲等向前、外成角突起移位，骨折远端则向内、向后、向上重叠移位（图 12-119）；股骨中 1/3 骨折时，除原骨折端向上重叠外，移位多随暴力方向而异，一般远折端多向后、向内移位（图 12-120）；股骨下 1/3 骨折时，近折端因受内收肌的牵拉而向内成角突起移位，远折端因受腓肠肌的牵拉而向后倾斜成角突起移位，有损伤腘窝部动、静脉及神经的危险（图 12-121）。

【手法禁忌证】

开放性骨折和骨折合并血管、神经损伤禁用手法复位，应手术治疗。

【手法复位与固定简述】

股骨干骨折应根据骨折的部位和不同类型，采用相应的整复手法和固定方法。

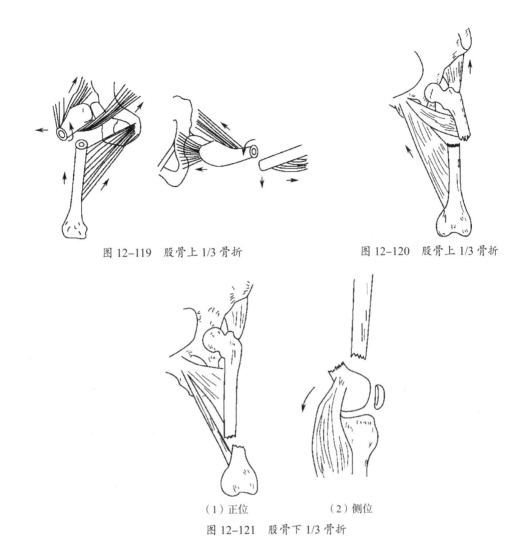

图 12-119　股骨上 1/3 骨折　　　　　　图 12-120　股骨上 1/3 骨折

（1）正位　　　　　　（2）侧位

图 12-121　股骨下 1/3 骨折

1. 股骨上 1/3 骨折

（1）手法整复：该部位骨折近折端因受外展、外旋肌群和髂腰肌的作用，近折端可出现典型的外展、外旋、前屈畸形，粗隆下骨折时可出现严重的前屈畸形，致使 X 线正位片可显示骨髓腔的圆形空洞影像，其移位的重点在近端。一般的整复手法难以奏效。可采用钢针撬压法以代替手的推挤按压，克服外展、外旋和屈肌的牵拉，迫使近折端向远折端靠拢而复位。方法为患肢置板式牵引架上，中立位下根据重叠情况先以 6 ～ 8kg 重量行股骨髁上牵引，矫正重叠移位后，再于粗隆下打进一钢针，行钢针撬压复位（方法见"总论"）。抬高针尾既可产生撬压近折端以克服其前屈的作用，又可撬拨以克服近折端外旋的作用，同时针尾抬高后则针体即向内倾斜，加之向后的牵拉力，即产生向内、向后顶压近折端的双重作用，这样近折端的前屈、外展、外旋移位即可解除，与远折端靠拢而复位。这是与一般骨折远端对近折端常理相反的复位方法（图 12-122）。

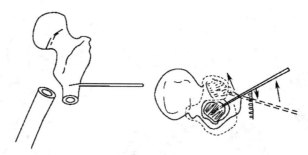

图 12-122　股骨上 1/3 骨折的整复与钢针撬压法复位机制

（2）固定简述：复位后以大腿塑形小夹板加牵引固定。其外侧板可改为两块窄夹板或带刻槽的夹板以适应钢针撬压固定，然后减轻牵引重量至 3 ～ 4kg，维持牵引（图12-122）。

2. 股骨中 1/3 骨折

（1）手法整复：对常见的短斜或横断骨折，可用牵引加小夹板固定法治疗。先行股骨髁上牵引，患肢置板式牵引架上，外展 30°～ 40°位，用 8kg 左右重量牵引 8 ～ 12小时，重叠矫正后，采用推挤提按法复位。一助手固定骨盆，另一助手扶持膝部。术者一手置近折端外侧，另一手置远折端内侧，推挤矫正侧方移位。然后两手拇指置近折端前侧，余指置远折端后侧前提的同时，两拇指按压近折端向后以矫正前后移位（图 12-123）。对长斜或多片粉碎性骨折，用挤压法复位。助手同上，术者两手分置折端的内外、前后相对挤压，使骨折片复位（图 12-124）。

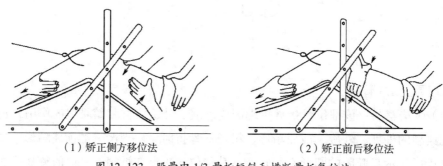

（1）矫正侧方移位法　　　　　　　　　　（2）矫正前后移位法

图 12-123　股骨中 1/3 骨折短斜和横断骨折复位法

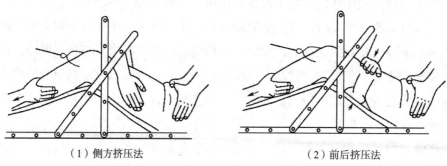

（1）侧方挤压法　　　　　　　　　　　　（2）前后挤压法

图 12-124　股骨干长斜和粉碎性骨折复位法

（2）固定简述：整复后，以大腿小夹板加牵引固定，然后将牵引重量减为 4kg 左右以维持牵引。8 ～ 10 周经二辅等手法检查局部压痛，纵向推顶，叩击痛和骨软消失。X 线片示有连续骨痂者，骨折已临床愈合，可去除牵引，带小夹板固定，扶拐下床活动。

3. 股骨下 1/3 骨折

（1）手法整复：股骨下 1/3 骨折，因受内收肌和腓肠肌的作用而出现近折端内收和远折端后倾成角突起。可先行股骨髁上牵引，患肢置板式牵引架上，肢体中立或轻度外展位，膝关节屈曲 45°左右位，以 6 ～ 8kg 重量牵引，矫正重叠后再行手法整复。整复可采用推挤提按法，一助手固定大腿上段，另一助手固定小腿。术者一手置近折端内侧，另一手置远折端外侧，推挤矫正内外错位，然后两手拇指按压近折端向后，余指提远折端向前，以矫正远折端股骨下段骨折双向牵引法后倾成角突起移位。若复位不满意，可增加膝关节屈曲度，并于小腿部加用皮肤牵引的同时，在髁上牵引之钢针上另加向前的垂直牵引，重量 3 ～ 4kg，向后之成角突起移位多可矫正（图 12-125）。

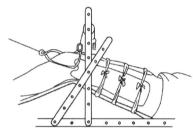

图 12-125　股骨下 1/3 骨折的整复

（2）固定简述：整复后，以大腿小夹板加牵引固定，然后将牵引重量减为 4kg 左右以维持牵引。6 ～ 8 周经二辅等手法检查局部压痛，纵向推顶，叩击痛和骨软消失，X 线片示有连续骨痂者，骨折已临床愈合，可去除牵引，带小夹板固定，扶拐下床活动。

4. 儿童股骨干骨折的整复、固定

儿童期股骨干骨折较多见，可根据年龄和骨折形态，采取相应的整复和固定方法。3 岁前婴幼儿股骨干骨折生长迅速，塑形能力强，治疗不必强求解剖对位，主要是矫正成角旋转畸形以保持对线，而轻度的重叠多在发育中能自行恢复。

（1）横断骨折：可采用折顶对位法整复。患侧卧位，一助手固定骨盆，另一助手扶持膝部。术者两拇指置近折端前侧，余指置大腿后部托远折端，先前提使向后移位的远折端向前与近折端成角相抵，然后按压近折端，同时扶膝之助手配合牵拉反折复位。也可先按近折端向后与远折端成角相抵，然后前提牵拉反折复位。复位后，术者一手保持对位，一手持膝部轻轻推顶，使两骨折端进一步吻合（图 12-126）。

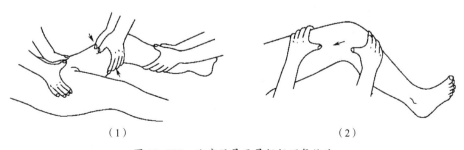

（1）　　　　　　　　　　　　　（2）

图 12-126　儿童股骨干骨折折顶复位法

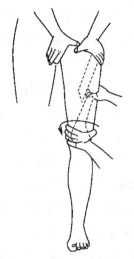

（2）长斜或螺旋型骨折：可用牵拉挤压法复位。一助手固定骨盆，另一助手持小腿牵拉矫正重叠后，根据移位方向，术者两手相对挤压使断端吻合。若为背向槎，采用回旋拨槎法复位。术者一手拇指推远折端；另一手持膝部，根据移位方向朝相反方向扭旋肢体与拇指推压相配合，使折端反向复位。对横断或短斜形骨折，可采用牵拉推挤提按法或折顶手法复位（图 12-127）。

（3）固定简述：复位后，用小夹板加悬吊或置牵引架上牵引固定（图 12-128）。

图 12-127　背向移位复位法

5. 陈旧性股骨干骨折的整复、固定　陈旧性股骨干骨折为失治或误治引起。成人股骨干骨折以超过 4 周为陈旧性骨折。由于骨折时日较久，折端已被瘀血机化粘连或已有骨痂出现。由于折端长期处于重叠、成角等畸形位置，肌肉可出现程度不等的挛缩，给手法整复造成困难。但若时间不超过 2 个月，或愈合尚不坚固者，仍可采用手法折骨或配合牵引治疗。虽不一定能满足解剖复位要求，但仍能获得功能性复位，其疗效并不比手术治疗者差，而且损伤小又无伤口感染之虑。

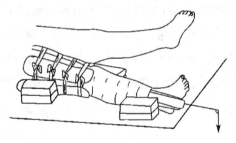　　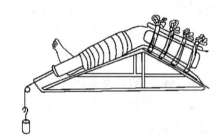

（1）小夹板固定外展皮牵引加挤砖固定法　　　　（2）小夹板固定皮牵引加桥式架固定法

图 12-128　小夹板加皮肤牵引配合挤砖法固定

（1）手法整复：对 6 周左右骨折尚未愈合坚强者，可先行手法折骨术。方法为在氯胺酮静脉麻醉下，以手法造成类似新鲜骨折的局部情况。一助手固定骨盆，另一助手持小腿牵拉。术者一手掌置前外侧成角高突部向内推挤，另一手置大腿下段内侧向外推以对抗向内之推挤力，这样两手相对用力推挤，配合牵拉之助手将肢体外展，多可听到折骨声，高突畸形即消失。若骨折时久已愈合但尚不坚牢，且主要是向前外突起成角畸形者，或为手术内固定的钢板断裂、髓内针弯曲，均可于上述麻醉下用推按扳提手法复位。一助手固定骨盆，另一助手两手相扣把持大腿下段后内侧部。术者两臂伸直两手掌相叠置患肢前外侧高突部，用力向内后推按，同时身躯前倾以加大推按力，把持大腿下段之助手配合向前外扳提，这样术者和助手相互配合反复操作，向前外之成角突起即可矫正。若上法不效者，可采用床缘按压折骨法。在上述麻醉下利用木床，使患肢外展、外旋，使成角高突部正置床缘，一助手固定大腿上段，另一助手扶持小腿，术者两臂伸直，两掌相叠置大腿下段内侧用力向下按压，或两腿骑跨于大腿下段利用身体重力下压，同时两手相扣扶持大腿下段外侧以防用力过度而增加损伤（图12-129）。

（2）固定简述：同"新鲜骨折"。

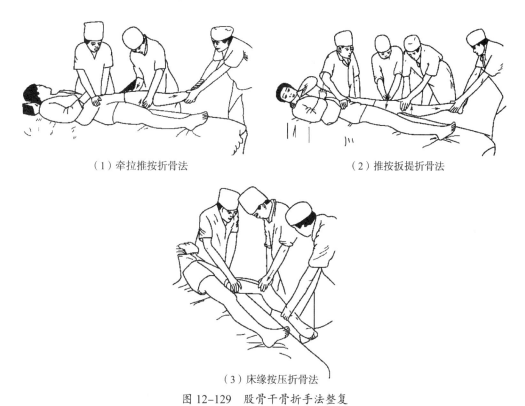

（1）牵拉推按折骨法　　　　　　　　　（2）推按扳提折骨法

（3）床缘按压折骨法

图12-129　股骨干骨折手法整复

五、股骨髁上骨折

股骨髁上骨折临床比较少见。由于其短小的远折端只有腓肠肌内、外侧头附着，故多向后倾斜、突起成角移位，复位和固定都较困难，又有损伤腘窝血管、神经的危险，应予以注意。

【分类】

1. 以受伤机理与移位方向分类　股骨髁上骨折和肱骨髁上骨折近似，也可根据受伤机制和远折端的移位方向，分为伸展型和屈曲型。

2. 以复位后骨折的稳定程度分类　分为稳定型和不稳定型。远折端向前移位或骨折线由前上斜向后下，复位或伸直位牵引矫正重叠后，远折端受腓肠肌内、外侧头的向后牵拉比较稳定，但此型较少见；远折端向后移位，或骨折线从后上斜向前下，受腓肠肌的作用，远折端向后倾斜突起移位，复位不易且复位后也不稳定，此型较多见。

3. 以骨折形态分类　有横断、短斜和粉碎三种，以短斜形多见。老人因骨质疏松跌倒膝部着地时，干骺端之坚质骨可嵌入松质骨内而形成嵌入型骨折。

【**损伤与移位机理**】

股骨髁上骨折，多由间接暴力引起。由高处跌下，膝或足部着地，身体重力和地面反作用力相互作用于股骨髁上的坚质骨与松质骨相交部而引起骨折；直接暴力打击和扭旋外力亦可引起该部位骨折，多为粉碎性骨折。屈曲型为膝关节屈曲位受伤所致，远折端向后移位，远折端受腓肠肌内、外侧头的牵拉而向后倾斜成角突起移位，有压迫和损伤血管、神经的危险，同时近折端向前突起，可刺破皮肤而形成开放性骨折；伸展型因膝关节伸直位受伤，远折端向前移位，此型骨折少见（图 11-130）。

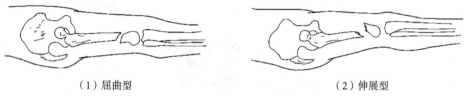

（1）屈曲型　　　　　　　　　　　　　（2）伸展型

图 12-130　股骨髁上骨折

【**手法复位**】

1. 伸展型骨折　伸直位牵拉推挤提按法复位。一助手固定大腿上段，另一助手持小腿牵拉，术者两手掌置膝关节上部两侧相对挤压矫正侧方移位，然后两拇指按压远折端向后，余指前提近折端，即可复位（图 12-131、图 12-132）。

2. 屈曲型骨折　该型骨折是股骨髁上骨折中较多见的一种，也是较难复位的一种类型。膝关节内积血多时，可先在无菌下抽出积血，然后根据骨折形态采用相应方法处理。横断形骨折，可用仰卧屈膝牵拉提按法或俯卧屈膝牵拉按压法复位。前法为仰卧屈膝大于 45°位，一助手固定大腿上段，另一助手持小腿下段维持膝关节屈曲体位，第 3 助手持小腿上段牵拉。术者先用两手掌相对挤压以矫正侧方移位，然后两拇指置近折端前侧向后按压，

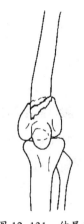

图 12-131　伸展型
股骨髁上骨折

余指提远折端向前以复位（图 12-133）。后法为俯卧位，一助手固定大腿上段；另一助手用一手持小腿下段使膝关节屈曲 60°～ 90°位，而用另一前臂横置于小腿上段后侧攀拉。术者先用两手掌相对挤压以矫正侧方移位后，两拇指按压远折端向前，余指托持近折端前侧以复位（图 12-134）。

3. 嵌入和粉碎性骨折 一般不需整复。粉碎性骨折有向内、向后成角突起者，可用推挤手法矫正向内成角，托提手法矫正向后成角突起。

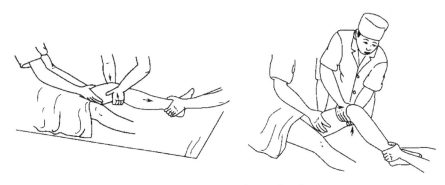

图 12-132 伸展型股骨髁上骨折复位

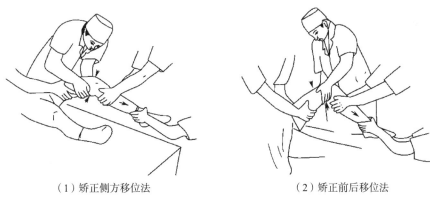

（1）矫正侧方移位法　　　　　　　　　　　（2）矫正前后移位法

图 12-133 屈曲型股骨髁上骨折的仰卧复位法

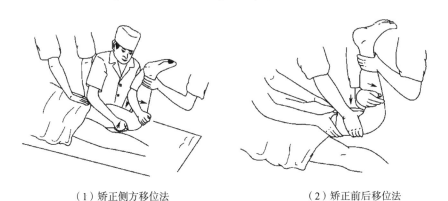

（1）矫正侧方移位法　　　　　　　　　　　（2）矫正前后移位法

图 12-134 屈曲型股骨髁上骨折的俯卧复位法

【固定简述】

复位后，以大腿小夹板超膝关节固定加胫骨结节或小腿皮肤牵引 6～8 周，X 线检查骨折愈合后，去除牵引，扶拐下床活动（图 12-135、图 12-136）。

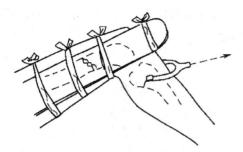

图 12-135　伸展型股骨骨髁上骨折的
牵引加小夹板超膝固定法

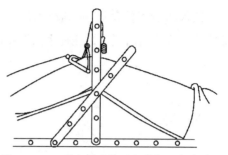

图 12-136　屈曲型股骨骨髁上骨折双向牵引法

六、股骨远端骨骺骨折

　　股骨远端骨骺移位，临床比较少见，好发于青少年。这种损伤与儿童的肱骨髁上骨折相类似。凡可引起成人膝关节脱位或股骨髁上骨折的伤因，均可引起该年龄阶段患者的骨骺移位。其可引起腘窝血管、神经损伤的危险性与成人股骨髁上骨折相同，所不同的是伸展型多见而屈曲型少见，且伸展型易压迫血管、神经，这恰与成人股骨髁上骨折相反。其复位也较成人股骨髁上骨折容易。

【分类】

　　根据受伤机制和骨骺移位方向，可分为伸展型股骨下骺移位和屈曲型股骨下骺移位（图 12-137）。

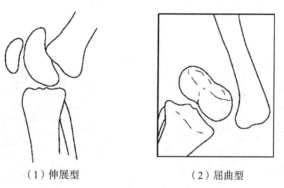

（1）伸展型　　　　　　　　（2）屈曲型
图 12-137　股骨远端骨骺移位分类

【损伤与移位机理】

　　股骨远端骨骺移位，好发于 8 ～ 15 岁的青少年，多为间接外力引起，间或有直接暴力损伤。

　　1. 伸展型　膝关节伸直位暴力打击于膝关节前侧使其过伸，外力通过骨骺线的薄弱部，使骨骺脱离干骺端而向前倾斜移位。该型由于腓肠肌的牵拉，骨骺绞锁于干骺端之前不易变动。腘动脉受向后移位的干骺端后缘顶压牵拉，可引起血管痉挛而发生缺血性挛缩，甚或形成血栓而引起肢体坏死的严重后果。

2. 屈曲型　膝关节屈曲位由高处坠下膝部着地或屈膝位外力直接作用于骨骺之前或干骺端之后，使骨骺与干骺端分离而向后移位，此型临床较少见。

【手法复位】

1. 伸展型

（1）仰卧牵拉提按整复法：仰卧位，一助手固定大腿上部，另一助手持小腿顺势牵拉。克服两断端绞锁后，术者两拇指置移位骨骺之前，余指置干骺端之后前提使膝关节屈曲的同时，两拇指向后推按前移之骨骺，即可复位（图 12-138）。

（2）俯卧牵拉推按整复法：患者俯卧位，一助手固定大腿上段，另一助手持小腿顺势牵拉。术者两手四指置干骺端之后向前按压使膝关节屈曲的同时，两拇指向后推按前移之骨骺，即可复位（图 12-139）。

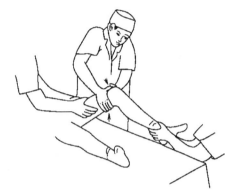

图 12-138　伸展型股骨下骺移位的
仰卧牵拉提按整复法

2. 屈曲型　此型临床较少见，但复位较伸展型困难，可采用俯卧牵拉推按法复位。患者俯卧位，一助手固定大腿上段，另一助手将膝关节屈曲90°位，然后用一手持小腿以保持体位，以另一手前臂置小腿上段后侧攀拉牵引矫正重叠后。术者两手四指置干骺端之前扶持，两拇指向前推按后移之骨骺复位（图 12-140）。

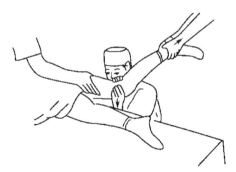

图 12-139　伸展型股骨下骺移位的
俯卧牵拉推按整复法

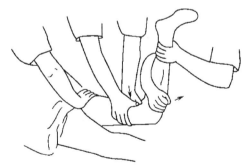

图 12-140　屈曲型股骨下骺移位的
俯卧牵拉推按整复法

【禁忌证】

开放性骨折和骨折合并血管、神经损伤禁用手法复位，应手术治疗。

【固定简述】

股骨下骺移位的固定方法，有牵引加超膝小夹板固定法、石膏托固定法、股骨髁部复位固定器固定法、经皮钢针交叉固定法，临证可根据情况辨证选用。

七、股骨髁部骨折

股骨下端向后及两侧突出的两个膨大部，分别称为内髁、外髁。两髁下部的中间有一深的凹窝将其分开，窝内有膝前、后交叉韧带附着。该凹窝为股骨下端的薄弱部，外力冲撞时易发生劈裂而形成股骨髁间骨折。两髁的前、下、后均为关节面，前面与髌骨形成关节，下面及后面与胫骨上端的平台形成关节。所幸骨折多发生于两髁之间的非关节部，复位满意、治疗恰当者，仍可望获得满意的膝关节功能。

【分类】

1. 按骨折的移位情况分型　可分为移位型骨折和无移位型骨折。无移位型骨折较少见。

2. 按骨折的复杂程度分型　可分为股骨单髁骨折和股骨双髁骨折，即髁间骨折，以股骨髁间骨折为多见（图12-141）。

3. 按骨折部位分型　可分为股骨外髁骨折、股骨内髁骨折和股骨髁间骨折（图12-142）。

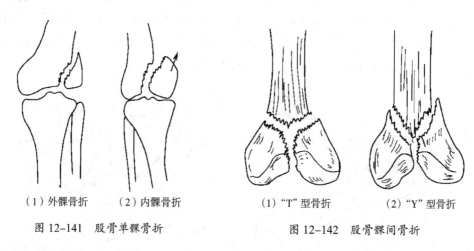

（1）外髁骨折　　（2）内髁骨折　　　　　　（1）"T"型骨折　　（2）"Y"型骨折

图 12-141　股骨单髁骨折　　　　　　图 12-142　股骨髁间骨折

有时因暴力过大，可造成股骨髁和胫骨髁两相俱伤，即股骨外髁和胫骨外髁，或股骨内髁和胫骨内髁，或股骨髁间和胫骨髁间同时骨折。

【损伤与移位机理】

股骨髁部骨折多为间接外力引起。如由高处坠地身体重力沿股骨纵轴向下传递，地面反作用力沿胫骨纵轴向上传递，股骨两髁受胫骨近端的冲撞而引起股骨髁间骨折。直接外力撞击膝关节的外或内侧，可引起股骨单髁骨折。

（1）股骨外髁骨折：是由膝关节强力外翻所致。当暴力撞击于膝关节外侧，迫使其强力外翻时，则股骨外髁受胫骨外髁的冲撞而发生骨折。因膝关节外侧易遭外力撞击，故股骨外髁骨折较多见。

（2）股骨内髁骨折：为膝关节强力内翻所致。当膝关节内侧受暴力撞击，迫使其强力内翻时，则股骨内髁受胫骨内髁的冲撞而发生骨折。因膝关节内侧遭外力机会较少，故内髁骨折较少见。股骨内、外髁骨折后，由于外力和腓肠肌内、外侧头的牵拉而向后上移位（图 12-141）。

（3）股骨髁间骨折：是由垂直冲撞力所致。以其骨折线的形态，有股骨髁间"T"形和股骨髁间"Y"形骨折（图 12-142）。当由高处坠落足部着地时，则体重沿股骨干向下传导，地面反作用力沿胫骨干向上传导，相互作用于股骨髁上皮质骨、松质骨交界部，先造成该部骨折，如外力继续作用而股骨下端髁间窝的薄弱部，受坚硬的股骨近折端的嵌插、冲击造成股骨两髁的劈裂骨折，并向两侧分离而形成股骨髁间的"T"形或"Y"形骨折。

【手法复位】

股骨髁部骨折属关节内骨折，应尽可能做到良好的复位，使关节面光滑、平整，以便恢复关节的完好功能，防止发生创伤性关节炎。

1. 股骨单髁骨折　股骨单髁骨折较少见，内髁骨折更少见，故以外髁整复为例介绍。无移位骨折不需整复，有移位骨折可采取牵拉推挤法整复（图 12-143）。健侧卧位，一助手固定大腿中段，另一助手的一手持踝上将膝关节屈曲 90°，以另一手前臂横置小腿后部攀拉。术者两拇指置外髁后部，余指置膝关节内侧。先以两拇指向前下推挤外髁，矫正向后上移位，然后两手四指向外提拉膝关节矫正外翻的同时，两拇指再向内推挤外髁矫正向外移位。内髁骨折者，采取患侧卧位，用上述手法复位，只是除向前下推挤内髁外，其余用力方向与上述相反（图 12-144）。

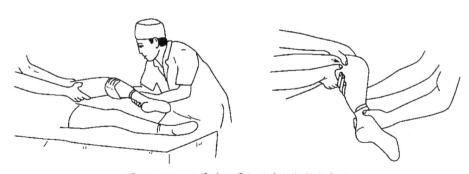

图 12-143　股骨外髁骨折的牵拉推挤整复法

2. 股骨髁间骨折　髁间骨折根据其移位程度，采取相应的复位方法。

无移位的髁间骨折不需整复。对仅向两侧分离移位的髁间骨折，可用牵拉挤压法复位。一助手固定大腿，另一助手持小腿下段牵拉，术者两手相扣以掌根挤压两髁复位（图 12-145）。

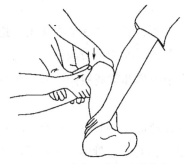

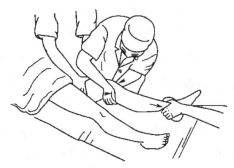

图 12-144　股骨内髁骨折的推挤复位法　　　图 12-145　股骨髁间骨折侧方分离矫正法

【禁忌证】

开放性骨折和骨折合并血管、神经损伤禁用手法复位，应手术治疗。

对移位较大并有重叠的髁间骨折整复困难，一般不宜采用手法复位。

【固定简述】

1. 无移位的单髁骨折　无移位的单髁骨折可外贴活血接骨止痛膏，膝关节屈曲 40°位，1 个月左右骨折愈合后扶拐下床活动。无移位的髁间骨折，患肢置板式牵引架上，屈膝 40°位，外贴活血接骨止痛膏，以小腿皮肤牵引重量 3 ～ 4kg 维持 6 周左右，骨折愈合后去牵引扶拐下床活动。

2. 有移位的单髁骨折　复位后稳定者，膝关节屈曲 45°～ 60°位，膝微内翻（外髁折）或外翻（内髁折）位，超膝关节夹板或前后石膏托固定 6 周左右骨折愈合后，扶拐下床活动。复位后不稳定者，可于无菌、局麻和 X 线监视下，于外或内髁关节面上方，经皮斜向对侧髁上部穿一 2mm 粗钢针至骨皮质固定，并用后石膏托固定膝关节于 30°～ 40°屈位，6 周左右骨折愈合后，去固定扶拐下床活动（图 12-146）。

3. 移位较轻的髁间骨折　复位后患肢置板式牵引架上膝屈 40°左右位，用超膝小夹板固定，并以小腿皮肤牵引，重量 3 ～ 4kg 维持 6 周左右，骨折愈合后去牵引扶拐下床活动。该型骨折也可采用经皮固定钳固定，膝置 40°左右屈曲位 4 ～ 6 周，扶拐下床活动，X 线检查骨折愈合后，去除钳夹。

4. 移位大并有重叠的髁间骨折　可采用股骨髁部骨折复位固定器治疗，唯其进针部位是在两髁关节面上部，矫正重叠和前后移位后，再旋紧两侧螺钮，向中线挤压矫正两髁分离移位。X 线检查复位满意后，膝后垫枕屈膝 40°，6 周左右 X 线检查骨折愈合后，去除固定器，扶拐下床活动。亦可采用胫骨结节牵引，肢体置板式牵引架上，屈膝 45°位，以 6 ～ 8kg 重量牵引矫正重叠后，用小腿固定钳夹持两髁矫正分离移位。6 周左右骨折愈合后，可去除牵引扶拐下床活动。待 X 线检查骨折愈合牢固后，再去除钳夹固定（图 12-147）。

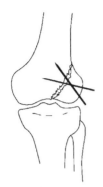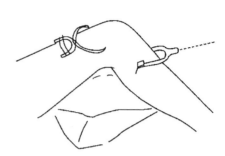

图 12-146　股骨单髁骨折钢针交叉固定法　　　　图 12-147　股骨髁间骨折胫骨结节

八、髌骨骨折

髌骨俗称膝盖骨、镜面骨。髌骨为人体最大的籽骨，呈扁平三角形。髌骨位于膝关节之前，有保护股骨两髁，维护膝部浑圆外形及加强膝关节伸直的作用，尤其对膝关节伸直的最后 15°～ 30°范围更为重要。髌骨骨折是较常见的损伤，以髌骨局部肿胀、疼痛、膝关节不能自主伸直为主要表现的骨折。

【分类】

1. 按骨折的移位程度分型　可分为无移位骨折和分离型骨折。分离型骨折为股四头肌强力收缩的间接外力所引起。

2. 按骨折的形态分型　可分为横断形、粉碎型和纵形骨折，以横断形为多见，粉碎型次之，纵形少见（图 12-148）。

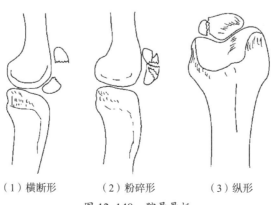

（1）横断形　　　　（2）粉碎形　　　　（3）纵形

图 12-148　髌骨骨折

按骨折的部位可分为髌骨体部骨折和上、下极部骨折，以体部骨折最多见，下极部骨折次之，上极部骨折罕见。

按骨折后时间长短可分为新鲜性骨折和陈旧性骨折，以骨折超过3周为陈旧性骨折。

【损伤与移位机理】

髌骨部位表浅，一旦遭受外力则首当其冲，易发生骨折，骨折好发于青壮年男性。髌骨骨折多为间接外力引起，如股四头肌收缩的间接外力所致的髌骨横断形骨折（图12-149）。直接外力如踢伤或跌倒时膝部直接碰撞于硬物等，以膝关节处于半屈曲时跌倒而引起者居多。因该体位下髌骨正处于股骨滑车面的顶点，位置比较固定，直接撞击易发生骨折。纵形骨折多发于髌骨的外侧部，亦为直接外力引起。因髌骨关节面有一纵形中间脊，而两侧较薄弱，外侧尤著。若膝关节于最大屈位时跌倒，则髌骨嵴朝向髁窝并横架其上相对固定，遭遇撞击易引起薄弱的外侧缘骨折。

【手法复位】

对无移位的粉碎型和纵形骨折，不需手法整复。对有移位的大块粉碎型、纵形骨折或分离移位的横断形骨折，可采用推挤手法复位。具体是一助手固定大腿中段，另一助手扶持小腿。术者两手拇、食二指捏持上、下或内、外折块，相对推挤复位（图12-150）。

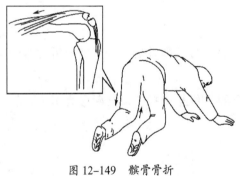

图 12-149　髌骨骨折

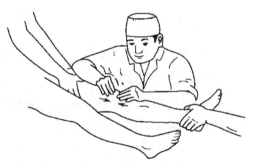

图 12-150　髌骨骨折推挤复位法

【禁忌证】

开放性骨折禁用手法复位，应手术治疗。

【固定简述】

对无移位骨折，可外贴活血接骨止痛膏，用长托板或后石膏托固定膝关节于15°左右屈位。1～2周后可带固定下床活动，4～6周骨折愈合后，可解除固定练习膝关节伸屈活动。

对有移位的横断形、大块粉碎型或纵形骨折，复位满意后，膝关节置30°左右屈位，可采用抱聚器复位固定器或髌骨钳固定。1～2周后可带固定下床活动，但膝关节屈曲活动尚需适当限制。4～6周骨折愈合后，去除固定，练习膝关节伸屈活动。

九、胫骨髁部骨折

胫骨上端膨大部为内外两髁，骨质较疏松，遭受外力冲撞时易骨折，多发于青壮年男性。两髁中间的突起为胫骨隆突，两髁的关节面比较平坦，叫胫骨平台，故胫骨髁部骨折也称"胫骨平台骨折"。腓总神经出腘窝后经腓骨颈部绕向前，骨折或固定不当时可引起损伤。

【分类】

1. 按骨折移位程度分类　①移位型骨折；②无移位型骨折：单纯的无移位型骨折较少见。

2. 按损伤机制分类（图 12-151）

（1）外翻型骨折：膝关节外侧易遭外力打击，故该型骨折是胫骨髁部骨折中最多见，可分为：①塌陷骨折；②由髁间隆突斜向外下胫骨外髁基底部骨折，或合并腓骨颈部骨折并向外分离移位；③劈裂性骨折。

（2）内翻型骨折：膝关节内侧受对侧下肢的遮挡，不易遭外力打击，该型较少见，可分为：①塌陷骨折；②由髁间隆突斜向内下胫骨内髁基底部的骨折。

（3）垂直挤压型骨折：即胫骨双髁骨折，也称"胫骨髁间骨折"，较少见，可根据骨折的局部形态和骨折线的走行方向分为：①倒"Y"形骨折：骨折线是由胫骨髁间隆突向内下和外下斜向两髁基底部的骨折；②倒"T"形骨折：骨折线是由胫骨髁间隆突垂直向下劈裂和两髁基底水平的骨折形成。

3. 按骨折发生部位分类　①胫骨外髁骨折较多见；②胫骨内髁骨折；③胫骨髁间骨折。

4. 按骨折的复杂程度分类

（1）单一骨折：由于损伤机制和损伤部位之别，又可分为胫骨外髁骨折、胫骨内髁骨折和胫骨髁间骨折。

（2）复杂性骨折：常见的有以下几种情况：①胫骨外髁骨折合并膝关节内侧副韧带损伤，甚或前交叉韧带损伤；②胫骨外髁骨折合并腓骨颈部骨折和腓总神经损伤；③当暴力过大，使胫骨髁部和股骨髁部猛烈撞击时，尚可引起胫骨髁和股骨髁的两相俱伤，即胫骨外髁骨折合并股骨外髁骨折，或胫骨内髁骨折合并股骨内髁骨折（图 12-152）。

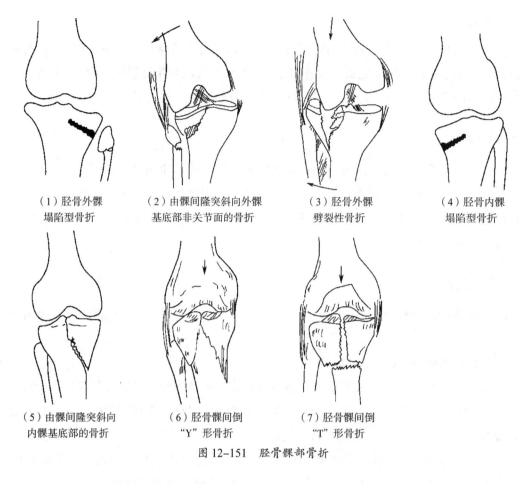

（1）胫骨外髁　　　（2）由髁间隆突斜向外髁　　（3）胫骨外髁　　　（4）胫骨内髁
　塌陷型骨折　　　　基底部非关节面的骨折　　　劈裂性骨折　　　　塌陷型骨折

（5）由髁间隆突斜向　　　（6）胫骨髁间倒　　　（7）胫骨髁间倒
　内髁基底部的骨折　　　　"Y"形骨折　　　　　"T"形骨折

图 12-151　胫骨髁部骨折

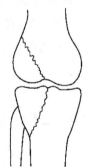
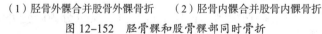

（1）胫骨外髁合并股骨外髁骨折　　　（2）胫骨内髁合并股骨内髁骨折

图 12-152　胫骨髁和股骨髁部同时骨折

5. 按关节面损伤情况对关节预后功能影响程度分类　①不波及关节面的骨折；②波及关节面的骨折。

6. 按骨折时间长短分类　①新鲜性骨折；②陈旧性骨折：骨折超过 2 周即复位困难，也难以恢复膝关节的满意功能，预后较差。

7. Schatzker 分类　Ⅰ型：外侧平台劈裂骨折，无关节面塌陷；Ⅱ型：外侧平台劈裂骨折合并外侧关节面的粉碎和塌陷；Ⅲ型：单纯外侧平台塌陷，无劈裂骨折，外侧平台骨皮质完整；Ⅳ型：内侧平台骨折；Ⅴ型：双髁骨折；Ⅵ型：胫骨平台骨折合并干骺端骨折。

【损伤与移位机理】

1. 外翻型骨折　由膝关节强力急骤外翻，外翻伤力使股骨外髁猛烈撞击胫骨外髁所致。①塌陷骨折：股骨外髁将胫骨外侧平台关节面压缩所致；②由髁间隆突斜向外下胫骨外髁基底部骨折，或合并腓骨颈部骨折并向外分离移位；③劈裂性骨折：胫骨平台被股骨外髁锐利的外侧缘劈开而形成。

2. 内翻型骨折　由膝关节强力内翻，内翻伤力使股骨内髁猛烈冲撞胫骨内髁所致。

3. 垂直挤压型骨折　站位由高处坠下，胫骨平台受股骨两髁的猛烈冲撞而发生的胫骨双髁骨折。

（1）倒"Y"形骨折：为直接由股骨两髁的垂直挤压暴力所致。

（2）倒"T"形骨折：为垂直冲挤暴力首先造成胫骨两髁基底水平骨折后，暴力继续作用，使近折端受远折端尖锐骨折断端的冲击劈裂所致。

3. 胫骨外髁骨折　由膝关节外翻伤力所致。与上述的外翻型骨折相同，故也可发生与外翻型骨折相同的各种情况。

4. 胫骨内髁骨折　由膝关节内翻伤力所致。与上述的内翻型骨折相同，也可发生与内翻型骨折相同的各种情况。

5. 胫骨髁间骨折　由垂直挤压暴力所致。与上述的垂直挤压骨折相同，也可发生与其相同的倒"Y"形和倒"T"形骨折。

6. 复杂性骨折　为强大暴力引起的复合性损伤，即除骨折外尚合并有韧带或神经的损伤，或为多发性骨折。

【手法复位】

1. 牵拉推挤复位法　适用于胫骨单髁骨折。

一助手固定大腿部，另一助手持小腿下段先顺势牵拉，再逐步内收牵拉。术者两手相扣于膝内侧向外牵拉，使小腿内收，增大膝关节外侧间隙的同时，两拇指推挤胫骨外髁向内，使移位回复。胫骨内髁骨折复位时，上述手法可反向应用，必要时辅以金针撬拨复位（图12-153）。

对塌陷型或移位明显的陈旧性或移位大的胫骨内髁或外髁骨折，单纯采用手法则难以达到满意复位，一般不宜采用手法复位。

2. 牵拉对挤复位法　适用于移位较轻的胫骨髁间骨折。

在牵引情况下配合推挤手法复位，即先行牵引矫正重叠后，再采用双掌环抱髁部双掌根对挤复位，配合牵引下的左右摆动，矫正向两侧分离移位。对移位较大者，不宜采用单纯手法复位。

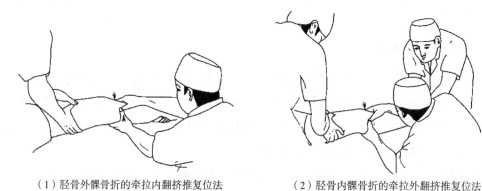

（1）胫骨外髁骨折的牵拉内翻挤推复位法　　　（2）胫骨内髁骨折的牵拉外翻挤推复位法

图 12-153　胫骨单髁骨折复位法

3. 钩拉复位固定器复位法　塌陷较重，例如 1cm 的胫骨外髁或内髁骨折，可在无菌、局麻和 X 线监视下，采用钩拉复位固定器治疗。固定后膝关节置 40°左右屈曲位，4 ～ 6 周骨折愈合后去固定扶拐下床活动。

【禁忌证】

开放性骨折和骨折合并血管、神经损伤禁用手法复位，应手术治疗。

【固定简述】

1. 牵引固定　轻度塌陷型胫骨外或内髁骨折和无移位的胫骨单髁或双髁骨折，膝关节置 30°～ 40°屈曲位以小腿皮肤或跟骨牵引，重量维持 3 ～ 4kg。骨折愈合 4 ～ 6 周后，去牵引，扶拐下床不负重活动。

2. 经皮钳夹固定　移位较大的胫骨外髁或内髁骨折复位后，可在无菌、局麻和 X 线监视下，用小腿固定钳经皮钳夹膝关节置 40°左右屈曲位固定。X 线检查骨折愈合 4 ～ 6 周后，去除钳夹，扶拐下床活动（图 12-154）。

3. 钩拉复位固定器固定　同上。

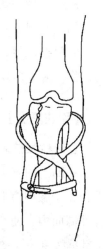

图 12-154　小腿固定钳经皮钳夹固定

十、胫骨结节骨折

成年人胫骨结节有宽广的基底与胫骨牢固的融合，不易发生骨折。但在青少年时期，胫骨结节为一骨骺，它可能是胫骨上骺的舌状延伸部，或为一单独的骨化中心，正常在 18 岁时与胫骨融合。在与胫骨未牢固融合前，骨骺线为膝关节伸展联动上的薄弱点，当股四头肌强力收缩，伸膝受阻时，可将其自胫骨上撕脱而发生撕脱性骨折或骨骺分离。

【分类】

根据骨折后的局部形态和部位及移位情况分为：①胫骨上骺之舌状延伸部被掀起而向上翘；②自舌状延伸基底部折断而向上分离移位；③舌状延伸部尖端折断向上分离移位，或可形成碎裂小片（图 12-155）。

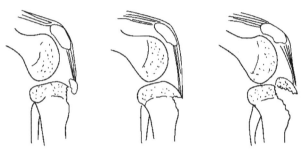

图 12-155　胫骨结节骨折类型

【损伤与移位机理】

胫骨结节骨折，多由间接外力引起。当股四头肌强力收缩时，被膝关节突然屈曲限制，即可引起胫骨结节骨骺薄弱部撕脱，或膝关节强力伸展踢物时受阻，也可引起胫骨结节骨骺撕脱。成人患者膝关节伸直性强硬而采用强力手法屈曲时，偶可引起胫骨结节撕脱性骨折（图 12-156）。

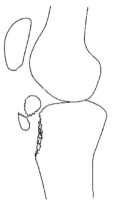

图 12-156　胫骨结节撕脱骨折

【手法复位】

推挤按压复位法：适用于有轻度移位或胫骨上骺之舌状延伸部被掀起上翘者。

两拇指重叠沿髌韧带向下推挤按压，即可复位；对撕脱骨片向上回缩移位较多，采用上述手法不能满意复位者，可伸膝固定后反复多次施行上述推挤按压手法，逐步使其复位。由于股四头肌腱的牵拉作用，复位后位置不易固定者，可在无菌条件下用两枚细克氏针撬压辅以复位后，直接自折块远端朝向胫骨上端后，上方打入骨质固定之。

【禁忌证】

开放性骨折禁用手法复位，应手术治疗。

【固定简述】

复位后，膝关节微屈位固定于托板上，绝对卧床 4 ～ 6 周，待局部压痛完全消失后，即可解除固定，逐步练习膝关节活动。若骨折片向上回缩移位，手法难以维持复位者，可于无菌、局麻和 X 线监视下，用直径 2mm 钢针经皮向下撬拨复位后，直接固定于胫骨上，剪短针尾，捏弯埋于皮下或留置皮外，无菌包扎，并固定膝关节于15°～ 20°微屈位 3 ～ 4 周，逐渐活动。骨折愈合后，去除钢针。

十一、胫腓骨骨折

胫骨的前侧和内侧面缺乏肌肉覆盖，直接位于皮下，胫骨的中下 1/3 处较细弱，其滋养血管孔又位于骨干的后上方。其损伤特点是：①胫骨骨折多发于中下 1/3 的细弱部；②胫骨前内侧面缺乏软组织，骨折易穿破皮肤形成开放性骨折；③胫骨周围缺乏肌肉包绕，营养较差，加之其滋养血管多由上而下，骨折后滋养血管受损，下行血供断绝，骨折后易发生骨折愈合迟缓甚或不愈合；④小腿部软组织薄，缓冲余地小，损伤后瘀肿多较严重，易影响血液循环而发生骨筋膜间室综合征，处理不及时将发生严重后果；⑤由于胫骨前内侧面缺乏肌肉，胫骨骨折后，肌力不平衡，多出现向前内侧突起成角畸形；⑥小腿部肌肉到中下 1/3 以下，多移行为腱性组织，使小腿明显变细，且跟骨结节部又异常高突，使小腿中段后侧之肌腹和跟骨结节各形成一个支点，其中间悬空而使胫骨下段骨折后又易发生向后突起成角移位。

腓骨细长，位于胫骨外侧偏后方，本身不直接负重，为小腿肌肉附着部，有加强和支持胫骨的作用。上端稍膨大，为腓骨头，为膝关节外侧的一个骨性标志，与胫骨构成上胫腓关节。其头下较细部，为腓骨颈，腓总神经由后外侧经此贴骨绕向前面进入肌肉下行，故临床固定不当、体位压迫、皮肤牵引胶布压迫、胫骨结节牵引进针位置不当及该部骨折等均可引起腓总神经损伤。下端为外踝，对维持踝关节稳定有重要的作用，并担当踝关节的 1/4 承重量。腓骨周围有较多肌肉包绕、附着，血供良好，骨折后多可顺利愈合。

【分类】

1. 根据骨折发生部位分类　①上段骨折；②中段骨折；③下段骨折。以中下段骨折为多见。

2. 根据骨折的稳定程度分类　①稳定性骨折：胫腓骨的单一骨折，因有互相支撑作用而比较稳定，不易错位；②不稳定性骨折：胫腓骨双骨折因失去相互支撑而出现多移位明显，且复位固定后容易再错位。

3. 根据骨折移位情况分类　①移位型骨折：胫腓骨双骨折多为移位型且较多见；

②无移位型骨折：胫腓骨单一骨折多无移位或错位轻微，儿童的蹼扭伤常致无移位的螺旋型或青枝型骨折（图 12-157）。

4. 根据骨折形态分类　①横断形骨折：多为打击、碰撞或踢伤所致，较为多见（图 12-158）。因暴力多来自外侧，故胫骨常在暴力作用的外侧，有一三角形或称蝶形骨片。②斜形骨折：多为扭旋或蹼伤所致。又有斜形和螺旋形之分，骨折多不在同一平面。该型骨折局部软组织损伤较轻，偶有骨折断端刺穿软组织而皮肤嵌夹于骨折断端之间者（图 12-159）。③粉碎性骨折：为直接暴力的压砸、碾轧所致。局部软组织损伤多较严重，甚或形成皮肤破裂、骨质裸露的开放性骨折（图 12-160）。

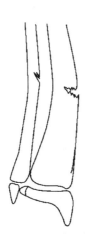

图 12-157　儿童胫腓骨的青枝型骨折

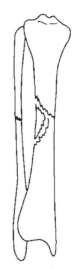

图 12-158　横断形骨折

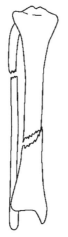

图 12-159　斜形骨折

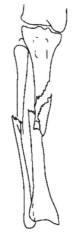

图 12-160　粉碎性骨折

5. 根据骨折与外界相通与否分类　①开放性骨折：小腿部软组织较薄，开放性骨折较多见；②闭合性骨折。

6. 根据骨折时间长短分类　①新鲜性骨折；②陈旧性骨折：以骨折超过 3 周为陈

旧性骨折。

7. 疲劳性骨折 以胫骨上段较多见，而腓骨则罕见，且后者好发于中下段或中上段。

【损伤与移位机理】

1. 直接外力损伤者，如暴力打击、重物压砸、碰撞、碾轧和踢伤等，胫腓骨骨折多在同一平面。

2. 间接外力损伤者，多为由高处跌下，足先着地，扭转或滑倒时踒扭等传导暴力引起。若为胫腓骨双折，骨折多不在同一平面，腓骨多在细弱的上段骨折，胫骨则在较细弱的中下段骨折。因此，凡单一的胫骨下段骨折，移位明显者多有腓骨上段骨折。反之，腓骨单一骨折有移位者，多有不同平面的胫骨骨折或踝关节损伤。长途跋涉或长跑和球类运动或超量负重步行较久者，可引起胫骨或腓骨的疲劳性骨折。

【手法复位】

1. 牵拉推挤复位法 适用于胫腓骨单一骨折有轻度向内前成角者。

一助手固定大腿，另一助手持踝部牵拉。术者一手置小腿后外侧做对抗，另一手置成角突起部向外后推挤使其平复（图 12–161）。

2. 对挤复位法 适用于明显弯曲的青枝骨折。术者两手掌置弯曲部上下，相对推挤即可矫正。

3. 扭旋手法 适用于腓骨重叠移位。助手固定于小腿上段，术者持踝部行缓慢而有力的内外扭旋肢体，使两断端分离，然后置牵引架上行持续牵引辅以捏挤手法治疗（图 12–162）。

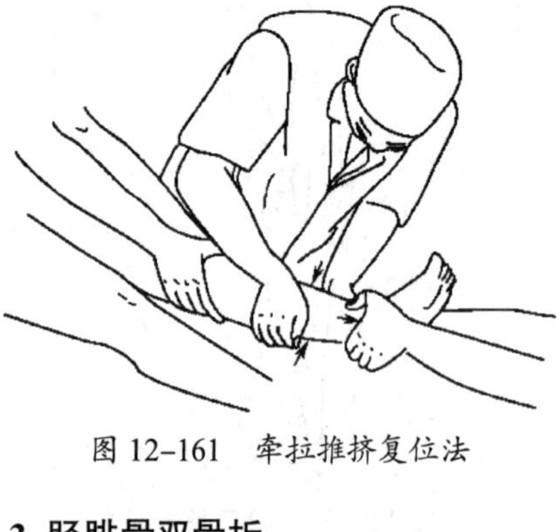

图 12–161 牵拉推挤复位法

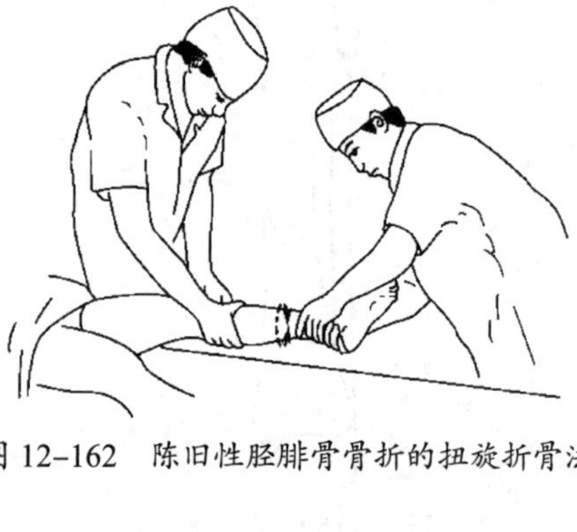

图 12–162 陈旧性胫腓骨骨折的扭旋折骨法

3. 胫腓骨双骨折

（1）折顶、摇摆、推挤复位法：适用于较稳定的横断形和锯齿状骨折。

一助手固定大腿，另一助手持踝部轻轻牵拉理正肢体后扶持。术者两手握持两断端，向前或内提扳，使两断端成角相抵，然后配合助手牵拉，反折复。复位后，术者手持断端做前后、左右地轻轻摇摆，然后术者把持骨折端，令牵拉之助手的一手持足底缓缓向上作纵向推挤，使断端进一步吻合（图 12-163）。

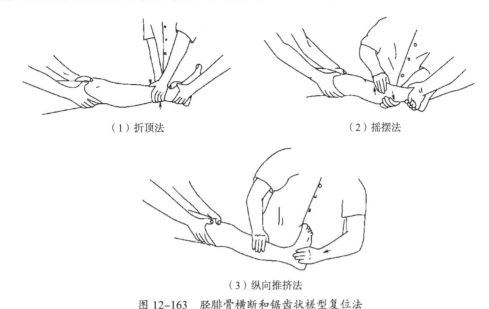

（1）折顶法　　　　　　　　　　　　　　　　（2）摇摆法

（3）纵向推挤法

图 12-163　胫腓骨横断和锯齿状槎型复位法

（2）牵拉推挤复位法：适用于斜形或螺旋形双骨折，多有重叠和断端旋转分离移位。

助手同前牵拉矫正重叠后，术者两手掌置两斜形折端相对挤压，配以助手之轻微左右扭旋肢体，使骨折断端对合。

（3）牵拉推挤提按复位法：适用于短斜或粉碎性骨折。

在助手牵拉下，以前述之推挤手法矫正内外错位，然后两拇指置近折端前侧向后按压，余指提远折端向前复位（图 12-164）。

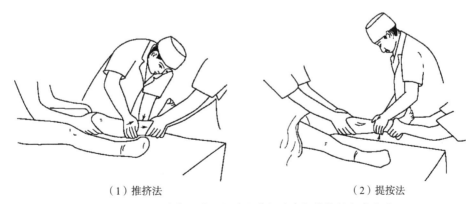

（1）推挤法　　　　　　　　　　　　　　　　（2）提按法

图 12-164　胫腓骨短斜和粉碎性骨折的牵拉推挤提按复位法

陈旧性胫腓骨骨折愈合较慢，虽时日较久，例如 2～3 个月的胫腓骨骨折，仍可采用手法处理，虽解剖位置不如手术满意，但损伤小，愈合较快，其功能恢复效果比手术要好，可在坐骨神经加股神经阻滞麻醉下进行。

（1）牵拉按压扳提法：适用于向内成角突起畸形者。

患者取仰卧膝髋屈曲、外展外旋位，一助手固定膝部。术者一手持小腿下段外侧向内扳提，另一手向外按压成角高突部或助手持小腿下段向内扳提，术者两手相叠按压成角高突部向外即可矫正（图12-165）。

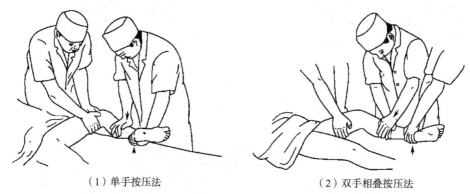

（1）单手按压法   （2）双手相叠按压法

图 12-165   陈旧性胫腓骨骨折向内成角突起的扳提按压矫正法

（2）扳提按压法：适用于向前成角突起者。

患者肢体中立位，术者一手持小腿下段后侧向前扳提，另一手掌按压向前成角高突部即可矫正（图12-166）。

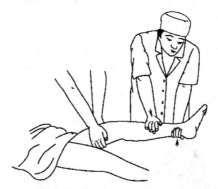

图 12-166   陈旧性胫腓骨骨折向前成角突起的按压扳提矫正法

【禁忌证】

开放性骨折和骨折合并血管、神经损伤禁用手法复位，应手术治疗。

【固定简述】

1. 小夹板固定   单一的胫骨或腓骨骨折或疲劳性骨折，外贴活血接骨止痛膏。中段者，以小腿塑形小夹板固定，下段者用小腿超踝关节小夹板固定，4～6周后带小夹板固定，扶拐下床活动，待骨折愈合后，解除固定。儿童的青枝骨折，外贴活血接骨止痛膏，小夹板保形固定，3～4周后下床练习活动。

2. 石膏固定　上段骨折复位后，可用前后石膏托固定4～6周，逐渐活动，待骨折愈合坚固后解除固定。

3. 小夹板辅挤垫固定　对横断或锯齿状胫腓骨双骨折整复稳定者，用塑形小夹板固定，膝关节屈曲40°，小腿后垫枕，两侧挤垫辅助固定。6～8周骨折临床愈合后，可带小夹板扶拐下床活动。待X线片检查骨折愈合后解除夹板后，练习膝踝关节功能活动（图12-167）。

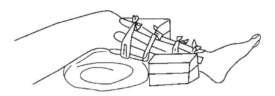

图12-167　胫腓骨稳定型骨折小夹板加挤砖固定法

4. 经皮钳夹固定　对斜形或螺旋形骨折复位后，在无菌、局麻和X线监视下，行小腿固定钳经皮钳夹，外加小夹板固定，术后膝关节屈曲40°位，小腿后垫枕，骨折稳定2～3周后，扶拐下床进行不负重活动，6周后临床和X线检查骨折愈合后，可去除钳夹，保留小夹板固定，继续活动直到骨折愈合，方可去除小夹板。

5. 双钢针加塑形小夹板固定　适用于胫腓骨不稳定性骨折复位后。固定后膝关节屈曲40°位，小腿后垫枕。X线检查复位满意后1～2周，可带固定扶拐下床活动，临床和X线检查骨折愈合6～8周后，可去除钢针，保留小夹板固定，继续功能活动，直至骨折牢固愈合。

十二、踝关节骨折

踝关节由胫腓骨的下端和距骨上面的鞍状关节面构成。胫骨下端前后方的凹形关节面，与距骨上面的鞍状关节面相对应。其内侧向下突出部为内踝，其前后缘呈唇状突起，以后缘为著，称为"后踝"。其外侧有一腓骨切迹，与腓骨下部构成下胫腓关节，有下胫腓韧带相连接。腓骨下端为外踝，外踝较内踝大而长，稍偏后。踝关节内侧三角韧带如扇形，由深浅两层结构组成：深层由前方胫距前韧带及后方胫距后韧带组成；浅层起于内踝，止于距骨、跟骨和舟骨，形成一个连续扇形结构。踝关节外侧韧带有三部分组成，距腓前韧带类似于踝关节前交叉韧带，防止距骨前移，跟腓韧带防止踝关节内翻，距腓后韧带沿水平和内侧方向行走，防止距骨向后移位和发生旋转性半脱位，且内踝的三角韧带也较外踝的距腓、跟腓韧带坚强，故阻止踝关节外翻的力量较阻止内翻的力量要大，这就是踝关节易发生内翻性损伤的局部解剖因素。内、外、后三踝构成踝穴，而距骨位于其中，形成屈戊关节。正常情况下，距骨与内、外踝形成的踝穴紧密吻合，两踝如同钳子的两翼，从两侧抓住距骨，即所谓的"踝钳"，使其与内、外踝之间的距离保持不变，但这只有在内踝、外踝、下胫腓韧带及踝关节内、外侧副韧带完整时，"踝钳"的这种稳定作用才能充分发挥。距骨前宽后窄，其上部为鞍状关节面或称"滑车关节面"。当踝关节背伸时，距骨体的前侧宽部进入踝穴，外踝稍向后外分开，腓骨轻微上移、内旋，而踝穴较跖屈时增宽 1.5～2mm 以容纳距骨体，此时胫腓骨下端关节面与距骨鞍状关节面紧密接触，非常稳定，踝关节无内收、外旋活动，若损伤则易发生骨折。当踝关节跖屈时，距骨体后侧较窄部进入踝穴，而腓骨轻微下移、外旋，踝关节有轻度内收、外展活动，稳定性较差，故踝关节跖屈时（下坡或下楼梯）容易发生内、外翻损伤，而损伤多为筋伤。

踝关节周围肌肉薄弱，多移行为腱性组织，一旦损伤，肿胀多较甚；踝关节位于人体最下部，因重力等因素可使肿胀消退较慢，甚至长期不消；或因软组织薄，覆盖差，易发生开放性损伤，即使间接外力的踝扭，也可形成骨折端穿破皮肤而形成开放性损伤。踝关节位置低下，站立等活动时接近地面，皮肤破裂后，伤口易遭污染而致久不愈合。

踝关节是站立时人体负重量最大的关节，故治疗上应首先考虑满足其负重需要的稳定性，其次是如能保持其运动的灵活性则更为理想。踝关节的稳定主要依靠"踝钳"的完整性，Willenegger（1979）指出，外踝在垂直轴上有 2°～4°倾斜，会导致距骨发生 2mm 的外移。如果外踝向后发生 2～3mm 移位，会使距骨垂直轴倾斜 10°，以上两种情况都将明显减少距骨顶的接触面积。因此，对"踝钳"上的各种骨和韧带损伤都要正确治疗，以获得踝关节结构和功能的完整性。

【分类】

1. 传统分类

（1）内翻型骨折：根据外力的大小分为：1 度骨折、2 度骨折、3 度骨折（图 12-168）。

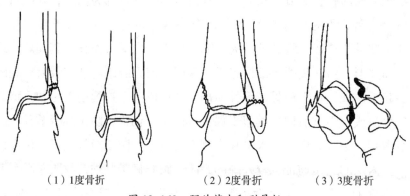

（1）1度骨折　　　　　（2）2度骨折　　　　　（3）3度骨折

图 12-168　踝关节内翻型骨折

（2）外翻型骨折：根据外力的大小分为：1度骨折、2度骨折、3度骨折（图12-169）。

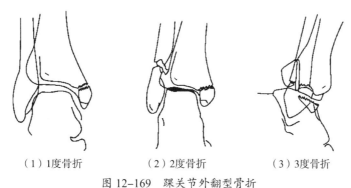

（1）1度骨折　　　　　（2）2度骨折　　　　　（3）3度骨折

图 12-169　踝关节外翻型骨折

（3）外旋型骨折：根据外力的大小分为 1 度骨折、2 度骨折、3 度骨折（图12-170）。

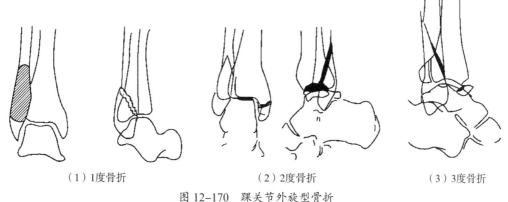

（1）1度骨折　　　　　　（2）2度骨折　　　　　　（3）3度骨折

图 12-170　踝关节外旋型骨折

（4）纵向挤压型骨折（图 12-171）。

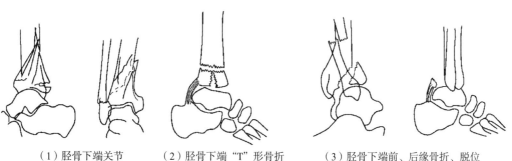

（1）胫骨下端关节　　　（2）胫骨下端"T"形骨折　　　（3）胫骨下端前、后缘骨折、脱位
面压缩、粉碎骨折

图 12-171　踝关节纵向挤压型骨折

（5）侧方挤压型骨折（图 12-172）。

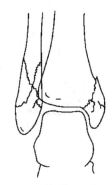

图 12-172　踝关节侧方挤压型骨折

（6）强力伸屈引起的胫骨下关节面前缘骨折（图 12-173）。

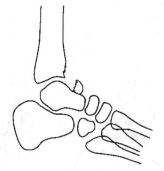

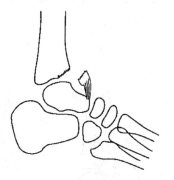

（1）胫骨前缘的大块骨折伴距骨向前脱位　　　（2）强力跖屈引起的胫骨前缘撕脱性骨折

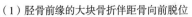

图 12-173　强力伸屈型胫骨前缘骨折

（7）踝部骨骺移位（图 12-174）和损伤（图 12-175）。

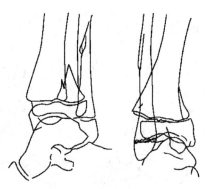

图 12-174　踝部骨骺移位

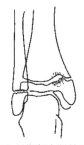 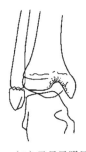 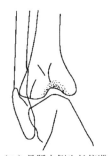

（1）早期仅有胫骨下
骺线内侧伤的可疑

（2）已显示明显
有骨骺生长停滞

（3）骨骺内侧生长停滞，
踝关节呈内翻畸形

图 12-175 踝关节内翻性骨骺挤压伤

2.临床其他分类 目前临床尚有以下 3 种分类法。

（1）LaugeHansen 分类法：按受伤时患足所处的位置致足损伤外力作用的方向对踝关节骨折进行分型，其目的是为了阐明受伤的机制、骨折的类型和韧带损伤的程度。其分型为旋后外旋型（SE）、旋前外旋型（PE）、旋后内收型（SA）、旋前外展型（PA）、旋前背屈型（PD）5 类，每类名称的前半部分指受伤时足所处的位置，后半部分指所受暴力的方向。每种分型又根据骨和韧带损伤的程度分度。据此分为：①旋后外旋型 4 度：Ⅰ度：下胫腓前韧带的撕裂；Ⅱ度：Ⅰ度伴腓骨在下胫腓联合处的斜形或螺旋形骨折；Ⅲ度：Ⅱ度伴后踝骨折或下胫腓后韧带撕裂；Ⅳ度：Ⅲ度伴内踝骨折或三角韧带撕裂。②旋前外旋型 4 度：Ⅰ度：内踝横行骨折或三角韧带撕裂；Ⅱ度：Ⅰ度伴下胫腓前韧带损伤；Ⅲ度：Ⅱ度伴外踝上方螺旋骨折；Ⅳ度：Ⅲ度伴下胫腓后韧带损伤。旋后内收型分 2 度：Ⅰ度：外踝撕脱性骨折或外侧韧带损伤；Ⅱ度：Ⅰ度伴内踝骨折。③旋前外展分 3 度：Ⅰ度：内踝骨折或三角韧带断裂；Ⅱ度：Ⅰ度伴有下胫腓韧带损伤；Ⅲ度：Ⅱ度伴有外踝骨折（胫距关节平面以上的腓骨远端短斜骨折）。④旋前背屈型四度：Ⅰ度：内踝骨折；Ⅱ度：Ⅰ度伴胫下关节面前缘骨折；Ⅲ度：Ⅱ度伴腓骨远端高位骨折；Ⅳ度：Ⅲ度伴胫下关节面后缘骨折。LaugeHansen 分类能够较为清晰地表达出受伤时足的姿势，外力的方向及韧带损伤和骨折间的关系，对临床中手法整复及整复后固定有具体的指导意义，其弊端较为复杂，即使是较为有经验的高年资医生，如平时用的较少，掌握起来也有一定的难度。

（2）DanisWeber 分类法：根据腓骨骨折的水平位置和下胫腓联合的相应关系，将踝关节骨折分为 A、B、C 三型。

A 型：腓骨骨折线位于下胫腓联合平面之下，可为外踝撕脱骨折或为外侧韧带损伤，下胫腓联合及三角韧带未损伤，此型主要由内收内旋应力引起。

B 型：外踝骨折线位与下胫腓联合平面处，自前内侧向后外侧延伸，可伴有内踝撕脱骨折或仅有三角韧带损伤，下胫腓联合有可能损伤，此型通常由强力外旋引起。

C 型：腓骨骨折发生在下胫腓联合平面之上，均合并有下胫腓韧带损伤，通常为

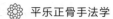

长斜骨折，骨折线水平越高，损伤越严重。内侧结构损伤为内踝撕脱骨折或三角韧带断裂，此型骨折多由外展外旋应力引起。DanisWeber 分类法比较适用于手术治疗，且简单易记，但完全忽略内侧结构损伤的生物力学重要性不能根据生物力学原则对骨折进行区别。

（3）Ashhurst 分类法：按照病因，即受伤时外力的性质进行分类，将踝关节骨折脱位分为四型：外展型、外旋型、内收型和垂直压缩型。

①外展型分为 3 度：Ⅰ度：单纯内踝骨折；Ⅱ度：内踝骨折伴腓骨骨折；Ⅲ度：胫骨远端骨折和腓骨骨折。

②外旋型分 3 度：Ⅰ度：单纯腓骨骨折；Ⅱ度：腓骨骨折伴内踝骨折或内侧韧带损伤；Ⅲ度：在Ⅱ度骨折基础上，暴力继续作用致后踝骨折。

③内收型分 3 度：Ⅰ度：单纯外踝横行骨折；Ⅱ度：外踝骨折伴内踝骨折；Ⅲ度：外踝骨折伴后踝骨折或胫骨远端骨折。

④垂直压缩型分 3 度：Ⅰ度：胫骨远端负重面骨折；Ⅱ度：胫骨远端关节面粉碎性骨折；Ⅲ度：胫骨远端"Y"形或"T"形骨折。

【损伤与移位机理】

踝部骨折是最常见的关节内骨折，发病率占各关节内骨折之首，多为间接外力损伤。如由高处坠落、足跟着地的垂直挤压伤，或下坡、下楼梯，走不平道路时的蹾扭损伤，或侧方挤压，或强力伸屈等均可引起踝部损伤。

1. 内翻型骨折 多由高处坠地，足底外缘着地，使足强力内翻；或走不平道路时，足底内缘踩在高凸处，使足骤然内翻；或足于固定位，小腿内下部受暴力撞击，足被迫内翻等，均可造成此类骨折。

（1）1 度骨折：内翻伤力作用于踝部后，首先引起外侧韧带损伤或断裂，或在外踝尖端、中部或基底部被撕脱，或齐关节横断，折片向内错位，因外侧韧带较弱，撕断外踝的情况较少见；若内翻伤力继续作用，则外侧韧带被撕裂后，使距骨强力内翻，撞及内髁将其折断，骨折线多为斜形。典型的内翻型骨折，是自内踝基底部向内上及垂直折断，此为常见的内翻型单踝骨折。

（2）2 度骨折：若暴力不缓解，则可使外踝骨折，并使距骨向内侧倾斜或移位而形成双踝骨折。

（3）3 度骨折：若内翻伤力作用时，踝关节处于跖屈足内收位，则内、外踝骨折后，可发生距骨向后移位。外力继续作用，距骨向内后移位，撞击后踝而发生后踝骨折并距骨向后脱位。

此种骨折下胫腓韧带多保持完整，但形成内翻型半脱位时，距骨顶可发生两种骨折：一种是距骨顶外侧发生软骨下骨的剪切型损伤，另一种是距骨顶内侧发生挤压型骨折，要注意排查。

2. 外翻型骨折　由高处坠下足底内侧缘着地，或足于固定位，外力撞击于小腿外下侧，使踝强力外翻引起。

（1）1度骨折：当外翻伤力作用于踝关节内侧时，由于三角韧带坚强而不易断裂，常把内踝撕脱，呈横断形骨折并向外移位。

（2）2度骨折：若外翻力继续作用，则外踝受到距骨外侧的撞击，由于下胫腓韧带坚强不易撕断，常发生在下胫腓联合上方或下方的外踝斜形骨折，骨折线由内下斜向外上而形成双踝骨折，可连同距骨向外移位。

（3）3度骨折：若外翻伤力使内踝骨折后，外踝被距骨外侧撞击而下胫腓韧带先被撕裂，外力继续作用而引起下胫腓关节分离；继而引起腓骨下段骨折，距骨可随其向外侧移位，偶而可引起胫骨后缘骨折，形成三踝骨折，距骨随同向后移位。

3. 外旋型骨折　暴力使足过度外展外旋，或足在固定情况下因小腿强力内旋，形成足的外展外旋，均可发生此型骨折。

（1）1度骨折：当足强力外展外旋时，外踝受到距骨外侧面的冲击。若下胫腓韧带首先断裂，则下胫腓联合以上，腓骨下1/3细弱部发生斜形或螺旋形，个别可高达颈部骨折，骨折线由前下斜向后上，无移位时仅在侧位X线片上才能看到；若下胫腓韧带未断裂，则可发生外踝由内下斜向外上，经过或不经过下胫腓联合的外踝基底部骨折。

（2）2度骨折：若外力继续作用时，距骨向外倾斜，内踝被三角韧带撕脱，或三角韧带被撕裂，形成双踝骨折。

（3）3度骨折：外力继续作用时，因三角韧带的牵拉力消失，距骨随腓骨向外后旋转移位，胫骨后缘被撞击而形成三踝骨折，距骨随后踝折块向后移位。

4. 纵向挤压型骨折　由高处坠下，足底着地，体重沿下肢纵轴向下传导与地面反作用力相交引起。若踝关节处于直角位时，则胫骨下端关节面受距骨撞击，可被压缩，严重时可发生粉碎性骨折或"T"形、"Y"形骨折，外踝亦往往呈横断或粉碎性骨折。若由高处坠下时，踝关节处于背伸或跖屈位，则胫骨关节面的前缘或后缘受距骨体的冲击可发生骨折，骨折片大小不一，有的可占关节面的1/3～1/2，距骨也随骨折片向后上或前上移位。

5. 侧方挤压型骨折　踝关节一侧受直接暴力打击而另侧挤于硬物上，或踝关节被挤夹于重物之间所造成的两踝骨折，多为粉碎型，骨折多不移位，但常合并有严重的软组织损伤而形成开放性骨折。

6. 强力伸屈引起的胫骨下关节面前缘骨折　此型骨折可由伸、屈两种相反外力引起。当由高处坠下，踝关节背伸位足跟着地时，胫骨关节面前唇受距骨上面的撞击而发生大块骨折，腓骨也随之骨折，距骨可随骨折块向前上移位。此类损伤还可能伴有腰椎和跟骨的压缩性骨折，应注意检查，以防漏诊；踝关节强力跖屈位引起者，如足球运动员，足强力跖屈踢球时，胫骨关节面前缘可被踝关节前侧关节囊撕脱而发生骨折（较少见）。

7. 踝部骨骺移位和损伤 此类损伤为旋转外力引起，多发于儿童骨骺未融合前。儿童期胫骨下端骨骺线为一薄弱点，当踝关节遭受和成人相同的外力时，即可引起胫骨下骺连同干骺端一三角形骨片向不同方向移位，腓骨下段细弱部发生骨折。这类骨折是在关节外，胫距关节多正常，骨骺也未受挤压，较成人踝关节骨折后果要好。但儿童的内翻性扭伤，使胫骨下端内侧骨骺常受挤压，从而引起发育障碍，逐步发生踝关节内翻畸形。

【手法复位】

1. 挤压复位法 适用于单纯下胫腓关节分离。

一助手扶小腿，术者两手掌置踝关节两侧相对挤压即可复位（图12-176）。

2. 牵拉推挤复位法 适用于内翻型双踝、三踝骨折。

患者取患侧卧位，膝髋关节屈曲90°，一助手固定小腿，另一助手持前足及足跟进行牵拉。术者两拇指推挤内踝向外，余指置外踝部向内扳拉，使踝关节外翻，两踝骨折即可复位。然后在助手保持对位下，术者一手置踝前向后按压，另一手持足前提并背伸使后踝复位。此型一般后踝骨折片较小，利用上述手法，在矫正距骨向后移位的同时，利用踝关节背伸后关节囊的紧张，后踝骨折片即可复位（图12-177）。

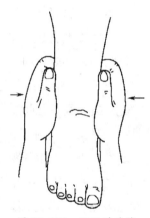

图 12-176 下胫腓关节
分离挤压复位法

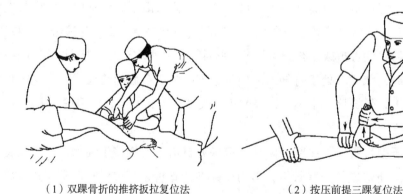

（1）双踝骨折的推挤扳拉复位法　　　（2）按压前提三踝复位法

图 12-177 内翻型双踝、三踝骨折复位法

3. 牵拉推挤内翻复位法 适用于外翻型双踝、三踝骨折。

患者取健侧卧位，膝关节屈曲90°，助手同前。术者两拇指推挤外踝向内，余指置内踝部向外扳拉，使踝关节内翻即可复位（图12-178）。若有下胫腓关节分离，应先用两手对挤矫正后，再行上述手法复位；若有三踝骨折并距骨向后移位者，在助手保持对位下，再用上述手法复位。

4. 牵拉推挤复位法　适用于外旋型双踝、三踝骨折，若内踝为中部骨折，骨膜或韧带易夹于骨折间隙，应先用拇指由折隙向上下推挤解除嵌夹后，再采用手法复位。

患者取仰卧位，助手同前牵拉。术者站于患侧，两拇指由后外推挤外踝向内前，余指置内踝部扶持对抗，同时助手在牵拉下配以足的内收内旋，即可复位（图12-179）。若为下胫腓关节分离、腓骨下段骨折者，术者先以拇指由腓骨下段折处由外后向内、前、下推挤复位，再以两手掌于下胫腓关节部内外对挤矫正下胫腓关节分离后，再行上述手法整复内踝骨折，然后再用前述整复距骨向后移位手法，整复后踝骨折。

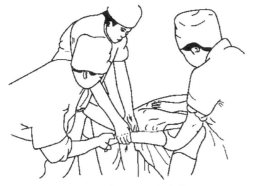

图 12-178　外翻型踝关节骨折的
推挤扳拉复位法

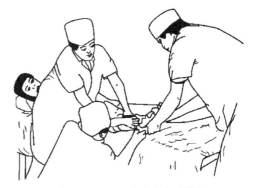

图 12-179　踝关节外旋型骨折
之牵拉推挤复位法

5. 牵拉推挤按压法　适用于纵向挤压型骨折的整复对轻度压缩而移位不大者。

术者以两手置踝关节两侧相对推挤，再行前后按压，以矫正胫骨下端前后、内外的膨出移位。

6. 牵拉推挤屈伸复位法　适用于皮肤完整的侧方挤压型骨折。

助手牵拉同前。术者两手置踝关节两侧相对推挤，并同时配以牵拉之助手在保持牵拉力下作踝关节的背伸跖屈活动，使粉碎折片进一步平复吻合。

7. 牵拉推挤提按法复位　适用于踝部骨骺移位或损伤。

助手牵拉同前。术者以两手掌置踝关节两侧相对推挤矫正侧方移位，然后两拇指按压远端移位骨骺向后，余指提干骺端向前，即可复位。

8. 牵拉推按复位法　适用于胫骨前缘骨折，强力背伸引起的大块骨折者。

对强力背伸引起的大块骨折，可采用牵拉推按法复位。助手牵拉同前。术者两拇指置踝前折片移位部，向下、向后推按，余指置踝后扶持对抗，同时配合牵拉之助手将前足向后推送，矫正距骨前移。

对强力跖屈引起的小片撕脱骨折，无须整复。

【禁忌证】

开放性骨折和骨折合并血管、神经损伤禁用手法复位，应手术治疗。

【固定简述】

1. 中立位小夹板固定　对单踝骨折可外贴活血接骨止痛膏，用踝关节塑形夹板，固定踝关节于中立位，4～5 周即可。

2. 经皮钳夹固定　适用于单纯的下胫腓关节分离，手法挤压复位后，于无菌和局麻下，行内、外踝上部经皮钳夹固定，6 周即可去除（图 12-180）。

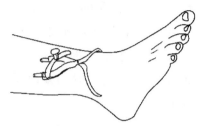

图 12-180　下胫腓关节分离的钳夹固定法

3. 外翻夹板固定　适用于内翻型双踝、三踝骨折，手法整复后，踝关节两侧衬以棉垫或海绵垫，用踝关节塑形夹板固定踝关节于外翻位，抬高小腿置棉被上，以利肿胀消退。待 3～4 周骨折稳定后，改中立位固定，5～6 周临床和 X 线检查骨折愈合后，解除固定。

4. 经皮穿针固定　适用于外旋型双踝、三踝骨折，内、外髁骨折复位后，若后踝折块较大，超过关节面 1/4 而复位后不稳定者，可在无菌、局麻和 X 线监视下，用 2mm 粗钢针，根据骨折片的偏内或外，由跟腱的内或外侧，经皮、骨块向前外上或前内上达前侧骨皮质固定，必要时也可用两根钢针交叉固定。若折块向后上移位而手法不能复位时，可在 X 线监视下，先由折块上部进一钢针向下撬拨、推顶折块复位后，再行上述钢针固定。

5. 石膏固定　"U" 形石膏托固定适用于上述内翻、外翻、外旋三型骨折，复位后若内踝前侧张口而背伸位难以维持者，也可采用 "U" 形石膏托固定。需固定内翻位者，石膏托先由小腿外侧中段开始，经足底拉紧至小腿内侧中段，石膏宽度需达跖骨头部，绷带缠绕成形后，即可维持踝关节于内翻背伸位。需固定外翻背伸位时，与上反向进行即可。3～4 周骨折稳定后，踝关节改中立位固定。5～6 周骨折愈合后，拔除钢针和解除外固定。背伸位石膏固定适用于胫骨前缘骨折（图 12-181）。

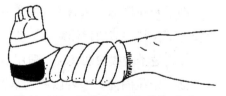

图 12-181　踝关内、外翻骨折 "U" 形石膏托固定法（内翻位固定）

十三、距骨骨折

距骨位于诸跗骨之上，足纵弓之顶为足的主要负重骨之一，与跟骨一起，站立时负人体重量的一半。距骨深居踝穴跟、胫之间的骨性匣内，只有头颈部伸出匣外，其周围有韧带相连。距骨表面大部为软骨关节面包绕，有七个关节面，其体部上面的拱起为鞍状关节面或称"滑车关节面"，与胫骨下端关节面相接，滑动于踝穴中；内侧的半月状关节面与内踝相接；外侧的三角状关节面与外踝相接；体部下面的前、中、后三个关节面与跟骨的相应关节面相接；头部的凸状关节面与舟骨的凹状关节面相接。下肢的 3 支主要动脉在骨外形成血管丛，对距骨头、颈、体提供血供，距骨颈骨折后，其主要血供中断，故骨折愈合缓慢，甚至发生距骨体缺血坏死。

【分类】

1. 根据受伤机制分类

（1）背伸性骨折最多见，可根据暴力强弱和移位程度分为 1 度骨折、2 度骨折、3 度骨折（图 12-182）。

（2）跖屈性骨折。

（3）内翻性骨折。

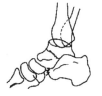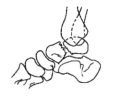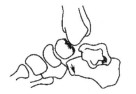

（1）1度（无移位骨折）　（2）2度（距骨颈骨折　　　（3）3度（距骨颈骨折，距骨体向后
　　　　　　　　　　　　　　　合并距下关节脱位）　　　　　　　移位脱出踝穴后的两种变位情况）

图 12-182　距骨骨折分度

2. 根据骨折部位分类　①距骨颈骨折：即前述的背伸骨折（图 12-183）；②距骨后突部骨折：即前述的跖屈骨折（图 12-184）；③距骨体纵形骨折：前述的内翻性骨折（图 12-185）。

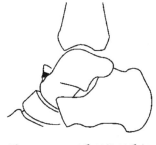

图 12-183　距骨颈撕脱骨折

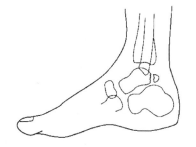

图 12-184　距骨后突骨折

3. 根据骨折的移位程度分类　①移位型骨折；②无移位型骨折：多见于上述的距骨后突部骨折和部分距骨颈部的骨折。

4. 根据骨折线走向分类　①横断形骨折：即前述的距骨颈骨折多见；②纵形劈裂

骨折。

5. 根据骨折时间长短分类 ①新鲜性骨折；②陈旧性骨折：超过 2 周为陈旧性骨折。

6. Coltart 将距骨骨折分类 ①距骨颈骨折（A 型为无移位距骨颈骨折、B 型为移位的距骨颈骨折伴距下关节半脱位、C 型为移位的距骨颈骨折伴距骨体的脱位）；②距下关节脱位；距骨完全脱位，以及距骨的撕脱骨折和距骨顶的骨软骨骨折。

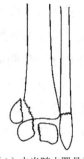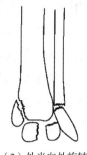

（1）内半随内踝骨折　　（2）外半向外旋转
　　　向内移位　　　　　　　游离移位

图 12-185　距骨纵形劈裂骨折

【损伤与移位机理】

距骨骨折较少见，好发于青壮年男性，多为间接外力引起。为由高处坠下，足先着地，身体重力沿胫骨纵轴向下传递，地面反作用力沿跟骨向上冲击，相互交会作用于距骨所致。由高处坠下，足踝背伸着地时，则胫骨下端锐利的前缘，像凿子般插入距骨颈而使其骨折。

1. 背伸性骨折（距骨颈骨折） 由足踝背伸引起。

①1 度骨折：若暴力较小，则可造成距骨颈无移位骨折，即 1 度骨折。

②2 度骨折：若背伸暴力致距骨颈骨折后继续作用，可使距骨体与颈部分离而随胫骨后移，则距骨头、颈随其他跗骨前移，使骨折间隙增宽，形成距下关节半脱位，即 2 度骨折。此型骨折易被忽略而不予复位，后遗踝关节功能障碍。

③3 度骨折：距下关节脱位后，由于下胫腓韧带的弹性回缩，还可使距骨体下垂呈马蹄位，使骨折面与跟骨后关节相嵌；若暴力仍不缓解，可使距骨体周围韧带全部断裂，距骨体突破后侧关节囊而脱出踝穴，内踝也可被坚强的三角韧带撕裂。距骨体脱出踝穴后，其前侧骨折面与跟骨载距突相绞锁而不易复位，甚至距骨体全部脱出踝穴，形成 3 度骨折。

由于跟骨关节面向内、后倾斜，加之跟腱的阻挡，脱出之距骨体，常停留于跟骨后内侧，并沿自体纵轴外旋，沿额状轴旋后，沿矢状轴内倾，即滑车关节面向后，骨折面向上，距骨后突向内下，这是造成手法复位困难的主要原因。

2. 跖屈性骨折（距骨后突部骨折） 由足踝强力跖屈所致。当足踝强力跖屈时，距骨后突受胫骨下端后缘的撞击，或被距腓后韧带的牵拉，而致距骨后突部骨折，一般无移位，或可向内上移位。踝强力跖屈时，前关节囊还可将距骨颈部撕脱形成骨折。

3. 内翻性骨折（距骨体纵形骨折） 由足踝强力内翻所致。当踝关节强力内翻时，迫使距骨内翻内移，致内踝基底垂直骨折后，则内移之距骨被内踝骨折后的胫骨关节面内侧锐利的骨折槎，将距骨沿前后纵轴劈为内外两半，成为少见的距骨纵形骨折。骨折后多有内侧或外侧的一半与距骨头、颈关系完好，而另一半则游离移位于踝穴之外，或移向上夹于内踝骨折的缝隙之间，或向后、外、下移位，并向后下旋转倾斜。

【手法复位】

1. 背伸性骨折（距骨颈骨折）

（1）无移位的 1 度距骨颈骨折，勿需手法整复，仅用保形固定即可。

（2）合并距下后关节脱位的 2 度距骨颈骨折，可在坐骨神经阻滞麻醉下，采用旋足推提法复位：在坐骨神经阻滞麻醉下进行。仰卧位，髋、膝关节半屈外旋，小腿悬于床边。一助手固定小腿，术者一手持小腿下端后侧，另一手握前足，将足跖屈外翻的同时，将足向后推送，另一手提踝向前，多可听到复位的弹响声（图 12-186）。

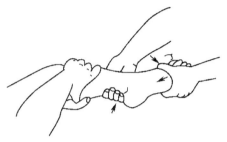

图 12-186　距骨 2 度骨折的旋足推提复位法

（3）距骨体完全脱位的 3 度距骨颈骨折，由于此型骨折对距骨体脱出部的皮肤压迫严重，应尽早复位，以免形成皮肤压迫性坏死和血管、神经损伤而影响治疗措施的实施和预后效果。整复应在充分麻醉和良好肌肉松弛下进行，仰卧位患肢外展外旋，髋、膝关节屈曲 90°，小腿悬空于床边，根据距骨体脱出后的旋转方向，分别采用以下两种手法复位。

①背伸推挤拨搓复位法：适用于距骨体主要沿额状轴旋转，即滑车关节面向后，骨折面向上者。一助手固定小腿，另一助手一手持踝，一手持足，先使足强度背伸，并稍外翻，以加大踝穴后侧间隙。然后术者两拇指置内踝后上方，向前下推挤滑车关节面，使其回归踝穴。同时助手将足跖屈并向后推送，使距下关节复位（图 12-187）。

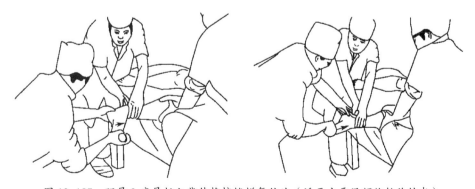

图 12-187　距骨 3 度骨折之背伸推挤拨搓复位法（适于主要沿额状轴旋转者）

②背伸推挤摇摆复位法：距骨体主要沿自体纵轴旋转，即骨折面向外上，距骨后突向内下者。复位时，持足之助手先使足强度背伸外翻。术者两拇指置内踝后下方，即相当于脱位距骨体后突部，由后下向前上推送，同时持足助手配以轻度踝关节内外

活动。既可缓解距骨与跟骨载距突的绞锁，又可迫使距骨体回归踝穴，然后再将足跖屈并向后推送，使距下关节复位。手法复位失败者，可采用后内弧形切口，将距骨体复位，行长螺钉纵向贯穿固定。内踝骨折者，可一并复位螺钉或钢针固定。复位困难时，可将跟腱斜行切断，复位固定后再予缝合（图12-188）。

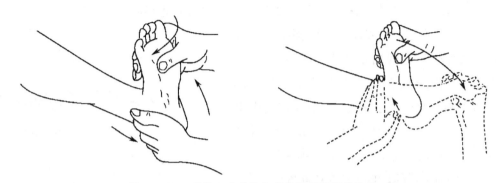

图 12-188　距骨3度骨折之背伸推挤摇摆复位法

2. 距骨后突骨折　患者仰卧，患肢膝、髋屈曲外展外旋位，一助手固定小腿，另一助手持足于中立位牵拉。术者两拇指置踝关节后上方跟腱两侧向下推，即可复位（图12-189）。

3. 距骨颈部的小片撕脱骨折　一般不需手法整复，仅固定于背伸位即可。

4. 距骨体的前后劈裂骨折　复位在充分麻醉下进行，一助手固定小腿，另一助手顺原内翻畸形牵拉，若距骨外半游离脱出踝穴者。术者先以两拇指，由外踝后下向前内、上推挤，使其回归踝穴，然后再以两拇指于内踝上部，向外下推按，使内踝与距骨回归原位，同时余指于外踝部

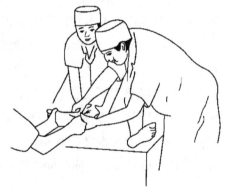

图 12-189　距骨后突骨折之牵拉推挤复位法

扶持对抗。助手使足踝外翻，即可复位。若为距骨内半游离脱出踝穴者，可直接采用上述手法之后半部分复位（图12-190）。

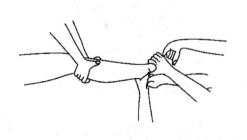

（1）距骨外半游离脱出复位法

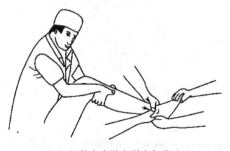

（2）距骨内半游离脱出复位法

图 12-190　距骨体纵形劈裂骨折复位法

【禁忌证】

开放性骨折禁用手法复位，应手术治疗。

【固定简述】

1. 距骨颈骨折的固定对无移位的 1 度骨折，可用连脚托板或石膏托固定踝关节于功能位，6 ～ 8 周骨折愈合后，可去固定活动。

2. 合并距下关节脱位的 2 度骨折，复位后用前后石膏托固定踝关节于跖屈外翻位，3 ～ 4 周骨折稳定后，改踝关节为功能位，石膏管形或前后托继续固定 4 ～ 6 周。此间可带固定扶拐下床不负重活动，直至 X 线片检查骨折愈合后，才可去固定逐步离拐负重活动。

3. 距骨体完全脱位的 3 度骨折，复位后用前述 2 度骨折的固定方法即可，唯固定时间需延长，直至 X 线检查骨折愈合后，方可解除固定。

4. 距骨后突骨折复位后局部外贴活血接骨止痛膏，用小腿连脚托板固定踝关节于功能位，4 ～ 5 周骨折愈合后解除固定。

5. 距骨颈的小片撕脱骨折，局部外贴活血接骨止痛膏，用后石膏托固定踝关节于背伸位，3 周骨折稳定后改为功能位继续固定 2 周，骨折愈合后解除固定。

6. 距骨体前后劈裂骨折，复位后用踝关节塑形夹板或 "U" 形石膏托、固定踝关节于外翻位 3 ～ 4 周骨折稳定后，改功能位继续固定 3 ～ 4 周，骨折愈合后解除固定，练习踝关节活动。

7. 对于不稳定的骨折类型，可经皮穿针进行内固定，也可以运用空心加压螺丝钉固定，以利于早期功能锻炼。

十四、跟骨骨折

跟骨以松质骨为主，裹以菲薄的皮质骨，可分为体部及跟骨结节。跟骨结节为跟腱附着点，跟结节骨折向上移位时，可使腓肠肌松弛，而使踝关节过度背伸，无力用足尖着地站立及弹跳，影响足的功能。跟骨体的上部有前、中、后三个关节面，与距骨相应关节面相对应，构成跟距关节，使足有内翻、外翻、内收、外展的活动，以适应在高低不平道路上行走。在跟骨的前内缘有载距突，为支撑距骨体和颈的一部分，又为坚强的跟舟韧带附着部，支持距骨头承担体重。跟骨前端与骰骨构成跟骰关节。

跟骨结节上缘与跟距关节面成 40°左右的结节关节角（图 12-191），为跟距关系正常与否的一个重要标志。跟骨骨折时，此角常变小，甚至呈负角，如不矫正，将降低腓肠肌的收缩力

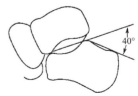

图 12-191　跟骨结节角

而影响足的功能。此外，跟骨内侧壁包括致密的载距突和胫后肌腱，胫后血管、神经束与内侧壁关系密切，外侧壁与腓骨长短肌腱相邻，跟骨变形可导致痉挛性扁平外翻足。

【分类】

1. 根据骨折部位是否波及关节面分类

不波及跟距关节面的周边型骨折：治疗较易，预后也较好。根据骨折的部位，又可分为以下各型。

①骨结节部纵形骨折（图 12-192）。

②骨结节部横断形骨折：或称"鸟嘴形骨折"，受跟腱牵拉，可出现图（1）的向后上 90°翻转移位（图 12-193）。

③骨载距突骨折（图 12-194）。

④跟骨前突部骨折（图 12-195）。

⑤跟距关节面的跟骨体部骨折（图 12-196）。

（2）波及跟距关节面的跟骨体压缩性骨折：为跟骨骨折中最常见、最复杂和最难治疗的类型，预后也较差。根据骨折的局部情况，又可分为以下两种类型。

①舌形骨折（图 12-197）。

②塌陷形骨折（图 12-198）。

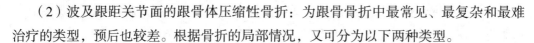

图 12-192　跟骨结节
纵形骨折

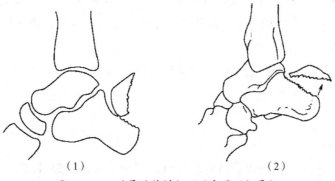

（1）　　　　　　　　　　　　　　　（2）

图 12-193　跟骨结节横断形（鸟嘴形）骨折

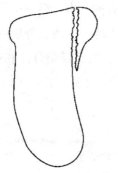

图 12-194　跟骨载距突骨折

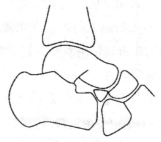

图 12-195　跟骨前突骨折

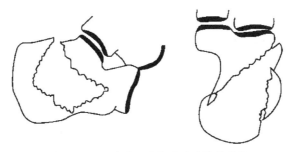

图 12-196　近跟距关节面的跟骨体骨折

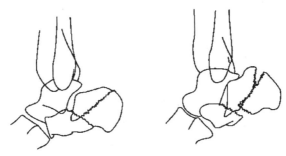

图 12-197　跟骨舌形骨折

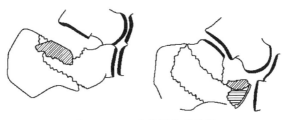

图 12-198　跟骨塌陷形骨折

2. 根据骨折的移位情况分类　①移位型骨折：前述的波及关节面的跟骨体压缩性骨折，多表现为程度不等的移位型骨折；②无移位型骨折：不波及关节面的跟骨周边骨折，有些可表现为无移位型骨折。

【损伤与移位机理】

　　跟骨骨折为足部常见骨折，多发于成年男性，多为间接暴力引起。由高处坠下足跟着地，为跟骨骨折的最常见原因。由于坠地时，足常不能平衡着地，故可导致不同部位的骨折。如由高处坠地，身体重力沿胫骨经距骨向下传导至跟骨，而地面反作用力由跟骨着地点上传至跟骨体，则跟骨可被垂直压缩或劈裂骨折。如由高处坠下足踝外翻足跟着地时，则可引起跟骨结节纵形骨折；内翻足跟着地时，则可引起跟骨载距突部骨折；若由高处坠下足跖屈着地时，则小腿三头肌骤然收缩，可引起跟骨结节的横断形撕脱骨折。足的强力扭旋，可引起跟骨的前突部骨折。

1. 不波及跟距关节面的周边型骨折

（1）跟骨结节部纵形骨折：为由高处坠落，跟外翻位跟结节底部着地所致。若发生在儿童期，可为骨骺分离。

（2）跟骨结节部横断形骨折：为由高处坠下足尖着地，小腿三头肌强力收缩而引起撕脱骨折的一种，骨折片向后上旋转张口，较少见。

（3）跟骨载距突骨折：多为由高处坠下跟内翻位着地，距骨向内下冲击所致，较少见。

（4）跟骨前突部骨折：为前足扭旋力所致，多无移位，亦较少见。

（5）近跟距关节面的跟骨体部骨折：多为由高处坠下，跟外翻位着地的垂直压缩和剪切力所致，骨折线由内、后下斜向外、前上，比较多见。

2. 波及跟距关节面的跟骨体压缩性骨折

（1）舌形骨折：为垂直外翻伤力所致。由距骨外缘向下的压切力，将跟骨劈裂成由跟骨载距突连同后关节面内 1/3 的前内侧部和后外侧部的原发骨折线。若外力继续作用，则起自跗骨窦底部后关节面的骨折线，可向后延伸至跟骨结节上方，骨折前端受距骨挤压而向下移位，骨折后端受跟腱牵拉而向上移位。

（2）塌陷形骨折：为垂直冲击挤压力，使跟距关节面中心压缩塌陷，甚至跟骨体的全部呈粉碎性塌陷。

【手法复位】

1. 屈膝扣挤推按复位法　适用于有移位的跟骨结节纵形骨折。

在坐骨神经阻滞麻醉下进行。仰卧位，患肢屈膝下垂于床边，术者面对患肢而坐，将患足置于两膝之间，用两手掌扣挤跟骨两侧的同时，内侧掌根并向下推按上移骨块向下复位，应尽量使其平复，否则因跟骨底部不平，将影响站立和负重（图 12-199）。

2. 跖屈推挤复位法　适用于跟骨结节横断形或鸟嘴形骨折。

在坐骨神经阻滞麻醉下，患者取仰卧位，髋、膝关节外展外旋屈曲 90°，小腿下垫枕或俯卧屈膝 90°。一助手扶持膝部保持体位，另一助手扶持患足于跖屈位，术者两手拇指置跟腱两侧由上向下推挤，使骨折片复位（图 12-200）。

3. 外翻推挤复位法　适用于跟骨载距突骨折。

患者仰卧位，髋膝外展、外旋、屈曲 90°位，小腿下垫枕，足部悬空。一助手固定小腿保持体位，术者两拇指置内踝下，向外上推挤的同时，余指置踝关节及跟外侧，使踝关节和跟骨外翻（图 12-201）。

4. 牵拉挤压法复位　适用于近跟距关节面的跟骨体骨折。

在坐骨神经阻滞麻醉下进行，患者取健侧卧位，髋、膝屈曲足踝悬空于床边。一助手固定小腿，术者两手交叉相扣，以掌根夹持跟骨两侧相对挤压，矫正侧方移位的同时并向后下牵拉，以矫正向后上移位，恢复结节角（图 12-202）。

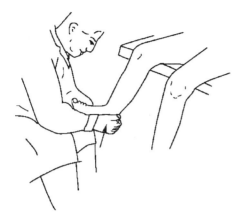

图 12-199 跟骨结节纵形骨折整复法

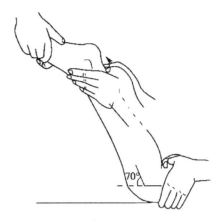

图 12-200 跟骨结节横断形骨折整复法

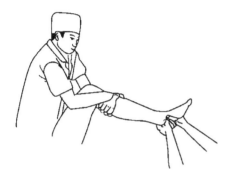

图 12-201 跟骨载距突骨折外翻推挤复位法

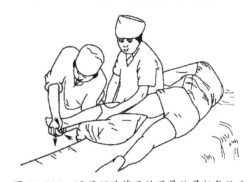

图 12-202 近跟距关节面的跟骨体骨折复位法

5. 经跟距反弹复位固定器 对波及关节面的跟骨体压缩性骨折复位固定困难，一般方法难以奏效，采用经跟距反弹固定器治疗，较好地解决了复位固定问题。

（1）舌形骨折的固定：患者取健侧卧位，膝关节屈曲 45°～90°，小腿下垫枕，行坐骨神经阻滞麻醉后，在无菌和 X 线监视下，行经跟距反弹固定。

在 C 型臂电视 X 线机监视下，术者一手四指及手掌置于患足背部，拇指置足底中部，握足前部跖屈；另一手四指持斯氏针近跟结节部，拇指亦置足底，在跟骨结节后缘中上 1/3 交界处用尖刀切一纵形约 0.4cm 小口，斯氏针自跟骨结节沿跟骨纵轴方向向下约 20°夹角向前下方钻入至骨折线处，向下撬拨恢复跟骨结节关节角，同时两拇指向足背方向用力推顶恢复足弓高度，用力宜缓慢均匀，切禁粗暴，避免使原骨折加重，透视至复位满意。

助手运用对挤手法，双手掌挤压跟骨内外侧，回纳外踝下突出的骨块，纠正横径增宽。然后握足于中立位，术者在跟腱止点上 5～7cm 处，将第二枚斯氏针（直径 3.5mm）经跟腱外侧由后向前，沿距骨纵轴钻入至距骨颈处。先将距骨轴位针固定于反弹固定器一端上，然后将跟骨轴位针置于反弹固定器十字槽内，反向加大两针之夹角（两针间皮肤无明显张力），利用钢针的反向弹性变化所产生的牵张力恢复 Bhlres 角至正常。包扎进针点，然后安装反弹固定器固定。

若轴位向外成角、移位严重者，则采用三根针固定。跟骨轴位针应顺其成角方向进入，一般为向外突起成角，助手两拇指挤压外踝下的跟骨隆起向内，同时两手四指分别握住前足与针尾外旋矫正成角、移位；复位后不稳定者，再增加一枚斯氏针贯穿舌型骨块至跟骨前部，交叉固定，防止再移位，第3枚斯氏针钻入距骨内。

（2）塌陷型骨折的固定：此型是跟骨骨折中最复杂的一型。由于伤时的体位、暴力大小可出现偏向一侧或关节面塌陷，跟骨结节上升、侧方移位、轴位成角和纵轴短缩、横径增宽等畸形，应尽量逐一解决。复位、固定及麻醉，体位同舌形骨折。该类骨折除了常合并后距下关节面中心性压陷与跟结节上移的骨折移位外，还多伴有跟骨纵轴短缩，轴位向外突起成角，以及侧方错位。

整复前，术者先用经皮钳横向夹持跟骨结节，然后令一助手握持小腿下段、一助手握持前足、一助手握持经皮钳三方向行对抗牵引，经皮钳牵引方向为跟骨结节角恢复后跟骨纵轴的方向，使跟结节向后下移动，恢复足弓弧度与跟骨纵轴长度，并且在握持经皮钳牵引的同时，配合按压手法将经皮钳向床面下压矫正侧方错位。

术者在足维持中立位下，自跟腱外侧、跟骨压陷关节面后侧折线处进针，撬起塌陷关节面。然后分别将两枚斯氏针钻入跟、距骨内，跟骨轴位针在未越过骨折线前须向下撬压后将针钻入，以恢复跟骨结节角，同时支撑已复位的压陷关节面。维持经皮钳牵引，运用对挤手法，双手掌挤压跟骨内外侧，回纳外踝下突出的骨块，纠正跟骨横径增宽。去除经皮钳，包扎进针点，安装反弹固定器固定。

若合并跟骨轴位向外成角，握持经皮钳者在牵引下抬高经皮钳尾部，变轴位成角为侧方移位，然后下压经皮钳，缩小跟骨的横径宽度达到满意复位。若外侧有塌陷的小关节面，经跟骨外侧用斯氏针撬起压陷的关节骨折块，使之恢复正常高度。对于合并跟骨结节粉碎压缩者，可用斯氏针向下撬拨复位，加针固定。

操作步骤：采用坐骨神经阻滞麻醉或硬膜外麻醉，患者取俯卧或侧卧位，患肢屈膝约60°，沿跟腱外缘，自跟骨后上缘用骨钻自后外向前内下方向经皮穿入第1枚骨圆针（35～40mm），针走行方向与患足外缘向内倾斜约15°，与足底呈60°，在电视荧光屏监视下，将针插入到塌陷的跟骨后关节面骨块的跖侧，尽量贴近塌陷的骨块，为防止撬拨时骨块发生旋转，可在此针外侧约1cm处平行钻入第2枚骨圆针（35～40mm），当2枚骨圆针均到达上述位置后，助手用力跖屈前足，术者双手四指交叉握紧足跟，同时用拇指基底大鱼际将双针针尾向跖侧推挤，借助这种杠杆力量，将塌陷的骨块撬起，使塌陷的跟骨后关节面和距骨下关节面完全对称、均匀的关节间隙为止。然后术者用双手掌紧握患足跟内外侧，稍内外翻，矫正足内外翻畸形同时用力向中心挤压以恢复跟骨正常宽度，通常可听到清晰的骨折嵌插声，表明已复位。继之用力跖屈前足，术者双手掌继续挤压足跟两侧，并向跖侧牵拉，与此同时术者双手拇指用力向足背顶压跟骨前缘部位，进一步恢复跟骨结节关节角，随后将第1枚骨圆针向前推进，使其向前进入跟骨前端骨折块固定，必要时钻入骰骨体内，再在第 1 枚骨圆针下方合适位置用第 3 枚骨圆针（35～40cm）将骨折块贯穿固定，固定牢靠后拔出第 2 枚骨圆针（35～40cm），在跟腱外侧自距骨后沿，由后向前水平钻入第 4 枚骨圆针（35～40cm）至对侧皮质，透视下调节上述 3 枚针的间距，使跟骨结节关节角恢复到最佳位置，最后将上述 3 枚针的针尾用 1 枚跟骨反弹器将其锁定，维持跟骨整复后的最佳位置。

术后处理：继续抗炎、消肿、止痛药物应用，24 小时后开始踝关节及足趾功能锻炼，1 周后复查 X 线片，根据骨结节关节角等的情况，调节跟骨反弹器，以维持最佳位置，5～6 周复查 X 线片，骨折愈合后拆除跟骨反弹器，拔除骨圆针，配合中药熏洗，继续足部功能锻炼，8～12 周开始逐步下地负重行走。

本法在 X 线电视荧光屏监视下进行，用骨圆针将塌陷的跟骨后关节面撬起，为手法整复骨折创造了条件，易将移位的骨块复位，便于恢复跟距关节面、跟骨结节关节角和跟骨宽度，纠正扁平足畸形，从而恢复了跟骨长度，使骨折后跟腱相对松弛的状态尽量恢复，以改善步态和提踵动作。在跟骨反弹器固定下，能够根据复查结果及时地调节钢针的间距，并借助于跟骨周围完整韧带的合页作用，使骨折维持在复位后的最佳位置，并可早期进行患足适当进行合理的功能锻炼，改善患足血液循环，促进血肿的吸收和骨痂的形成，提高骨折的愈合速度，减少并发症。

本法操作简单、损伤小、术中不损伤软组织，使骨折在相对完整的软组织包裹下，保持骨折部位损伤后原有的血液供应，减少了骨折愈合的干扰，且复位后的骨折易获得稳定的固定。操作中注意：①应选择 35～40cm 骨圆针，以免在撬拨和固定过程中折弯，影响治疗效果；②进针点应在跟腱外缘，跟骨后上缘，且方向为后外上向前下偏内方，将针插入到塌陷的跟骨后关节面的距侧，且尽量贴近塌陷的骨块，以利撬拨复位；③撬拨及前足牵引跖屈的力量要充分，并稍内外翻，以利于恢复跟骨正常解剖结构及足弓，特别是跟骨后关节面和跟骨外侧壁的复位尤为重要。

【禁忌证】

开放性骨折禁用手法复位，应手术治疗。

【固定简述】

1. 对各类无移位或轻微移位骨折，可用连脚托板或后石膏托固定踝关节于功能位，抬高患肢。两周肿胀消减后，可扶拐下床进行不负重活动。4～6 周骨折愈合后，可去固定逐步进行负重活动。

2. 对不波及关节面的跟骨周边骨折，根据移位和复位后稳定情况，分别采用下述方法固定。

（1）跟骨结节纵形骨折：复位后稳定者，外贴接骨止痛膏，按无移位骨折处理。不稳定者，在无菌、局麻下，用小腿固定钳于跟骨内外两侧经皮夹持，无菌包扎后抬高患肢，待两周肿胀消减后，扶拐下床进行不负重活动，4～6周骨折愈合后，去除钳夹逐步负重活动（图12-203）。

（2）跟骨结节横断形或鸟嘴形骨折：复位后稳定者，用前后石膏托固定踝关节于跖屈位，抬高患肢，2周肿消后，扶拐下床活动，4～6周骨折愈合后去固定。复位后不稳定者，或骨片向后上旋转而使骨折面向后者，或骨折片后端撬起之尖槎，嵌插于跟腱者，可在无菌条件下行经皮固定钳固定。抬高肢体，待2周肿胀消减后，扶拐下床前足着地活动。4～6周去除钳夹活动（图12-204）。

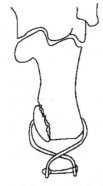
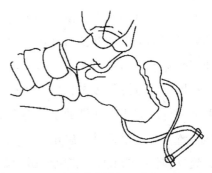

图 12-203　跟骨结节纵形骨折的钳夹固定法　　　　图 12-204　跟骨结节横断形骨折钳夹固定法

（3）跟骨载距突骨折：复位后用踝关节塑形夹板固定踝关节于外翻位，2周肿消后扶拐下床不负重活动，4～6周解除夹板活动。

（4）近跟距关节面的跟骨体部骨折的固定：复位后为防止再变位，无菌局麻下，用小腿固定钳，夹持跟骨结节后下部，以2kg重量维持牵引。若手法复位不成功，可于无菌、局麻下，直接用小腿固定钳，夹持跟骨结节后下部，助手持钳向后下牵拉，并逐步改为内翻位牵拉，术者以两手掌根置跟骨两侧相对挤压矫正侧方移位。复位后以2kg重量维持牵引，4～6周骨折愈合后，去除钳夹牵引，扶拐下床不负重活动，8周后可逐步负重活动（图12-205）。

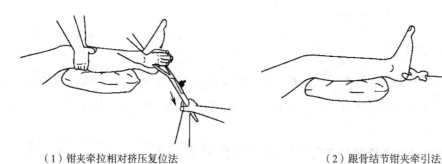

（1）钳夹牵拉相对挤压复位法　　　　　　　　（2）跟骨结节钳夹牵引法

图 12-205　近跟距关节面的跟骨体复位固定法

3.对波及关节面的跟骨体压缩性骨折：复位固定困难，用跟骨反弹固定器固定 5～6 周去除钢针及跟骨反弹器。

十五、足舟骨骨折

舟骨位于足中部内侧缘，其后部有凹关节面形若小舟而得名。其凹形关节面与距骨头相接，构成距舟关节；其前侧的凸状关节面与 1、2、3 楔状骨相接构成舟楔关节，外侧有不恒定的小关节面与骰骨相接，舟骨的下缘有一骨性隆起为舟骨结节，乃胫后肌腱附着点，舟骨内侧可有解剖变异的小副舟骨，须与撕脱骨片相鉴别。

【分类】

根据骨折的部位、形态，可分为背缘骨折、横断形骨折、结节部骨折三种。

【损伤与移位机理】

足舟骨骨折，好发于青壮年男性，多为直接暴力损伤，如足背遭重物打砸或车辆碾轧等，或为足的强力背伸、跖屈、扭转等间接外力，均可引起足舟骨骨折。

1.背缘骨折　为足于跖屈位遭重物打、砸或车轮碾轧，致舟骨背缘产生裂纹骨折，或足强力跖屈而舟骨背侧缘被关节囊撕裂后产生小片撕脱骨折（图 12-206）。

2.舟骨结节骨折　多为撕脱性骨折。因胫后肌腱大部止于舟骨结节，当足遭外翻伤力，或足骤然跖屈、内翻时，由于胫后肌的强力收缩，可将舟骨结节撕脱而成骨折，一般多移位不大（图 12-207）。

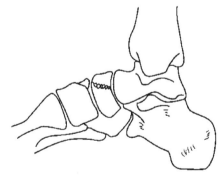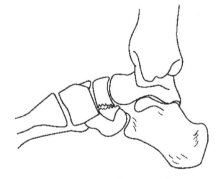

图 12-206　足舟骨背缘骨折　　　　　图 12-207　足舟骨结节骨折

3.舟骨横断形骨折　当足被强力背伸时，舟骨受距骨头、楔骨的夹挤而发生横断形骨折。舟骨被分成较大的背侧骨折块和较小的跖侧骨折块。背侧折块常向背、内侧移位，而形成骨折脱位（图 12-208）。该骨折块由于周围血运破坏较重，易发生缺血性坏死。

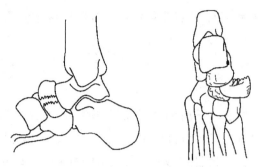

图 12-208　足舟骨横断形骨折

【手法复位】

对各类无移位的舟骨骨折，无须整复，仅外贴活血接骨止痛膏药，保形固定即可。有移位者，可选用相应手法复位。

1.舟骨背侧缘骨折，可用牵拉按压法复位。患者仰卧位，一助手固定小腿下部。术者两手握前足，跖屈位牵拉，两拇指按压舟骨背侧骨折处，同时在保持牵拉下将足回至中立位，即可复位（图 12-209）。

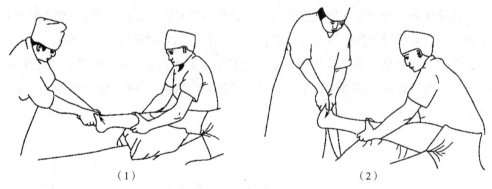

（1）　　　　　　　　　　　　　　（2）

图 12-209　足舟骨背缘骨折复位法

2.舟骨结节部骨折，可用跖屈推挤法复位。患者仰卧位，助手将足置于跖屈、内收内翻位，术者以拇指推挤骨折片复位（图 12-210）。

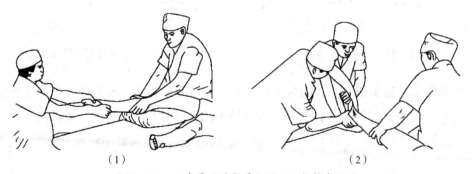

（1）　　　　　　　　　　　　　　（2）

图 12-210　足舟骨结节部骨折的跖屈推挤复位法

3. 舟骨横断形骨折或骨折脱位，可用牵拉推挤法复位。患者仰卧位，一助手固定小腿，另一助手持前足牵拉的同时将足跖屈、外展。术者以两拇指向外推挤骨折片的同时，助手将足回至中立位，即可复位（图 12-211）。

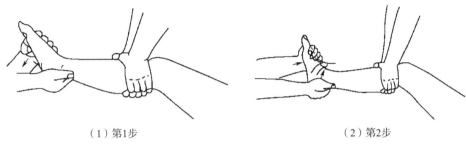

（1）第1步　　　　　　　　　　　　　　（2）第2步

图 12-211　足舟骨横断形骨折整复法

【禁忌证】

开放性骨折禁用手法复位，应手术治疗。

【固定简述】

1. 对无移位骨折和舟骨背侧缘骨折复位后，外贴接骨止痛膏药，用连脚托板固定足于功能位 4～6 周，骨折愈合后去固定功能活动。

2. 舟骨结节骨折复位后，外贴接骨止痛膏药，用连脚托板或前后石膏托，固定足于轻度跖屈位 4～6 周，以固定活动。

3. 舟骨横断形骨折或骨折脱位，复位后外贴接骨止痛膏，用连脚托板固定足于功能位。若复位后不稳定，离手即又弹出者，在局麻和无菌条件下，保持对位用细钢针经皮于第 1 楔骨背内侧向近端经舟骨骨折块穿入距骨头固定，针尾捏弯留于皮外无菌包扎。用连脚托板固定足于功能位，2～3 周可扶拐下床足跟着地活动。6～8 周骨折愈合后，去除钢针及托板活动（图 12-212）。

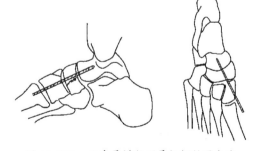

图 12-212　足舟骨横断形骨折钢针固定法

十六、骰骨骨折

骰骨位于足中部的外侧。其近端与跟骨远端相连构成跟骰关节；远端与第 4、5 跖骨基底部相连，组成跖跗关节外侧部；内侧与舟骨相邻。骰骨跨越舟楔关节，直接与第 4、5 跖骨基底相连，其单独骨折的机会较少，即使骨折，也多无移位，或移位较轻。移位严重者，多并发于其他跗骨骨折或骨折脱位。

【分类】

根据受伤机制和损伤程度，可分为单纯性骰骨骨折和合并其他跗骨骨折或骨折脱位。

【损伤与移位机理】

骰骨骨折多为扭转，而使强力外展、外旋或内收、内旋等间接外力损伤。如足强力外展、外旋时，则骰骨被跟骨前部和第4、5跖骨基底部挤夹而引起骨折；若外力继续作用，即可引起跟骰和距舟关节向内向背侧脱位。前足强力内收、内旋时，则可引起骰骨的撕脱性骨折。

直接的重物压砸或车轮辗轧引起者，多为粉碎性骨折，且易合并软组织挫裂而形成开放性骨折。

1. 单纯骰骨骨折　为直接暴力所致，多为粉碎性。单纯的骰骨撕脱性骨折，为足强力内收、内旋所致（图 12-213）。

2. 骰骨骨折合并其他跗骨骨折或骨折脱位　为间接外力所致，足强力外展外旋时，则骰骨受跟骨和第4、5跖骨基底部的挤压而致骨折。若外力继续作用，则可引起骰骨骨折合并近侧跗间关节脱位，或可合并跟骨前部和第4、5跖骨基底部骨折（图 12-214）。

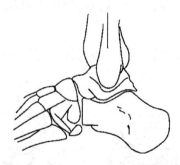 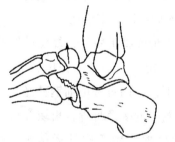 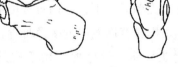

图 12-213　骰骨粉碎性骨折　　　　图 12-214　骰骨的骨折、脱位

【手法复位】

1. 单独骰骨骨折多无移位，一般不需整复。

2. 若有移位，可用推挤法复位。助手固定踝关节，术者两拇指置骰骨背外侧移位骨片处，余指持前足内侧先使其内收内旋，同时两拇指向内、向后推挤移位骨片，再使前足外展而复位。

3. 对合并跗间关节脱位者，在坐骨神经阻滞麻醉下，用牵拉推按法复位。仰卧位，一助手固定小腿下段，另一助手持前足牵拉。术者一手置外踝部固定，另一手于距舟关节内侧向外推挤先矫正侧方脱位；然后再向足底按压舟骰二骨，同时牵拉之助手将足背伸，矫正向背侧移位（图 12-215）。

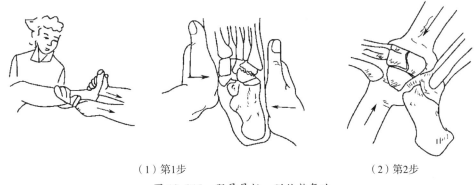

（1）第1步　　　　　　　　　　（2）第2步

图 12-215　骰骨骨折、脱位整复法

【禁忌证】

开放性骨折禁用手法复位，应手术治疗。

【固定简述】

1. 单独骰骨骨折复位后，皮肤完好者，可外贴活血接骨止痛膏，用连脚托板固定足于功能位，抬高患肢 2 ～ 3 周肿消后，可扶拐下床进行不负重活动，4 ～ 5 周骨折愈合后去除固定进行活动。

2. 对合并跗间关节脱位者，若复位后稳定可用上法固定，复位后不稳定者，可在无菌条件下，用细钢针经皮至骰骨与跟骨贯穿固定，无菌包扎后，仍用连脚托板固定。

十七、楔骨骨折

楔骨为背宽跖窄的近长方形块状骨，位于足中部的内侧。近端与舟骨远端相连形成关节，远端与 1、2、3 跖骨近端相接，构成跖跗关节的内半部，外侧与骰骨相邻。

【分类】

根据骨折移位情况，可分为移位性骨折和无移位性骨折，以无移位或轻微移位骨折为多见。根据骨折的轻重程度，可分为单发和多发骨折，以 2 个或 3 个多发楔骨骨折为多见。根据骨折与外界相通与否，可分为开放性和闭合性骨折。

【损伤与移位机理】

楔骨骨折，多为直接暴力损伤，如重物压砸或车轮碾轧等，多为粉碎性骨折。

【手法复位】

单纯楔骨的单一或多发骨折，多无移位或移位轻微，一般无须整复。若移位明显者，可用牵拉按压法复位。患者仰卧位，助手固定踝关节，术者两拇指置楔骨背侧，余指持前足牵拉的同时，两拇指向足底按压配以前足背伸即可复位。

【禁忌证】

开放性骨折禁用手法复位，应手术治疗。

【固定简述】

无移位骨折或复位后稳定者，外贴接骨止痛膏，用连脚托板固定足于功能位。抬高患肢待肿胀消退后，扶拐下床不负重活动，4～5周骨折愈合后，去除固定，进行活动。

十八、跖骨骨折

跖骨为圆柱形的小管状骨，并列于前足。由内向外依次为第1～5跖骨，每一跖骨可分为基底、干、颈、头四部分。5根跖骨并列构成足的横弓。第1、5跖骨头构成足的纵弓，又是足三点持重的前部两个支重点。第1、2、3跖骨基底部，分别于1、2、3楔骨相接；第4、5跖骨基底部，与骰骨相接，共同构成微动的跖跗关节。第1～5跖骨头分别与第1～5趾骨近节骨基底相接，构成跖趾关节。第1跖骨较粗大，与内侧的楔骨、舟骨和距骨构成足的柱状部，第1跖楔关节是柱状部的重要组成部分，它既可传导行走时的重力，又对稳定整个跖跗关节起一定作用；第2～5跖骨为足的片状部，有保持行走时足的平衡和稳定作用。第2跖楔关节是由第2跖骨底向后深入3个楔骨前面的凹形区内相互紧密绞锁而成，第2跖楔关节的这种结构，使第2跖骨基底与跗骨有了坚固的结合，成为跖跗关节的重要稳定因素。这也是跖跗关节脱位容易伴发第2跖骨基底部骨折的重要原因。

【分类】

根据骨折部位、槎形、移位情况和轻重程度等，可分为下列几种类型。

1. 按骨折移位程度分类 可分为移位性骨折和无移位性骨折（图12-216）。

2. 按骨折槎形分类 可分为横断形骨折、斜形骨折和粉碎性骨折。

3. 按骨折部位分类 可分跖骨基底部骨折、骨干部骨折和跖骨颈部骨折。以基底部骨折为多，骨干部骨折次之，颈部骨折较少见。跖骨基底部骨折，常为多发性骨折，且易合并跖跗关节脱位。

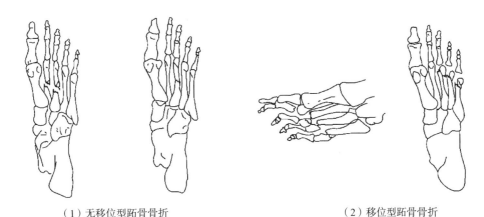

（1）无移位型跖骨骨折　　　　　　　　　　（2）移位型跖骨骨折

图 12-216 跖骨骨折类型

4. 按轻重程度分类 有单一跖骨骨折、多发跖骨骨折和骨折合并跖跗关节脱位或合并其他跗骨骨折。

5. 按局部皮肤损伤情况和骨折与外界相通与否分类 分闭合性骨折和开放性骨折。由于足背软组织较薄，遭直接暴力压砸、碾轧时，常发生开放性骨折，甚至皮肤剥脱、缺损，骨折部裸露。

【损伤与移位机理】

1. 跖骨骨折，多为直接暴力引起。如重物压砸、车轮碾轧等，可引起多根跖骨骨折，且多为粉碎或横断骨折，软组织损伤也较严重。

2. 间接的扭转外力，也可引起跖骨骨折，且多为斜形骨折，易合并跖跗关节脱位。如足强力内翻时，可引起第 5 跖骨基底或结节部撕脱骨折（图 12-217）；足强力跖屈外翻时，可引起第 1 跖骨基底部的骨折脱位。由高处坠落前足着地时，可引起第 1、2 跖跗关节骨折脱位。若由高处坠落前足跖屈伴内翻着地时，可发生第 5 跖跗关节向背、外侧的骨折脱位，甚或全跖跗关节向背、外侧的骨折脱位；若由高处坠落前足跖屈伴外翻着地时，可发生第 1 跖跗关节向背、内侧的骨折脱位，甚或伴发片部的向背、外侧的骨折脱位，从而形成分歧性骨折脱位。严重的跖骨骨折可导致足部骨筋膜间室综合征，要密切观察病情。

3. 长途跋涉可引起跖骨疲劳性骨折。

由于跖骨并相排列，相互支撑，单一或 1～2 根跖骨骨折，多无移位或移位轻微；第 5 跖骨基底或结节部撕脱骨折，也多无移位（图 12-218）；而多发性跖骨骨折，由于失去了互相支撑作用，多移位明显，且多向跖侧突起成角移位，甚或重叠移位。

【手法复位】

1. 各类无移位骨折，勿需整复，外贴接骨止痛膏药，用带脚托板固定足于功能位。

2. 跖骨基底部骨折并跖跗关节脱位者，在坐骨神经阻滞麻醉下，仰卧位，根据骨折脱位类型，分别选用下述的两种方法复位。

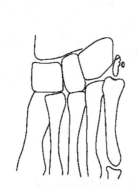

图 12-217　第 5 跖骨基底部撕脱性骨折

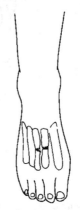

图 12-218　第 2、3 跖骨疲劳性骨折

（1）牵拉推按外翻背伸法：适于向背、外侧的骨折脱位。一助手固定踝部，另一助手持前足牵拉。术者两拇指置足背 1、2 跖跗关节部，向内、下推按，余指置足底和内侧楔骨部对抗，同时牵足之助手将足外翻背伸，即可复位。只要 1、2 跖跗关节复位，其他即随之复位（图 12-219）。

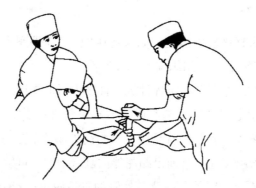

图 12-219　跖骨基底部骨折并跖跗关节背、外侧脱位复位法

（2）牵拉推按背伸复位法：适于内、外分歧型骨折脱位。手法分两步进行，助手牵拉同前，术者先以拇指置第 1 跖骨近端背、内侧向外下推按，食、中二指置足底内侧楔骨部对抗，先使第 1 跖跗关节复位后，保持对位。再以两拇指于足背部 2 ～ 5 跖骨折端背侧，向内下推按，余指置足底骰、楔骨部对抗，同时牵足之助手将足背伸，即可复位（图 12-220）。

3. 牵拉提按法　对移位的跖骨干骨折，可用牵拉提按法复位。一助手固定踝关节，另一助手用绷带套系住骨折的相应足趾，先顺势牵拉。术者以拇指于足背按压骨折端，食、中二指置足底顶提远折端，同时牵拉之助手将足趾跖屈，即可复位。对残存的侧方错位，可用拇、食二指沿跖骨间隙推挤分骨（图 12-221）。

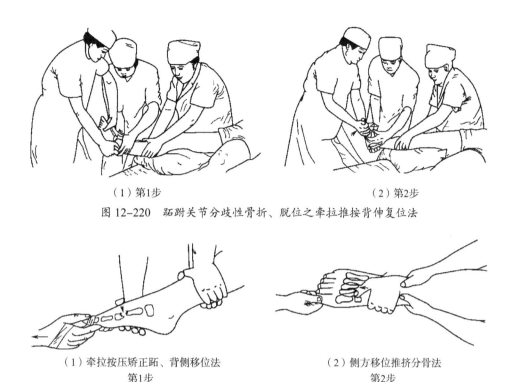

（1）第1步 　　　　　　　　　　（2）第2步

图 12-220　跖跗关节分歧性骨折、脱位之牵拉推按背伸复位法

（1）牵拉按压矫正跖、背侧移位法　　　　（2）侧方移位推挤分骨法
第1步　　　　　　　　　　　　第2步

图 12-221　跖骨干骨折牵拉提按复位法

4. 牵拉提按屈曲法　跖骨颈部骨折短小的远折端多向外并向足底倾斜成角突起移位，可用牵拉提按屈曲法复位。助手固定、牵拉同上，术者以拇指置足底远折端移位突起部向足背推顶，余指置足背近折端扶持对抗和按压跖骨头，同时牵拉之助手将足趾跖屈，即可复位（图 12-222）。

【禁忌证】

开放性骨折禁用手法复位，应手术治疗。

【固定简述】

1. 无移位骨折或骨折复位后稳定者，外贴活血接骨止痛膏药，足弓部用棉垫托起，并用连脚托板或后石膏托固定足踝于功能位。固定 2 周后肿胀消退，可扶拐下床进行不负重活动，4～6 周临床愈合及 X 线检查骨折愈合后，去除固定，行功能疗法。

2. 对斜形或骨折复位后不稳定者，应在保持对位下，行连脚托板加牵引固定法。

3. 跖骨颈骨折复位后不稳定者，可在上述连脚托板加牵引固定的基础上，于踝关

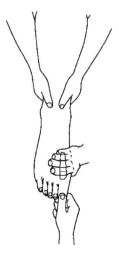

图 12-222　跖骨颈部骨折
牵拉提按屈曲复位法

节后上部用棉垫加高，使足趾高过脚板上端，跖骨头正置于脚板上端边缘，再以胶布条粘贴骨折之相应足趾，使足趾跨越脚板顶端，屈曲牵拉固定于脚板背侧。

4.跖骨基底部骨折并跖跗关节脱位复位后不稳定者，可在无菌条件下，用细钢针由第1楔骨背侧和骰骨背外侧经皮向第1、5跖骨贯穿固定；亦可采用经皮钳夹固定。术后用后石膏托固定足于功能位，4～6周后骨折愈合，去除钳夹及石膏托后进行下床活动（图12-223）。

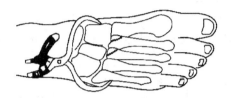

图12-223　跖骨基底部骨折并跖跗关节脱位钳夹固定法

5.早期跖骨疲劳性骨折仅有前足痛和局部压痛者，可外贴活血接骨止痛膏，休息4周即可。

十九、趾骨骨折

趾骨与手指骨近似，除拇趾为两节外，其余足趾均为三节。除末节外，每节趾骨都有远近两个关节面，与相应的跖骨头或趾骨头相连接，构成趾跖或趾间关节。末节指骨远端无关节面，有甲粗隆。其中趾较粗大，碰撞、压砸等引起骨折机会较多。第1跖趾关节的跖侧面，有内、外两个小子骨，直接外力挤压时，可引起骨折疼痛，甚至经久不愈。

【分类】

1.根据骨折移位情况，可分为移位性骨折和无移位性骨折，以无移位或轻度移位骨折为多。

2.根据骨折的槎形，可分为横断、斜形和粉碎性骨折，以横断和粉碎性骨折多见，为重物压砸引起；斜形骨折为趾端碰撞于硬物所致；重物压砸于足背后，由于跖骨头与地面的夹挤，可引起趾的子骨骨折，以内侧子骨多见，常为粉碎性（图12-224）。

【损伤与移位机理】

趾骨骨折较为多见，由直接暴力引起。如重物坠落压砸，或急迫奔走，趾端碰撞于硬物等均可引起趾骨骨折。

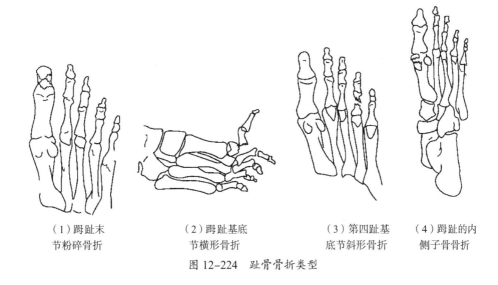

（1）踇趾末　　　　　（2）踇趾基底　　　　　（3）第四趾基　　　　（4）踇趾的内
节粉碎骨折　　　　　　节横形骨折　　　　　　底节斜形骨折　　　　　侧子骨骨折

图 12-224　趾骨骨折类型

【手法复位】

趾骨骨折，多无移位或移位不大，一般无须整复。若有移位，可用牵拉捏挤法复位。助手固定踝部，术者一手拇、食二指捏持患趾末端牵拉，另一手拇、食二指于患趾两侧、上下捏挤，即可复位。若有向跖侧成角突起移位者，可用牵拉捏挤屈曲法复位。助手固定患足，术者一手拇指顺置患趾背侧，食指横置患趾跖侧两骨折端，两指夹持顺势牵拉，另一手拇、食二指于患趾两侧捏挤矫正侧方移位后，在牵拉下食指向上顶压与拇指相对夹挤的同时将足趾跖屈，即可复位（图 12-225）。

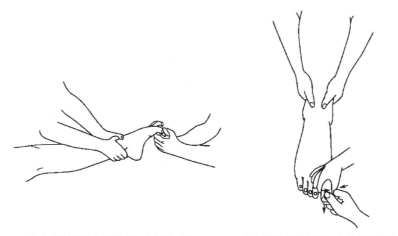

（1）趾骨骨折向跖侧成角突起矫正法　　　（1）趾骨骨折侧方移位捏挤复位法

图 12-225　趾骨骨折的牵拉捏挤复位法

【禁忌证】

开放性骨折禁用手法复位，应手术治疗。

【固定简述】

无移位或轻度移位骨折捏挤复位后，以接骨止痛膏环贴，然后用胶布与相邻足趾缠绕固定。若为向跖侧成角突起错位者，复位后以接骨止痛膏环贴后，于患趾跖侧加以横置的小纱布卷，再用上述的邻趾法固定。4～6周骨折愈合后，去固定活动。趾骨骨折只要愈合，即使有些畸形，对功能影响也不大，故不必强求解剖对位（图12-226）。

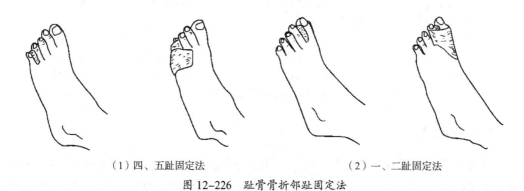

（1）四、五趾固定法　　　　　　　　　　　　（2）一、二趾固定法

图 12-226　趾骨骨折邻趾固定法

第三节　躯干骨折手法治疗

一、鼻骨骨折

鼻骨成双，在额骨下方，呈长方形，上窄下宽，与筛骨、犁骨构成鼻腔。鼻腔居面颅中央，由鼻中隔分为左右两半，鼻腔的前口称"犁状孔"，鼻后孔略呈长方形，左右成对。鼻上壁的前部主要由鼻骨组成；中部水平由筛骨筛板组成，有筛孔通颅腔；后部由蝶骨体组成；下壁（鼻腔的底）即硬腭的上面与口腔分开。附在鼻骨上的肌肉有压鼻孔肌、鼻孔开大肌、隆鼻中隔肌，可开大或缩小鼻孔。鼻骨下陷骨折会使鼻腔狭窄，不仅影响面容，而且影响呼吸。

【分类】

根据暴力大小和方向的不同，临床常见两种类型：鼻准偏歪和鼻骨下陷骨折。

【损伤与移位机理】

鼻为颜面上的突出部位，受伤原因多系直接外力引起，如打击、跌碰、撞击等均可引起鼻部的损伤，并随打击方向而出现偏歪和塌陷。

【手法复位】

1. 鼻准偏歪用指推法　将鼻准扶正并微过之，再用烊化的活血接骨止痛膏药粘贴固定，如果不能保持对位，改用胶布条牵正固定，2～3周可痊愈。

2. 鼻骨下陷骨折用撬拨复位法　一助手固定头部于中立位。术者一手持裹有油纱布的血管钳或镊子，缓缓插入鼻腔，将下陷的骨块撬起（单侧或双侧）；另一手拇、食指将撬起之鼻骨向中线对挤捏合，尽量恢复鼻腔的原貌。

【固定简述】

若皮肤完好，可外贴接骨止痛膏。若仍下陷，可用消毒油纱布填塞鼻腔，2～3日更换1次，缓慢操作，1个月左右可愈合。

二、下颌骨骨折

下颌体呈弓形，有内外两面和上下两缘。下缘称"下颌底"，上缘称"牙槽弓"，有容纳牙齿的16个齿槽。体的外面正中有凸向前的颏隆突，下颌支为长方形骨板，其后缘与下颌底相接处为下颌角，角的外面有咬肌粗隆，下颌支内面的中央有下颌孔。下颌支上方后侧的髁状凸与颞骨下颌窝构成颞颌关节。下颌骨是颜面部最突出、最大的骨骼，因此很容易遭受损伤（图12-227）。

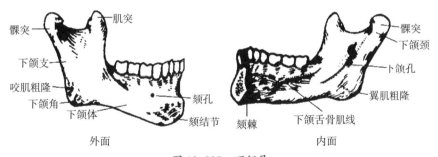

外面　　　　　　　　　　　　内面

图 12-227　下颌骨

【分类】

1. 按部位分类　可分为下颌体骨折、下颌角骨折、颏孔部骨折、颏隆突正中联合部骨折和髁状突骨折（图12-228）。

2. 按移位程度分类　可分为无移位骨折、有移位骨折。

3. 按骨折的复杂性分类　可分为单骨折、双骨折、粉碎性骨折。

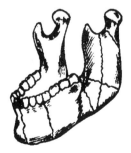

图 12-228　下颌骨骨折
的常见部位

【损伤与移位机理】

下颌骨骨折多系直接外力引起。因跌倒下颌着地，或受到磕、碰、撞击等直接外力的伤害而引起不同类型的骨折。

【手法复位与固定】

1. 金属丝相邻齿间结扎复位固定法   用于移位较少的单一下颌骨折，而且骨折两边的牙齿必须健康牢固。

操作方法：助手配合，保持骨折对位，取适当长度的金属丝4条，分别拴扭在骨折线两侧各两个牙齿的根部，骨折线右侧第1根再绕第2齿后与骨折线左侧第1根结扎，左右两侧第2根再相互结扎即告完成。该固定患者能够张口自如，便于服用流质饮食和做好口腔卫生，但固定不坚固，要注意经常检查，必要时加四头带予以保护（图12-229）。

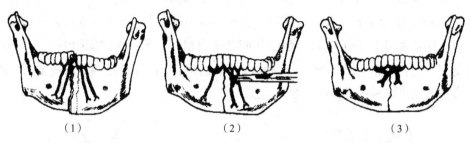

（1）   （2）   （3）

图 12-229   金属丝相邻齿间结扎固定法

2. 金属丝上下齿间复位固定法   该法是以上颌骨为支架，起到固定与制动下颌骨的作用。助手配合，保持骨折对位，取一条约16cm长的金属丝（以铝丝为好，钢丝硬而脆，银丝太软，均易折断），从中点折回形成一环，将环套在镊子或持针器上，顺时针扭转数圈，将双头从需要的上牙缝间穿入，然后再分头围绕两侧牙齿根部穿出，其中一头穿入圆环与另一头扭结，上颌孔环即告完成。再在相对的下颌齿上用同样方法制作孔环，取另一根金属丝穿过上下两环扭结，将上下齿固定在正确的咬合位置上。该法制作与操作均方便，而且效果良好，缺点是不能张口饮食，固定期可借助橡皮管吸吮流质饮食，4周左右去固定。不具备金属丝固定条件的伤员，可行手术切开复位内固定（图12-230）。

3. 无移位骨折   无移位骨折无须整复，若局部皮肤完好无损，外贴接骨止痛膏药后，再用四头带保形固定3～4周（图12-231）。

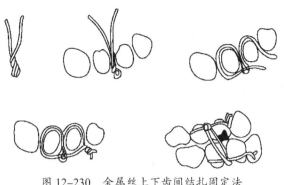

图 12-230　金属丝上下齿间结扎固定法

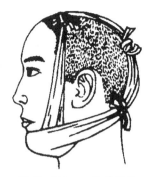

图 12-231　四头带固定

【禁忌证】

开放性骨折应手术治疗。

三、肋骨骨折

肋骨是构成胸廓的主要框架，后接脊柱，前连胸骨，借肌肉、韧带、膈膜形成胸腔（图 12-232），是心肺的重要屏障。上下肋骨之间，有肋间内肌、肋间外肌交叉附着，将肋骨连成一体。两肋之间有肋间神经和血管通过，肋骨骨折错位后，容易使其损伤。1～3 对肋骨较短小，又有锁骨、肩胛、上臂保护，非强大外力不易损伤；末两对浮肋弹性较大也不易损伤。因此，较常见的肋骨骨折为 4～9 对。肋骨骨折本身的治疗容易，威胁患者生命的则是肋骨骨折并发内脏损伤和气血胸。

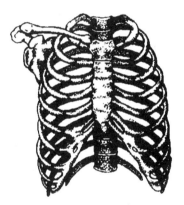

图 12-232　胸廓

【分类】

1.按骨折移位分类　有移位骨折、无移位骨折。

2.按骨折的数目分类　单一肋骨骨折、多发肋骨骨折。

3.按骨折的严重程度分类　一处肋骨骨折、多段肋骨骨折。

4.按有否合并症分类　单纯肋骨骨折、肋骨骨折合并气血胸（或内脏损伤）。

【损伤与移位机理】

1.直接外力　直接外力所引起的骨折常发生在暴力作用部位，如棍棒捣伤、拳头击伤、硬物顶伤、重物砸伤等。所引起的骨折多呈横断或粉碎型，其变位特点往往向内陷入，容易引起胸腔内的脏器损伤（图 12-233）。

2. 传达外力　传达外力引起的骨折不发生在暴力作用的部位，如胸壁受到前后挤压时引起侧方的肋骨骨折、受到侧方挤压时多引起肋骨与肋软骨交界处多发性骨折，其变位特点多向外突出，造成内脏损伤的机会较少（图 12-234）。此外，老年人支气管炎的剧烈咳嗽、产妇分娩或其他原因引起肌肉强烈收缩等，亦可引起肋骨骨折，但临床较为少见，而且由于上下肋间肌的固定，多无明显移位。

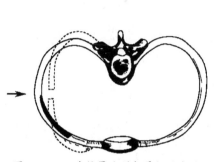 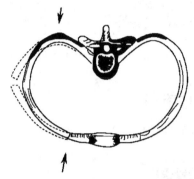

图 12-233　直接暴力引起骨折端内陷　　　　图 12-234　传达暴力引起骨折端突出

【手法复位】

由于胸廓的整体性约束，肋骨骨折一般不需复位，只有当多根相邻肋骨多段同时发生骨折时，临床上多形成反常呼吸，须及时复位，并以布巾钳悬吊固定。

具体方法：严格无菌操作，在浮动胸壁的中央区，选择 1 ～ 2 根肋骨，在其上下缘做局麻后，用持巾钳夹住内陷的肋骨，使之外提复位，并通过滑轮牵引装置悬吊维持复位并固定。消除胸壁浮动，矫正胸廓畸形，改善呼吸机能，预防低氧血症的发生。牵引重量 1 ～ 2kg，牵引时间 3 ～ 4 周（图 12-235）。

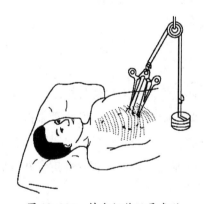

图 12-235　持巾钳作肋骨牵引

【固定简述】

1. 单一肋骨骨折　症状轻微，无大痛苦，无须特殊处理，骨折处贴接骨止痛膏药，

4 周左右即可愈合。

2. 多发单段肋骨骨折　使用弹力胸带固定，可以减轻疼痛，有利于呼吸、咳嗽和排痰；而且固定方便，可随时调整松紧（图 12-236、图 12-237）。

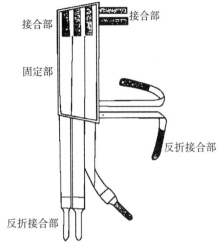

图 12-236　弹力绷带部件

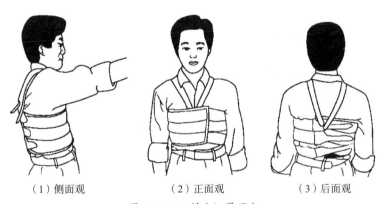

（1）侧面观　　　　　　（2）正面观　　　　　　（3）后面观

图 12-237　弹力绷带固定

3. 胸壁软化等严重症状　胸壁软化范围大，凹陷畸形严重，呼吸极度困难的伤员，可用肋骨牵引固定法，牵引重量 1 ～ 2kg，牵引时间 3 ～ 4 周。

四、脊柱骨折

脊柱上承头颅，下连骨盆，由 33 个脊椎骨连结而成。其中包括 7 节颈椎，12 节胸椎，5 节腰椎，5 节相互融合的骶椎和 4 节尾椎。尾椎到成人时已合并成一节，故实际上成人脊柱只有 26 节脊椎组成（图 12-238）。脊柱各椎体间有韧带连结，诸如前纵韧带、后纵韧带、横突间韧带、棘突间韧带、棘上韧带等（图 12-239）。这些韧带有稳定脊柱的重要作用。

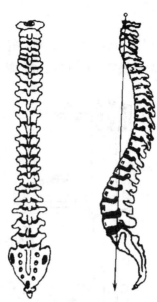

（1）正位示意图　（2）侧位示意图

图 12-238　脊柱

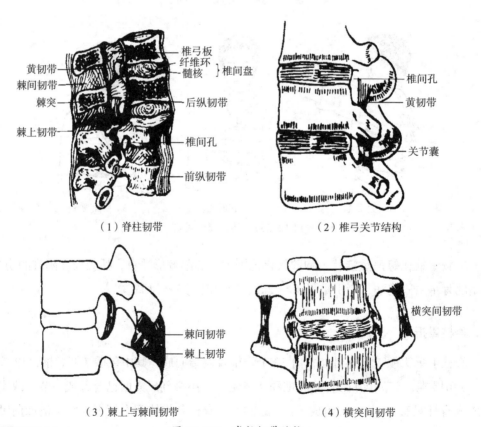

（1）脊柱韧带　　　　　　　　　　　　　（2）椎弓关节结构

（3）棘上与棘间韧带　　　　　　　　　　（4）横突间韧带

图 12-239　脊柱韧带结构

【分类】

1. 按照受伤姿势和作用力的方向分类　可分为屈曲型、伸展型、直压型、旋转型、水平分离型（又称"安全带型"）。这些损伤类型可发生于脊柱各段。

2. 按照脊柱损伤后的稳定程度分类　可分为稳定型（图12-240）和不稳定型（图12-241）。

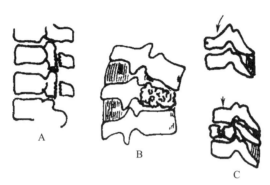

图 12-240　稳定性骨折

A 棘突骨折；B 垂直压缩；C 椎体骨折后纵韧带完整

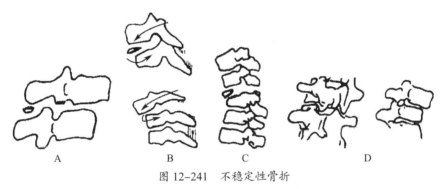

图 12-241　不稳定性骨折

A 关节突骨折伴脱位；B 后纵韧带断裂伴脱位；C 脊椎骨折与脱位；D 关节突跳跃征

（1）稳定型：常指单纯的椎体压缩且不超过原椎体的1/3，不合并附件骨折和两处以上韧带撕裂；或者椎体完整，只有附件骨折，不出现脊髓损伤征象者。凡脊柱损伤后，无论是搬运或轻微活动而无移位倾向的，称为"稳定型"。

（2）不稳定型：对该型的概念目前认识尚不一致，有认为对脊柱功能有潜在危险的，有认为对脊柱结构有潜在破坏者。一般认为，急性期椎体压缩超过原厚度的1/3合并附件骨折、椎体脱位以及韧带断裂等联合损伤者称"不稳定型"。不稳定型常合并脊髓损伤。

3. 按照椎体压缩性骨折的程度分类　可分为4度。压缩不超过椎体厚度的1/4者为1度，不超过1/2者为2度，不超过3/4者为3度，大于3/4者为4度。

4. 按照椎体脱位分度　按椎体的前后径或左右径计算，不超过 1/4 者为 1 度，不超过 1/2 者为 2 度，不超过 3/4 者为 3 度，大于 3/4 者为 4 度。

【损伤与移位机理】

1. 间接外力　间接外力是脊柱损伤的主要原因，可以来自三个方向：垂直压力、水平分力、旋转分力。垂直压力越大，椎体压缩越重；水平分力越大，椎体脱位越远；旋转分力越大，旋转移位越甚。一个方向的外力多引起单一损伤，两个以上的混合外力则引起混合性损伤。由于外力的大小、方向、单一或多向的不同，加上患者受伤时的姿势各异，可以造成不同类型的骨折、骨折合并脱位、骨折合并旋转脱位。

2. 直接外力　直接外力引起脊柱损伤较少见，火器伤常见于战争年代，本节不予叙述。

（1）屈曲型：为脊柱在屈曲状态下受伤，例如由高处坠落时臀部着地、弯腰工作时重物（土块、石块、建筑物）砸于背部等，造成椎体前侧压缩性骨折或骨折脱位。该型临床最多见，约占脊柱损伤的 90%。

（2）伸展型：为脊柱在过伸状态下受伤。例如由高处仰面坠落中途被物体阻挡，或落地时腰背部被硬物垫伤；或站立位腰背部受到物体撞击；或高台跳水头面部碰在水底地面等均能引起该型损伤。这种损伤多发生棘突骨折和前椎体的撕裂骨折。

（3）侧屈损伤：可发生椎体侧楔型压缩性骨折，横突撕脱骨折及侧方脱位。

（4）旋转损伤：轻者可发生单侧关节突脱位，重者可发生椎体脱位。

（5）直压型：常发生椎体暴裂骨折，椎体骨折块可向前后左右移位，向后移位的骨折块突入椎管可压迫脊髓。

（6）水平分离型：亦称"安全带损伤"，可造成椎体平行脱位，常见于胸腰段。

单纯的椎体压缩性骨折或单纯的脱位临床比较少见，常见的是严重的脊柱损伤，如屈曲加垂直压缩、屈曲压缩加脱位、屈曲压缩加旋转等，这与脊柱受力的生物力学和损伤机制的多种因素有关系。

【手法复位】

1. 持续牵引复位

（1）枕颌带牵引：适用于颈椎微脱位或骨折脱位较轻者，牵引重量通常为 2 ～ 3kg，时间 4 ～ 6 周（图 12-242）。

（2）颅骨牵引法：适用于颈椎脱位关节突跳跃或骨折脱位严重者。

方法：患者剃头，仰卧，头肩部略垫高，

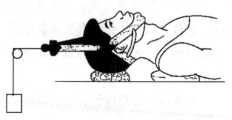

图 12-242　枕颌带牵引

头伸到床边，头部扶正。用龙胆紫做切口标记，两外耳尖连成的横线与鼻梁到枕骨粗隆之间连线相交点即为中心，在中心横向旁开 5cm 处即为钻孔点（图 12-243）。

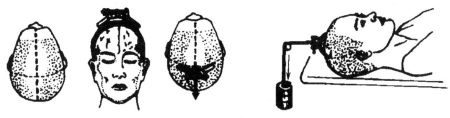

图 12-243　颅骨牵引切口标志

　　无菌操作：两钻孔点标记处局部麻醉，用刀尖刺一小口，用颅骨钻钻通颅骨外板（图 12-244）。把牵引弓两钩放入两钻孔内，旋紧弓上的螺钮，在牵引弓横轴上系绳，通过床头固定滑轮进行牵引（图 12-245）。先大重量（1/7 体重）顺势牵引，待重叠移位校正后维持牵引下端提移位高突处，迅速使其复位，高突平复并可伴随归位咯噔声，即示复位成功。减轻牵引重量至体重的 1/（10 ～ 12），并于伤部垫枕维持复位与固定。

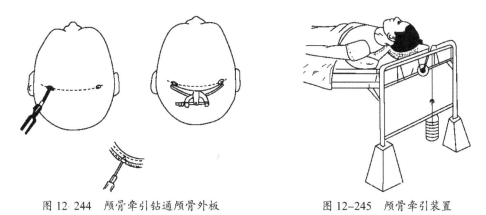

图 12-244　颅骨牵引钻通颅骨外板　　　　图 12-245　颅骨牵引装置

　　2.悬吊复位法　适用于胸腰椎椎体屈曲型压缩性骨折（图 12-246）。

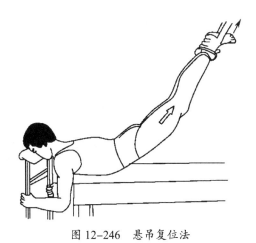

图 12-246　悬吊复位法

复位方法：俯卧位，局部麻醉，双踝缚软套并连结绳索，绳索通过高悬的滑轮用力牵拉，纵向的牵引分力使骨盆离开床面，脊柱由屈曲状逐渐呈过伸状，后突畸形随之消失，骨折脱位复位。复位后保持过伸姿势，换仰卧位，伤椎后侧垫枕，维持复位并固定。亦可用石膏背心固定脊柱于过伸位替代。

3. 俯卧牵拉按压复位　该法为郭氏正骨的传统手法，适应证同悬吊复位法。

复位过程：患者俯卧位，局部麻醉，静脉注 50% 葡萄糖 100mL。术者 1 人，助手 5 人。头侧助手 3 人，1 人牵胸部固定带，另 2 人分别握持两侧腋窝以保护肩关节；足侧 2 人，分握两踝。术者站立侧方（左右均可），两掌重叠按于后突处。在术者统一指令下，各助手同时牵拉，徐徐用力，待患者腹侧离开床面约 30cm 时，牵拉相持两分钟。术者用力向腹侧按压，直至畸形消失，经 X 线检查满意后，缓慢改换体位为仰卧位，后侧垫枕，翻身时保持过伸位（图 12-247）。

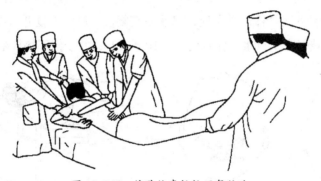

图 12-247　俯卧位牵拉按压复位法

4. 垫枕练功复位　适用于胸腰段单纯椎体前侧压缩性骨折。该法简便易行，患者仰卧硬板床，高突处垫枕或沙袋，学习练功方法，随着脊柱背伸幅度的增大，枕或沙袋也随之加高，如此坚持下去，可以使前纵韧带的伸展紧绷而恢复椎体原貌。

练功程序：先练 5 点支撑法（头、两肘、两足着力，图 12-248），然后练 3 点支撑法（头、两足用力、两臂环抱胸前，图 12-249）、4 点支撑法（两手两足用力，图 12-250）。也可取俯卧位，以腹部为支点，做头、两上肢、两下肢的背伸锻炼（图 12-251）。

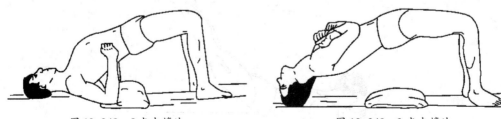

图 12-248　5 点支撑法　　　　　　　　图 12-249　3 点支撑法

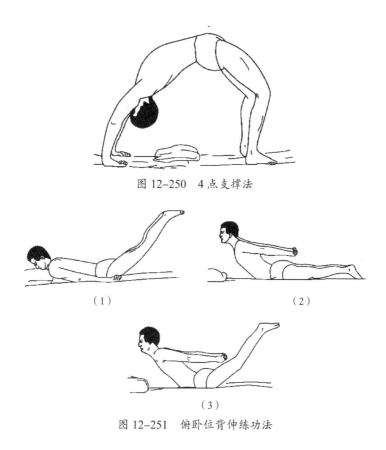

图 12-250 4点支撑法

（1） （2）

（3）

图 12-251 俯卧位背伸练功法

【固定简述】

1. 牵引固定 复位后，根据不同部位给予牵引重量 5～15kg 以维持中立位固定。

2. 垫枕固定 应用垫枕练功复位法越早越好，患者入院后即可开始，3～4 周要达到治疗要求，否则效果不佳。

五、骨盆骨折

骨盆由骶骨、尾骨和两侧髋骨（髂骨、坐骨、耻骨）构成。后侧骶骨与两侧宽大的髂骨形成骶髂关节。其骨面接触大，韧带连结坚固，是保持骨盆稳定的主要结构；前面两侧耻骨组成耻骨联合，是骨盆的薄弱环节。髋骨的外面有髋臼与股骨头组成髋关节。整个骨盆形如漏斗，称为"骨盆环"。骨盆的周围附有众多肌肉，骨盆壁有丰富的血管和静脉丛，骨盆腔内有重要的脏器和组织（如膀胱、输尿管、神经、血管、生殖器等）。因此，严重的骨盆骨折脱位多合并脏器损伤，而且出血量大，休克的发生率也很高。

【分类】

骨盆骨折后，从解剖结构的稳定性及治疗观点出发，可分为稳定性骨折和不稳定性的骨折与脱位；从有否合并伤来分，又分为单纯骨盆骨折脱位和骨盆骨折脱位合并脏器损伤。

1. 稳定性骨折　表现为骨盆环一处或几处骨折，但骨盆环的稳定性未遭受破坏。属于此类骨折的有：前环耻骨支或坐骨支骨折；髂前上、下棘，坐骨结节等处的撕脱性骨折；髂骨、骶骨裂纹骨折；尾骨骨折（该骨折虽然不影响骨盆环的稳定，但其骨折本身应属不稳定型）等。

2. 不稳定性骨折与脱位　表现为骨盆环两处以上或前环和后环联合损伤并发生移位和脱位，使骨盆的稳定性遭受破坏。按其受伤机制又可分为压缩型（侧方受到挤压）、分离型（前后受到挤压）和中间型。前两型多合并骶髂关节脱位、髂骨后部骨折及骶孔直线骨折使骨盆旋转变位。临床常见以下表现形式：

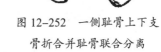

（1）一侧耻骨上下支骨折合并耻骨联合分离（图12-252）。

（2）一侧耻骨上下支骨折合并同侧骶髂关节脱位（图12-253）。

图 12-252　一侧耻骨上下支
骨折合并耻骨联合分离

（3）髂骨翼骨折合并耻骨联合分离（图12-254）。

（4）单侧骶髂关节脱位合并耻骨联合分离（图12-255）。

（5）双侧耻骨上下支骨折合并髂骨翼骨折或骶髂关节脱位（图12-256）。

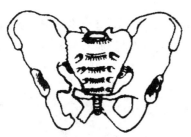

图 12-253　一侧耻骨上下支骨折合并
同侧骶髂关节脱位

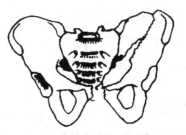

图 12-254　髂骨翼骨折合并耻骨联合分离

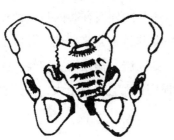

图 12-255　单侧骶髂关节脱位
合并耻骨联合分离

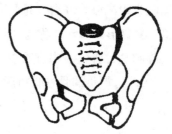

图 12-256　双侧耻骨上下支骨折合并髂骨
翼骨折或骶髂关节脱位

【损伤与移位机理】

引起骨盆骨折的原因有直接暴力、间接暴力和混合暴力。

1. 直接暴力　常见以下情况，髂骨、骶骨、耻骨联合部等骨突出部位，容易遭受打击、碰撞而发生骨折；无防备的情况下猛然坐地，可引起尾椎骨折；枪弹、弹片等火器伤则造成开放性骨盆骨折，常合并脏器损伤。

2. 间接暴力　多见于运动创伤，急骤跑跳，肌肉猛烈收缩，常引起肌肉起止部的撕脱骨折。如缝匠肌强烈收缩可引起髂前上棘撕脱性骨折；股二头肌强烈收缩可引起坐骨结节撕脱骨折；股直肌强烈收缩可引起髂前下棘撕脱骨折。

3. 混合暴力　系指骨盆骨折或骨折脱位，是由直接暴力和间接暴力共同作用的结果。其损伤方式以骨盆前后方或侧方受到强大暴力的挤压为多见，如房屋倒塌、交通事故、矿井塌方等均属此类损伤。骨折脱位不但发生在受力部位，而且暴力沿骨盆环传导也可发生在非受力部位，这类损伤常使骨盆的完整性和连续性遭到破坏。如果骶髂关节韧带断裂或伴有髂翼和骶骨骨折，在脱位和骨折存在的情况下，由于腰肌和腹肌的牵拉，伤侧半骨盆可向后上方移位，加上髂翼骨折后呈现内翻或外翻使骨盆发生不同程度的变形。同时由于骨盆壁损伤严重，常伴有休克和盆腔内的脏器损伤。

【手法复位与固定简述】

1. 稳定性骨折

（1）单纯前环耻骨支、坐骨支骨折：不论单侧或双侧，除个别骨折块游离突出于会阴部皮下，需手法推挤到原位，以免畸形愈合而影响坐骑之外，一般不需手法整复。卧床休息，对症服药，3～4周即可下床活动。

（2）撕脱性骨折：一般移位不大，推挤复位后需卧床休息，并改变体位以松弛有关骨折块附着的肌肉，减少其对骨折块的牵拉，有利于骨折块的稳定和愈合。如髂前上、下棘骨折，将膝髋关节限制在屈曲位；坐骨结节骨折，将患侧下肢限制于伸髋屈膝位，4～6周后下床功能锻炼。

（3）尾椎骨折：患者取侧卧位，术者戴手套，涂上润滑剂，将示指缓缓伸入肛门，抵住前移的骨折块，拇指在外抵住骶骨，两指同时用力，使骨折块恢复原位。无论能否保持对位，也应鼓励患者及早下床锻炼，预防局部组织粘连挛缩。

2. 不稳定性骨折

对不稳定性骨折的治疗，关键在于整复骶髂关节脱位和骨盆骨折的变位，最大限度地恢复骨盆环的原状与稳定。治疗方法应根据骨折脱位的不同类型，采取相应手法，配合单向或双向牵引，或用外固定架、石膏短裤、沙袋垫挤等综合措施来保持复位后的稳定和愈合。若对位不良，畸形愈合，轻则遗留局部疼痛，重则跛行，使伤侧下肢缩短而影响负重和劳动。因此，对骨盆骨折脱位必须进行良好的复位。

（1）单纯耻骨联合左右分离：分离较轻者，用侧方对挤法使之复位。复位后，于两髂翼外侧放置沙袋保持固定即可。分离较宽者，用上法复位后再用布兜悬吊以维持对位，或用环形胶布加多头带均可获得满意复位（图 12-257）。

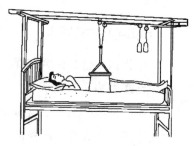

图 12-257　悬吊牵引

（2）骶髂关节脱位合并附近髂翼骨折或骶骨骨折：半侧骨盆向上移位而无髂翼内翻或外翻变位者，用纵向牵拉。术者向远侧推，使骶髂关节复位，并配合同侧大重量牵引维持。治疗步骤：①先行伤侧股骨髁上牵引，备好牵引装置。②水平位纵向牵拉复位：助手 4 人，健侧两助手一人持踝，另一人用布袋经健侧会阴部兜住坐骨向头侧牵拉；患侧两助手，一人握踝，另一人固定两腋窝；术者站立患侧，两掌相叠按住髂嵴。在术者统一指令下，各助手徐徐用力对抗牵拉，术者用力推髂嵴向下使之复位。③保持对位，挂上牵引装置，重量 10～15kg，一般不会出现过牵。维持牵引不得少于 8 周，重量不足或减重早是再脱位的主要原因。

（3）骶髂关节脱位合并髂翼骨折外翻变位者（分离型）：复位步骤同上，唯术者注意在各助手相对牵拉的同时，双掌从髂翼的外上方向内下方推挤而使之复位。若有残留移位者，再给予侧方对挤，使折面对合更加严密。为保持复位后稳定，需配合骨盆悬吊牵引，因为单纯下肢牵引，会加重髂翼外翻变位，只有双向牵引，方能保持复位后的稳定（图 12-258、图 12-259）。

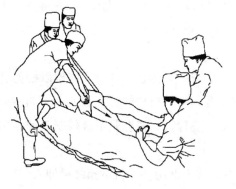

图 12-258　耻骨联合分离、半侧骨盆上移
无髂翼内外翻变位的整复方法

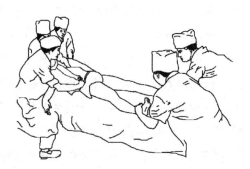

图 12-259　外翻变位的整复方法

（4）骶髂关节脱位合并髂翼骨折内翻变位者（压缩型）：复位步骤同上，唯术者在各助手相对牵拉的同时，用手掌自患侧髂骨翼的前内方向外下方推压而使之复位，挂上同侧下肢牵引装置。该型骨折不宜悬吊，因骨盆悬吊会挤压伤侧髂翼内翻，单向下肢牵引，其力量通过髋关节牵拉，不但能防止骶髂关节再脱位，而且能使髂翼自然外翻，有利于纠正髂翼内翻变位。

（5）髂骨翼骨折外翻变位合并耻骨联合左右分离，骶髂关节无后上脱位者：可用骨盆夹固定。先将每侧两根斯氏针插入髂骨翼，用手法复位后，在腹前以框架连接，调节框架连杆之长短及位置，可起到固定作用。变位较轻者，手法复位后单用骨盆夹固定，骨盆夹用宽、长略大于髂骨之木板，内衬以厚垫，后方用帆布连接两侧木板，前方用弹性带结扎调节松紧，亦可起到牢固的固定作用（图 12-260、图 12-261）。

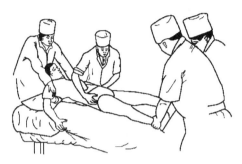

图 12-260　髂骨翼骨折外翻变位，不合并
骶髂关节后上脱位的整复方法

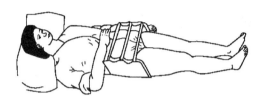

图 12-261　骨盆夹固定

（6）陈旧性骨盆骨折并骶髂关节脱位：时间在 1 个月之内者，用手法复位和大重量牵引维持，能够使严重的骨盆畸形得到部分或大部分纠正，亦可在两髂前上棘处穿上斯氏针，使之成半环，系绳做交叉悬吊牵引。

第十三章　关节脱位手法治疗

第一节　关节脱位概论

关节，两骨间接相连而形成，是人体各部活动的枢纽，分为可动关节和不动关节。由于暴力作用，使关节失去其正常相互对应关系，并造成关节辅助结构的损伤破坏而致功能失常。重者致两骨完全分离，称"脱位"；轻者仅部分错开，称"半脱位"；仅有轻度微小关节紊乱，称"错缝"。脱位俗名"错窝"，古称"脱骱""失骱""出臼""掉环"等。

关节脱位，是指外伤（或疾患）使构成关节的骨两端关节面的接合关系失常，关节周围的软组织受到不同程度的损伤。

一、关节的类别

（一）可动关节

1. 关节的结构　包括关节面、关节软骨、关节腔和关节囊；其辅助结构，包括关节周围的韧带、关节软骨盘、关节盂缘、滑膜皱襞。

2. 关节的分类

（1）按构成关节骨的数目分类

单关节：仅有两骨参与构成，一骨为关节窝，另一骨为关节头，如肩关节。

复关节：由两块以上的骨参与构成，共同包在同一的关节腔内。如肘关节，即是由肱骨、尺骨和桡骨三骨组成。

（2）按运动轴的数目和关节面的形状分类

①单轴关节：又称"屈戌关节"。关节面呈滑车状，可沿冠状轴进行屈伸运动，如指关节。

蜗状关节：是滑车关节的普通型，其运动轴不完全与骨纵轴成直角而略有偏斜，如肘关节。

车轴关节：由圆柱状的关节头，与凹面状的关节窝构成。关节面位于骨的侧方，骨围绕与骨平行的垂直轴旋转，如寰枢关节与桡、尺骨近、远侧关节。

②双轴关节：有两个互为垂直的运动轴，可以做两种方向的运动，如桡腕关节。

椭圆关节：关节头与关节窝的关节面均呈椭圆形，可做冠状轴和矢状轴上的屈伸和收展运动（也可做环转运动），如桡腕关节。

鞍状关节：相对应的两个关节面都呈马鞍状，并做十字形交叉接合，可做伸屈和收展运动（也可进行环转运动），如第1腕掌关节。

③多轴关节：具有三个互相垂直的运动轴，可做多方向的运动。

球窝关节：关节头呈球状，较大，而关节窝浅，不及头面的1/3。有多数运动轴，故可做多种多样的运动，如伸屈、收展、旋转、环转等，如肩关节。

杵臼关节：与球窝关节相似，但关节窝很深，包绕关节头的1/2以上，运动形式同球窝关节，但因运动幅度受一定限制，故较小，如髋关节。

平面关节：关节面接近平面（实际多少具有一定的弧度），可做多轴性的滑动及回旋，但范围较小，如腕间关节和跗跖关节。

（3）按关节运动方式分类

单动关节：能单独进行运动，如肩关节和膝关节。

联合关节：由两个关节和两个以上的关节同时进行运动，如两侧的下颌关节和尺桡远、近侧关节。

3. 关节的运动　关节的运动与关节面的形态有密切关系，而关节面的形状是在机体长期活动中，在肌肉的作用下逐步形成的。因此，机能活动以形态结构为基础，形态结构又以机能活动为主导。关节的运动可归纳为：

（1）滑动运动：一骨的关节面，在另一骨关节面上滑动，如跗跖关节。

（2）伸屈运动：一般来说，关节冠状面运动致相关的两骨在运动中互相接近，角度减小时为屈，反之为伸。也有偏离冠状轴的，如拇指指间关节。

（3）内收、外展运动：关节沿矢状轴运动，致骨向正中面移动者为内收，反之为外展。如手指的收展，是向中指的靠拢和离开运动；足趾，则是各趾向第2趾中轴的靠拢和离开运动。这是因为手的中指和足的第2趾在生活中最为少动的原因。

（4）旋转运动：骨环绕垂直轴运动时，称为"旋转运动"。骨的前面向内侧旋转时，称为"旋内"；向外侧旋转时，称为"旋外"。有时运动骨也可沿着与骨纵轴不相平行的运动轴进行旋转，如手的旋前与旋后运动，是桡骨围绕另一特定的运动轴旋转的结果。

（5）环转运动：骨的上端在原位转动，下端则做圆周运动。凡具有冠状轴与矢状轴活动的关节，都能做环转运动。

关节的灵活性和稳定性是对立统一的，其决定于关节的形态和结构。为了适应功能的需要，某些关节在稳定的基础上突出其灵活性，如上肢关节；而另一些关节，则在灵活的基础上，重点显示其稳定性，如下肢关节。关节灵活性的基本条件，在于关节腔的形成，关节面覆盖有光滑的关节软骨，关节囊内表面衬有滑膜，并分泌滑液以润滑关节，以及关节面的特殊形状、关节囊的薄弱松弛、关节韧带的薄弱与多少、关节囊的宽大、周围较少强有力的骨骼肌等因素。关节的稳定性，则体现在关节囊坚厚而紧张、关节腔狭小以及关节内的负压吸着力、囊内外韧带多而坚强、关节面大小差别少、周围有强大的骨骼肌等。然而，加强功能锻炼，一方面可增大关节运动的幅度，另一方面也可促使筋肉强健，进一步增强关节的稳定。

4. 关节的血液供应　主要来自附近动脉的分支，在关节周围形成周密的动脉网。关节软骨没有血管，关节盘的血管分布在周缘部分。

5. 关节的神经　主要来自附近的神经分支，但各部位的分布不同。一般关节囊的纤维层和运动范围较广的关节及韧带的神经分布较丰富，关节软骨则无神经分布。

（二）不动关节

不动关节，又可称"微动关节"。两骨之间以少量的结缔组织直接相连，此类关节的运动范围极小或完全不活动。根据骨间连接的组织不同，又分为韧带联合、软骨联合、骨性联合三种。

二、关节脱位的病因与分类

（一）病因

关节的脱位与错缝，多为跌坠、压扭、闪挫、牵拉等暴力所致，称"创伤性脱位与错缝"，为本章介绍的重点。其他原因，如风寒湿侵袭可致病理性脱位与错缝则不在本章介绍之内。复位后固定时间短，活动过早，致关节周围组织未能很好修复，或由于先天发育异常，或由于肝肾亏虚等原因而致习惯性脱位与错缝。《医宗金鉴·正骨心法要旨·颊车骨》载："或打仆脱臼，或因风湿袭入，鈎环脱臼……"《正体类要·正体主治大法》载："若骨骱接而复脱，肝肾虚也。"

（二）分类

1. 按病因分类

（1）伤性脱位或错缝：有明显外伤史，一般发病突然。

（2）病理性脱位或错缝：感受外邪，先表现为高烧、肿疼，继发脱位或错缝。

（3）习惯性脱位或错缝：由于外伤性脱位或错缝整复后，固定时间短，组织修复不好，或肝肾不足，体弱筋弛不能束骨，或先天发育欠佳而致多次发病。

2. 按程度分类

（1）全脱位：头臼完全分离错移。

（2）半脱位：仅少部分错开分离。

（3）错缝：临床有疼痛、功能障碍等症状，但望诊、触诊未见明显错位及畸形。X线检查，未能发现明显异常；经手法整复，有复位声，且症状可立即缓解，能收到立竿见影之效。关节错缝又可分为错移型、嵌夹型与旋转型。

3. 按脱位和错缝的方向分类　一般以近端为中心，而以远端脱出的方向而命名，可分为内、外、前、后、上、下及中心脱位等。如髋关节脱位，可分为后上方脱位、后方脱位、后下方脱位、前上方脱位、前方脱位、前下方脱位、中心性脱位等。肘关节脱位，可分为后脱位、外脱位、内脱位、前脱位等。

4. 按软组织损伤程度分类

（1）闭合性脱位：软组织损伤较轻，关节与外界不相通，治疗较容易，预后亦佳。

（2）开放性脱位：软组织损伤严重，形成破裂或挫灭，关节与外界相通，易感染化脓，如处理不当，常遗留关节活动障碍等后遗症。此类损伤不多见，一般多发生于踝关节，错缝亦少有此型。

5. 按伤后就诊时间分类

（1）新鲜性脱位和错缝：一般于伤后 3 周以内就诊者，整复较容易。

（2）陈旧性脱位与错缝：发病后 3 周以上就诊者，可由于漏诊、误诊、失治、误治等原因而延误了诊治时间，致气血郁滞、筋肉挛缩、增生粘连而增加了整复的困难。

三、关节脱位的症状与诊断

（一）症状

1. 肿胀、疼痛　外伤后筋骨受损，经络不通，气血瘀滞，因而肿胀疼痛。但根据受伤轻重表现而不同，一般单纯脱位肿胀、疼痛较轻；若合并骨折，则肿胀、疼痛较严重；若为错缝，可无肿胀而单有疼痛。

2. 功能障碍、畸形　伤后立即出现功能障碍与明显畸形。每种脱位都可出现其特有的畸形，且呈弹性固定，畸形姿势不能改变；若是畸形可改变，多是近关节处骨折，或脱位合并骨折。错缝则无明显畸形。若为陈旧性脱位，一般已无肿胀和疼痛，或仅有轻度肿胀和疼痛，并可有一定程度的代偿性功能活动，但脱位的基本体征，如每种脱位的特有畸形、关节呈弹性固定、畸形姿势不能改变等仍存在。如果时间太长，患肢可出现肌肉萎缩、挛紧，关节局部增生、粘连等。

（二）诊断要点

脱位者，患肢缩短或延长，关节的前后或左右径增宽，并有明显的突起和凹陷。关节功能丧失，呈弹性固定，畸形姿势不能改变，通常能触摸到脱出的关节头。局部肿胀一般不严重，若肿胀严重，且有不能改变的典型畸形者，常合并有关节内骨折。若无肿胀或轻微肿胀，无明显畸形，但有疼痛和功能障碍者，应是关节错缝。

四、关节脱位治疗

（一）手法复位

1. 牵拉提按推挤复位法　关节脱位，一般重叠变位，关节头被嵌顿，不能恢复原位。因此，向远端或某一方向牵拉，借助筋肉的牵拉力和压力，即可使关节头恢复原位。在牵拉过程中，往往需配合反牵拉力，达到牵拉的目的。并应先顺畸形的姿势牵拉，然后再逐步牵拉至所需要的方向和位置。用力要稳缓，逐渐加大牵拉力，切忌强抖猛拉，必要时配合推挤或提按手法，迫使关节复位。

2. 倒程逆施法　又名"原路返回法"。按导致关节脱位的过程，使脱位的关节头由原路返回。如肘关节脱位，是当肘关节在过伸位时，由于外力作用，使尺骨鹰嘴向肱骨鹰嘴窝撞击，致尺骨喙突向后滑过肱骨滑车而脱向后方，形成肘关节后方脱位。因而，其复位手法是：先牵拉前臂远段，使肘关节逐渐伸直并过伸，使尺骨喙突在向远端牵拉的情况下越过肱骨滑车，保持牵拉力屈肘即可复位。

3. 旋撬复位法　根据解剖特点，如肌肉的拉力、关节盂的形态等，固定近端，牵拉旋转远端肢体，应用杠杆原理，使远侧端滑向近侧端，直至复位。如整复髋关节脱位时所采用的旋撬复位法，即属此种手法。以髋关节后上方脱位为例，股骨头位于髂骨翼处，利用屈曲髋关节，使脱出的股骨头向下滑移，下降至髋臼后下缘的切迹处，再将髋关节外展、外旋，然后将髋关节伸直，由于髂股韧带的牵拉作用，迫使股骨头滑入髋臼内。

（二）固定

关节脱位整复后，固定是非常必要的。合理有效的固定，除了防止患肢再脱位外，同时还可保护受伤肢体的筋肉（关节囊、韧带等）不再受损伤，且能使其在休息、制动的情况下，得以充分修复，以保证关节功能迅速恢复正常，避免有些筋肉由于修复不佳而造成关节脱位而反复发作，形成习惯性脱位；另一方面，又必须注意不能固定过久，否则将造成筋肉粘连、挛缩，致使关节僵凝、肌肉萎缩、功能恢复不良。因此，应根据各关节的解剖特点，结合损伤程度与年龄的差异而确定固定时间。一般以 3～4 周为限，若合并关节内骨折者，可延长固定时间。

固定方法：上肢采用绷带或胶布，下肢采用沙袋或夹板，将肢体固定在能防止形成再脱位的体位。一般上肢固定在屈曲位，下肢固定在伸直位，个别是需要固定在特殊位。如肩关节后脱位，复位后需固定在肩关节外展、外旋、背伸位，可用石膏绷带塑形固定。此外，如陈旧性髋关节脱位，必要时还需加牵引固定。

（三）功能疗法

关节复位后，尽量早期开始功能锻炼，这是关节功能恢复的关键。一般在固定期间，即开始做损伤关节的远侧各关节活动，以及损伤关节小范围的活动，但应避免做能造成再脱位方向的活动。解除固定后，应循序渐进地加强功能锻炼和必要的按摩活动，促进功能早日恢复。

　　（四）药物治疗（略）

第二节　躯干关节脱位手法治疗

一、下颌关节脱位

　　下颌关节是由下颌骨两髁状突和颞骨的颞颌关节窝所构成，是人体头面唯一的可动关节，周围有关节囊包绕，囊壁由韧带加强，但前壁较薄弱松弛，关节腔内有一软骨盘状结构，中间薄，周边厚，附着于关节囊上，有稳定关节、缓冲震荡与摩擦、滑利关节的作用（图 13–1）。

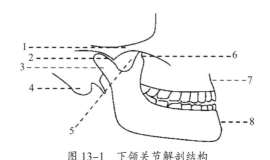

图 13–1　下颌关节解剖结构

1.颧弓；2.结节角；3.下颌髁状突；4.颞骨乳突；5.颞下窝；6.喙突；7.上颌骨；8.下颌骨

【分类】

　　1.按发病原因分类　①外伤性脱位：由于外力作用，而致下颌关节脱位；②习惯性脱位：由于脱位整复后过早活动，关节囊及韧带修复不佳或身体虚弱，筋肉松弛，而致下颌关节多次发生脱位。

　　2.按脱位侧别分类　①双侧脱位：下颌关节为联动关节，双侧同时发生脱位者，较多见；②单侧脱位：仅一侧发生脱位，较少见（图 13–2）。

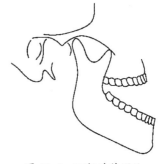

图 13–2　下颌关节脱位

【损伤与移位机理】

　　下颌关节脱位，主要是下颌骨的髁状突越过颞颌关节结节的最高点，绞锁于颧弓下而形成。新鲜性脱位复位后，因过早活动而致关节囊和韧带未得到很好修复，可导致习惯性脱位。当然，这与身体的强弱也有一定的关系。

1. 过度张口   由于下颌关节前侧关节囊和韧带比较薄弱和松弛，加之张口时下颌髁状突向前移动至关节结节之下，处于不稳定位置。当过度张口，如大笑、打哈欠、拔牙、呕吐等动作时，下颌髁状突容易越过下颌关节结节，形成下颌关节前脱位。此种脱位，多为双侧。

2. 暴力打击   《医宗金鉴·正骨心法要旨》所说的"或打仆脱臼"，即指暴力打击引起的下颌关节脱位。下颌部遭受侧方暴力打击，或在单侧臼齿咬食硬物时，关节囊的侧壁韧带不能抗御外来暴力，则可发生下颌关节脱位。此种脱位，多为单侧。

3. 肝肾虚亏   《伤科汇纂·颊车骨》说："夫颔颊脱下，乃气虚不能收束关窍也。"老年体衰，久病虚弱，气血不足，肝肾亏损，血不荣筋，致韧带松弛，容易发生脱位和形成习惯性脱位。

【手法复位】

外伤性下颌关节脱位，复位较易，一般采用牵拉推提倒程逆施法复位。

1. 口腔内复位法   患者背靠墙坐于低凳上，面向前，双眼平视。一助手站患者侧方，以两手扶持固定头部，勿使头部俯仰或左右摆动。术者站于患者对面，两手拇指以纱布包裹，伸入患者口腔，按于两侧最后方的大臼齿上，余指托住下颌体，此时两拇指用力向后下方压，余指向前牵，向上提并后推，使下颌骨向后旋转，关节头即滑入臼窝，当听到复位声，两拇指顺势滑向牙齿外侧，以免咬伤，同时使上下齿咬紧，抽出拇指即可（图13-3）。此法适用于各种下颌关节脱位。

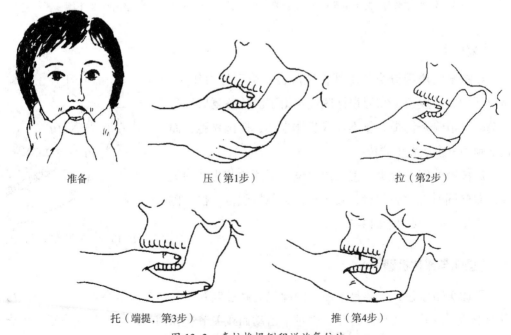

准备　　　　　压（第1步）　　　　　拉（第2步）

托（端提，第3步）　　　　　推（第4步）

图 13-3　牵拉推提倒程逆施复位法

单侧脱位者：压患侧的拇指用力向下按，压健侧的拇指只是加以辅助，方法同上。如不能复位，亦可将健侧人为造成脱位后，按双侧脱位进行整复。对老年患者无牙齿者，可按下颌齿龈最后的上方。

2.口腔外复位法 多用于老年及习惯性脱位患者。习惯性脱位因关节囊松弛，筋肉软弱，复位较易，常采用口腔外复位法。

（1）患者体位与助手同上法。术者站患者对面，以双手拇指分别置于患者两侧面颊外，两侧下颌体与下颌支交界处的上缘，其余四指托住下颌体。双手拇指由轻而重，在向下按压下颌骨的同时，余指托推下颌体向上、向后旋转复位，即可听到复位声。

如为单侧脱位，则单侧用力，原理、方法同口腔内复位法。

（2）患者体位与助手同上。术者站于患者对面，以双手拇指推按双侧下颌骨髁突的前上方，缓缓用力向下、向后方推挤。当髁状突顶端被推至关节结节顶部水平时，仍维持原推挤力，同时令患者缓缓闭口，即可听到复位声。

如为单侧脱位时，则右侧脱位用左手、左侧脱位用右手，推挤脱出的下颌髁状突；另一手扶持头部以固定，方法同上。不用助手即可复位。

3.加垫复位法 患者体位与助手同上，唯头略后仰（不用助手亦可）。此法多用于精神紧张的患者。

预制两个 2cm×2cm（长和直径）圆柱形纱布垫或软木垫，先用止血钳将垫放置于下颌两侧最后的一个臼齿上（尽量向后推）。术者站于患者后方，使患者枕部靠于术者胸部，其两手叠置于下颌前下方，进行托提下颌，使患者同时配合闭口，即可听到复位声，再用止血钳将垫子取出即可。

如为单侧脱位，可只用一个垫子，置于患侧的最后臼齿上，术者站于健侧，一手扶患者枕顶部进行固定，另一手置于下颌前下方，稍偏于健侧，推托下颌向上、向后及患侧，同时令患者缓缓闭口，即可复位。

【固定简述】

1.复位后，用四头带将下颌兜起，固定 1 周。在固定期间，进流质饮食，半月后进软食，1 个月以内不能吃硬物，并防止张口过大，如大笑、哈欠、喷嚏时均需注意。

2.习惯性脱位应固定 2～3 周。

二、胸锁关节脱位

胸锁关节，为上肢与躯干相连的唯一关节，是由锁骨内端及胸骨柄的锁骨切迹和第 1 肋骨间所形成的摩擦关节，其周围被关节囊和韧带围绕固定。其中以胸锁前、后韧带和锁骨间韧带与对侧锁骨相连，以肋锁韧带与第 1 肋骨相连，因此胸锁关节稳定，临床上脱位较为少见。

【分类】

1. 按损伤的性质分类　①急性脱位，即骤然的外来暴力所致的脱位，伤因与症状明显；②慢性脱位：多为长期持续性或多次相同的外力所致，且为逐渐形成，前脱位多见。

2. 按脱位的程度分类　①半脱位：部分韧带损伤而形成的关节轻度脱位，症状较轻，手法复位后较稳定；②全脱位：关节周围韧带和关节囊损伤重且广泛，致胸锁关节完全脱位，复位后不稳定。

3. 按脱位方向分类　①前脱位：多为间接暴力，致锁骨近端脱向胸骨前方；②后脱位：多为直接暴力作用于锁骨内端的前方所造成锁骨近端脱向胸骨的后方，其中以前脱位多见。

4. 按脱位后时间分类　①新鲜性脱位：脱位后时间在 3 周以内者；②陈旧性脱位：由于误诊、漏诊、误治、失治等原因致脱位延迟至 3 周以上者。

【损伤与移位机理】

1. 直接暴力　暴力直接冲击锁骨内端，使其向后、向下脱出，形成关节后脱位。

2. 间接暴力　间接作用于肩部，使肩部急骤向后、向下用力，致使锁骨内端以第 1 肋骨上缘为支点，在杠杆力的作用下向前、向上脱出，形成胸锁关节前脱位（图13-4）。如暴力较小，形成部分韧带和关节囊损伤，可形成半脱位；如暴力较强，可形成全脱位。

3. 持续劳损　在劳动和运动中，经常使肩部外展和背伸，致胸锁韧带受到反复慢性的强力拉伤，胸锁关节可逐渐形成外伤性慢性半脱位。

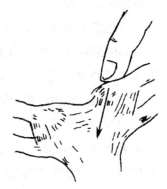

图 13-4　胸锁关节脱位

【手法复位】

1. 新鲜胸锁关节脱位　复位比较容易，但固定困难，易形成再脱位。

（1）前脱位：采用牵拉按压复位法。

患者坐或仰卧。一助手用一宽布带穿过患侧腋下向健侧牵拉，另一助手以两手通过患侧腋窝牵拉患肩，术者以手掌按压或推挤锁骨内端向后，即可复位。

（2）后脱位：采用牵拉撬提复位法。

方法一：患者仰卧床边，患肢于床缘处向下垂，两肩胛之间垫以纵形枕或沙袋，令助手双手按压两肩而扩胸，术者提锁骨内端轻轻晃动，即可复位。

方法二：患者坐于方凳上，助手在患者后方，一腿屈膝，将足蹬于凳缘，膝部顶于患者两肩胛骨的中部，两手拉双肩向外、向后，使患者呈扩胸姿势。术者站于患者前方或侧方，以一手推按胸骨外段向后，另一手持锁骨内端向前提牵。手法要稳、慢，持续用力，即可将向后脱位的锁骨内端撬起复位。

2.慢性劳损性脱位　多为半脱位，畸形不明显或不严重，一般无功能障碍，无须整复。局部不适或劳动后疼痛者，需注意休息，并配合药物治疗即可。

3.陈旧性脱位　仅局部略显高突，但无疼痛，无功能障碍，不需整复。

【固定简述】

1.前脱位　用前"∞"字绷带固定法。在脱出的锁骨内端前上方加一棉垫或海绵垫，以胶布固定于局部，然后以前"∞"字绷带固定，使双肩前屈、内收，并压迫锁骨内端向后，与胸锁关节稳定对挤，固定3～4周。或让患者仰卧床上，患肩后方垫枕或沙袋，锁骨内端压以沙袋，勿使再撬起即可。

2.后脱位　以后"∞"字绷带固定，或双圈固定，或锁骨带固定即可，固定3～4周。

三、肩锁关节脱位

肩锁关节由肩胛骨的肩峰内端及锁骨肩峰端，借关节囊、肩锁韧带、三角肌、斜方肌肌腱附着部和喙锁韧带（锥状韧带及斜方韧带）等连接组成，关节内有软骨盘，其中喙锁韧带为稳定肩锁关节的重要结构。

肩锁关节能适应上肢外展、高举活动。当上肢外展时，肩锁关节有20°范围的活动功能，部分活动显示于上臂外展、抬高最初的30°范围内，部分活动在上臂外展抬高135°后发生。

肩锁关节脱位较为多见。

【分类】

按损伤程度分为：①半脱位：损伤较轻，仅有关节囊撕裂，轻度移位（图13-5）；②全脱位：损伤严重，锁骨外端因斜方肌的作用而向上、向内完全撬起（图13-6）。

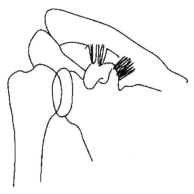
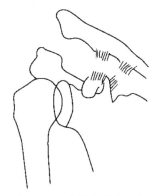

图13-5　肩锁关节半脱位　　　　　图13-6　肩锁关节全脱位

【损伤与移位机理】

1. 直接暴力　由上向下冲击肩部时，可发生脱位。

2. 间接外力　过度牵拉肩关节向下错动而引起脱位；或跌倒时肩部着地，造成肩锁关节处的韧带撕裂而致脱位。

（1）半脱位：损伤较轻，因仅有关节囊撕裂，或韧带部分损伤，出现轻度移位。

（2）全脱位：损伤严重，肩锁韧带及喙锁韧带均有撕裂，锁骨外端因斜方肌的作用而向上向内撬起，肩胛骨由于上肢的重垂作用而向下移位。

【手法复位】

采用提按复位法：患者坐位，肘屈 90°。术者一手置于患肩上方，用力向下按压锁骨外端；另一手握持患肘向上托顶，使肩胛骨向上，即可复位。

【固定简述】

肩锁关节脱位复位容易固定难，一般采用胶布粘贴固定法或肩横胸布带固定法固定。特别不稳定者，亦可采用经皮穿针固定。一般固定 3～4 周，在固定期间，应注意检查及重复加固外固定，以维持和保证对位。

四、锁骨两极脱位

锁骨两极脱位，也叫"锁骨脱位"，即锁骨由胸锁关节和肩锁关节脱出。是由于伤力较大与应力集中巧合所致。

【分类】

1. 锁骨两极半脱位　损伤较轻，锁骨两端由于还有肋锁韧带与喙锁韧带的固定，故脱位程度较轻。

2. 锁骨两极全脱位　损伤较重，除肩锁韧带及胸锁韧带损伤外，同时肋锁与喙锁韧带亦受损伤，失去其稳定能力，故呈锁骨两极全脱位。

【损伤与移位机理】

锁骨两极脱位多为瞬间间接暴力迫使胸锁韧带及肩锁韧带同时损伤，或先是胸锁韧带损伤，继之肩锁韧带亦损伤而致锁骨两极（端）关节半脱位。

若暴力较大，除使胸锁及肩锁韧带损伤外，又致锁骨内端的肋锁韧带及锁骨外端的喙锁韧带亦同时受伤时，可致锁骨两极全脱位。

【复位与固定】

一般采用按压或提捏复位。卧床沙袋加压固定 4 ～ 6 周，其他用药同单一胸锁关节脱位和肩锁关节脱位，必要时穿针固定。

五、颈椎脱位

脊柱活动很大程度上取决于椎间小关节（关节突关节）。颈椎的关节突关节为冠状结构，关节面较为水平而平滑且呈椭圆形，由薄而松弛的关节囊韧带连结起来，利于屈伸旋转、侧弯运动。所以颈椎是脊柱段中椎体最小，但灵活性最大、活动频率最高、运动负荷较大的节段。如遇外力，也是最容易发生脱位的节段。

【分类】

临床可分为一过性脱位和绞锁性脱位（全脱位）两种。

【损伤与移位机理】

1. 一过性脱位　多为瞬间间接暴力迫使颈椎脱位，但由于"挥鞭力"又使脱位关节迅速弹回原位，X 线表现可无任何痕迹，MR 可见局部血肿、水肿影像，临床可见明显神经症状。

2. 绞锁性脱位（全脱位）　暴力较大，使颈椎脱位后，椎间关节的关节突背向绞锁固定，X 线表现可见颈椎脱位与椎间关节的关节突背向绞锁固定，多伴有椎体不同程度的骨折，临床可见明显神经症状，多为高位截瘫。

【复位与固定】

一般采用快速颅骨牵引复位法。患者仰卧，无菌条件下置颅骨牵引，牵引重量为体重的 1/（6 ～ 7）。在密切观察下进行，一旦发现绞锁的关节突牵至近解锁状态，轻轻施以端提手法即可复位。复位后，维持体重的 1/（10 ～ 12）重量牵引固定颈部 3 ～ 6 周。

六、腰椎脱位

腰椎与骶椎相连，为承载上半身重量的枢纽及躯干运动的主体部分，易遭受外力造成骨折脱位。

【分类】

1. 根据脱位的程度，分为半脱位和全脱位两种。

2. 根据脱位的方向，可分为前后脱位和侧方脱位。

【损伤与移位机理】

腰椎脱位多为巨大间接剪切或旋转暴力而致腰椎瞬间脱位，多伴有骨折和旋转移位。X线表现可见腰椎脱位，多伴有椎体不同程度的骨折。临床可见明显神经症状，甚至截瘫，大小便障碍。

【复位与固定】

多采用俯卧快速牵拉按压复位。患者俯卧位，局部麻醉。术者1人，助手5人。头侧助手3人，1人牵胸部固定带，2人分别握持两侧腋窝以保护肩关节；足侧2人，分握两踝。术者站立侧方（左右均可），两掌重叠按于后突处。在术者统一指令下，各助手同时牵拉，徐徐用力，待患者腹侧离开床面约30cm时，牵拉相持两分钟后，术者用力向腹侧按压，直至畸形消失。经X线检查满意后，缓慢改换为仰卧位。翻身时，要注意保持过伸位，杜绝旋转与屈曲。

第三节　上肢关节脱位手法治疗

一、肩关节脱位

肩关节即指肩肱关节，是由肩胛骨的关节盂与肱骨头连接而成的球窝关节。因肱骨头的面积远远大于关节盂的面积，且其周围韧带薄弱，关节囊松弛，故肩肱关节是人体中运动范围最大而又灵活的关节（图13-7、图13-8），也是最易发生脱位的关节。多发生于20～50岁的男性。

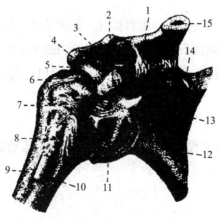

图 13-7　肩关节及其周围结构（一）

1.喙锁韧带；2.喙突；3.肩锁韧带；4.肩峰；5.喙肩韧带；6.喙肱韧带；7.肩胛下肌；8.结节间滑液鞘；

9.肱骨；10.肱二头肌长头腱；11.关节囊；12.肩胛骨；13.肩胛下肌；14.肩胛上横韧带；15.锁骨

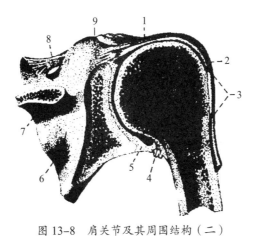

图 13-8　肩关节及其周围结构（二）

1.关节囊；2.结节间滑液鞘；3.肱二头肌长头腱；4.关节囊；5.关节盂缘；6.冈下窝；
7.肩胛冈；8.肩胛上横韧带；9.喙突

【分类】

1.按造成脱位的病机分类　①创伤性脱位：有明显外伤史；②病理性脱位：无外伤史，由于疾病或生理发育异常所致。

2.按肱骨头脱出方向分类

（1）前脱位：①喙突下脱位：在外力作用下，肱骨头向前脱出后，停留在喙突下，形成喙突下前脱位（图 13-9）；②锁骨下脱位：若外力较大，迫使肱骨头继续向内移动至锁骨下，形成锁骨下前脱位（图 13-10）。

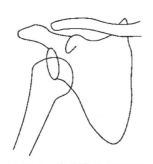

图 13-9　肩关节喙突下脱位

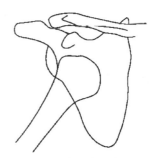

图 13-10　肩关节锁骨下脱位

（2）下脱位：①下垂形脱位：脱出的肱骨头停留在肩关节盂下方；上臂下垂，外展呈翼状多见（图 13-11）；②竖直形下脱位：多由于外伤时的姿势和暴力作用的方向不同，致肱骨头脱出后停留于关节盂下方，大结节同时嵌于关节盂下，上臂呈外展高举，不能放下，少见（图 13-12）。

（3）后脱位：指脱出的肱骨头停留在关节盂的后方，较少见（图 13-13、图13-14）。

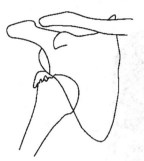

图 13-11　肩关节盂下脱位合并大结节骨折

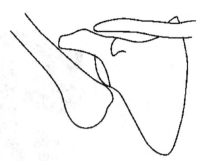

图 13-12　肩关节竖直盂下脱位

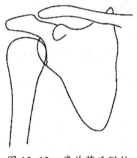

图 13-13　肩关节后脱位

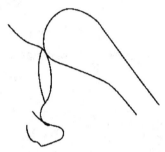

图 13-14　肩关节后脱位（轴位）

（4）肩关节上脱位：临床罕见，脱位后往往由于上肢本身的重垂作用而致肱骨头自然下落而复位，或转为其他类型的脱位，且往往合并肩峰骨折。

3. 按脱位后的时间长短分类　①新鲜性脱位：脱位在 3 周以内者；②陈旧性脱位：脱位后超过 3 周以上者。

此外，当脱位的次数多时，又称"习惯性脱位"。由于治疗失当、固定不妥、活动过早或活动方式不对，关节周围组织未得到充分修复；或损伤过重；或合并关节盂缘骨折；或患者体质不好、修复能力差等均可引起。

【损伤与移位机理】

1. 直接暴力　多因打击或冲撞直接作用于肩关节而引起。当上臂外展、背伸时，外力作用于肩后，可致肩关节前脱位；当上臂内旋及外展时，外力作用于肩前，可致关节后脱位；当上臂高度外展时，外力作用于肩上方，可致肩关节下脱位。

2. 间接暴力

（1）传导暴力：患者跌倒，上臂外展、背伸，以手或肘部着地，暴力沿肱骨干向上传导，使肱骨上端冲破较薄弱的关节囊前壁，形成前脱位。当肱骨头滑向喙突下间隙形成喙突下脱位，此种脱位最多见；若暴力过大，则肱骨头被推至锁骨下，形成锁骨下脱位。若跌倒时，上臂呈内旋前屈位，以手或肘部着地，外力沿肱骨干向上传导，致使肱骨头冲破后侧关节囊，形成肩关节后脱位。

（2）杠杆作用力：上臂高举外展，肱骨大结节与肩峰紧密相接，成为杠杆的支点，迫使肱骨头冲破关节囊的下方而滑出关节盂，形成关节盂下脱位。此型脱位常合并肱骨大结节骨折。

（3）牵拉旋扭暴力：当大力牵扯旋扭上肢，亦可形成肩关节脱位。

3. 其他原因　由于治疗措施不当，组织未能很好修复；或解剖上的原因，如先天性发育不良或缺陷，控制肩关节的神经或肌肉平衡性发生紊乱；体质虚弱，肝肾不足，都可形成习惯性脱位。

【手法复位】

1. 新鲜性肩关节脱位

（1）外展牵拉推挤复位法：适用于前脱位及下脱位。

患者仰卧，一助手用宽布带穿过患侧腋下，向对侧牵拉；另一助手，以双手持患肢腕上方，令手心向上，顺势牵拉使逐渐外展。术者站于患侧，以双手或一手掌置于脱出的肱骨头前下方，其余4指置于肩前上方，在两助手同时用力牵拉的情况下，术者向后上方推挤脱出的肱骨头使复位，牵臂的助手，徐徐将上肢内收、内旋、屈肘于胸前（图13-15）。对于下脱位者，患者体位与助手同上，术者推挤向下脱出的肱骨头向上即可复位（图13-16）。

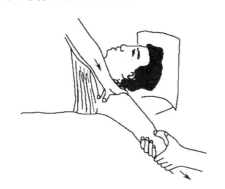

图13-15-1　外展牵拉推挤复位法

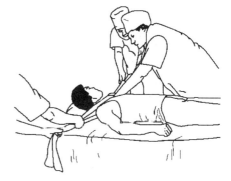

图13-15-2　外展牵拉推挤复位法(健侧观)

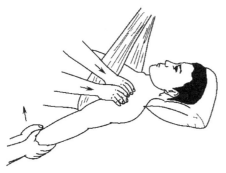

图13-15-3　外展牵拉推挤复位法

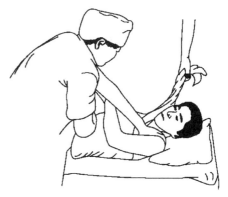

图13-15-4　脱位已复位，肩成圆形

图 13-15　外展牵拉推挤复位法

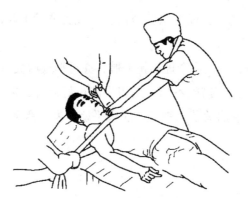

图 13-16　高举牵拉推挤复位法（整复盂下脱位）

（2）旋转撬入复位法：适用于肩关节喙突下前脱位。

患者坐位或仰卧位，一助手固定患肩，首先向患者解释消除其恐惧心理或令患者思想转移。术者站于患侧，令患者肌肉放松。以相对之侧的一手握持患肢腕部，另一手握持肘部，先肘屈，继使上臂外旋、内收，缓缓加力，当肘部内收接近胸部的中线时，即可听到复位声，然后令上臂内旋，回复中立位，屈肘于胸前即可（图 13-17）。

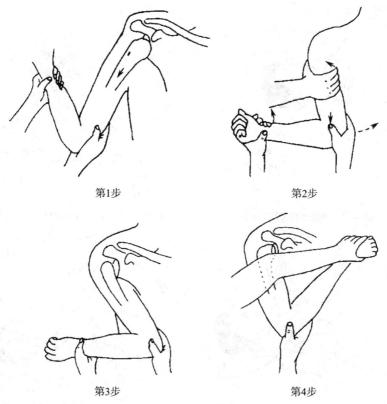

第1步　　　　　　　　　　　　　第2步

第3步　　　　　　　　　　　　　第4步

图 13-17　旋撬复位法

（3）牵拉足蹬复位法：适用于肩关节下脱位。

　　患者仰卧，术者面对患者站于患侧，两手握患肢腕部，用靠近患者之足跟部，抵住脱出的肱骨头下方（即右侧脱者用右足，左侧脱者用左足），令患肢在外旋的情况下进行牵拉，足蹬肱骨头向上，即可复位（图 13-18）。若患者肌力较强，仅术者一人力量不足时，亦可令一助手牵患肢腕上方，将患肢外展外旋牵拉，同时术者站于患侧以同侧足跟部抵住脱出的肱骨头向上蹬，牵臂的助手在牵拉的情况下将患肢逐渐内收内旋，即可复位。

　　（4）指扣倒行逆施法：适用于老年人肌力弱者或习惯性脱位，喙突下脱位和盂下脱位均可。

　　患者坐位，令患者注意力转移，肌肉放松，轻牵患肢外展，将患肢前臂或手部搭于术者肩上，或让一助手牵拉。术者以双手拇指置于肩峰上作固定，其他 4 指从腋下扣住脱出的肱骨头向上或向外后，即可复位（图 13-19）。

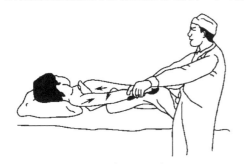 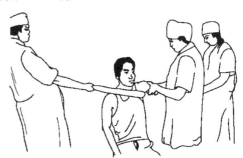

图 13-18　牵拉足蹬复位法　　　　　图 13-19　指扣倒行逆施复位法

　　（5）牵拉端提复位法：适用于肩关节后脱位。

　　患者仰卧，一助手用宽布带穿过患侧腋向下对侧牵拉，一助手顺势牵拉患肢，使其逐渐外展。术者站于患侧，以手端提向后脱出的肱骨头向前，同时牵臂的助手背伸外旋患肢即可复位（图 13-20）。

　　（6）牵拉推挤复位法：适用于肩关节后脱位。

　　患者坐位，术者站于患侧背后，以一手轻牵患肢外展、外旋、背伸的同时，另一手在后方推脱出的肱骨头向前外，即可复位（图 13-21）。

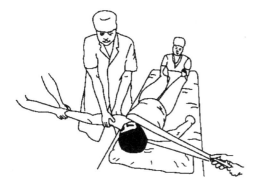 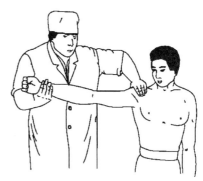

图 13-20　牵拉端提复位法　　　　　图 13-21　牵拉推挤复位法

（7）牵拉扳推复位法：适用于肩关节竖直型下脱位。

患者仰卧，一助手用宽布带穿过患侧腋下向对侧牵拉，一助手顺势牵拉患肢，一助手牵拉双踝关节。术者站于患侧，先以两手向外扳肱骨上端，以缓解被嵌顿的肱骨头后，令牵臂的助手在牵拉情况下，将患肢由高举逐渐改为外展位，同时术者用两手拇指或手掌推脱出的肱骨头向上，即可复位（图13-22）。

2. 陈旧性肩关节脱位　因为时间较久，往往关节周围已形成瘢痕粘连、增生等，致复位较为困难，故在整复前，首先应严格选择适应证，做好术前全面检查和准备，拍摄X线正、轴位片。同时，在颈丛神经阻滞麻醉或全麻无痛情况下进行手法整复。

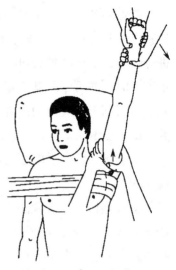

图 13-22　牵拉扳推复位法

（1）棒撬复位法

①卧位棒撬复位法：按以下四个步骤施术（图13-23）。

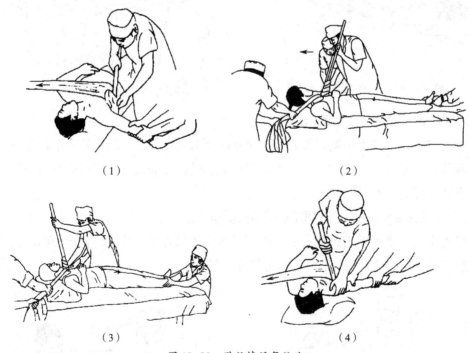

（1）

（2）

（3）

（4）

图 13-23　卧位棒撬复位法

第1步：患者仰卧在特制的手术床上，一助手用两手按患者双肩以固定，另1～2个助手用宽布带穿过患侧腋下，向对侧牵拉；另1～2个助手顺势牵拉患臂，使外展外旋，外展至120°左右。术者站于患侧，用预先制备的木棒（长1.5m，直径4cm，在一端1/3处以棉花绷带包绕20cm），将裹棉花的一端插入床撑上方，裹棉处置腋下对准脱出的肱骨头。

第2步：准备就绪后，令助手用力牵拉患肢，术者一手扶患肩，一手持木棒上段，利用床撑为支点，以木棒上段为力臂、裹棉花部位为力点。

第3步：术者扶肩的手同时照顾稳定木棒不使滑动，持棒之手缓缓向上，或向上外推木棒，迫使脱出的肱骨头向上，或向上外滑动，同时令牵臂的助手在保持牵拉力的情况下，逐步将患臂内收、内旋。此时，术者扶肩的手，可触知空虚的肩关节盂处逐渐隆起。否则，是筋肉挛缩未牵开，肱骨头仍和肩关节盂相重叠，应即停止强行复位，待进一步加大牵引量，重复以上动作。

第4步：当肩峰下逐渐隆起，肩关节变为圆形，患臂紧贴胸壁时，说明脱位已复位，也有仅是半复位者，可先抽出木棒。术者使患肘屈曲，上臂内旋内收，推肘部使肩关节向后上方，使肱骨头对肩关节盂起到挤压、研磨，以便复位完全。

②坐位棒撬复位法：该法可用于脱位时间不太长者，或新鲜性脱位，肌肉紧张而难以用一般手法复位者（图13-24）。

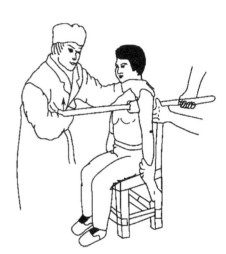

图13-24　坐位棒撬复位法

患者坐于靠椅上，面向前方。一助手用宽布带穿过患侧腋下，向健侧牵拉；1～2个助手握持患臂顺势牵拉，并使其逐渐外展；一助手站患者背后，术者站于患侧前方，将木棒裹棉花的一端，通过患侧腋下，置于椅背上方，裹棉花部对准脱出的肱骨头，令患者背后的助手把持固定棒端不使其移动。术者一手扶持患肩，一手持木棒的另一端，稳缓抬举（原理同卧位棒撬复位法），以推挤脱出的肱骨头向上向后，同时牵臂的助手在保持用力牵拉的情况下，将患肢内收、内旋，放下即可复位。如一次未成功，再加大力量，重复以上动作。此法不适宜全麻患者。

【固定简述】

1. 肩关节前脱位、下脱位复位后，以腕颈带悬吊患肢，肘屈120°，放置胸前，制动3～4周。如合并有骨折者（如肱骨大结节及关节盂缘骨折者），悬吊制动4～5周。

2. 肩关节后脱位禁用腕颈带悬吊，因悬吊可使脱位复发。需用外展石膏管型或外展支架，将患肢固定于肩关节外展80°，背伸30°～40°的肘关节屈曲位3～4周。

3. 陈旧性脱位固定4～6周。

4. 习惯性脱位固定4～8周。

二、肩关节脱位合并肱骨颈骨折

肩关节脱位合并肱骨颈骨折，多系前脱位中的喙突下脱位。

【分类】

根据脱位情况分为：肩关节半脱位合并肱骨外科颈骨折、肩关节全脱位合并肱骨外科颈骨折（图 13-25、图 13-26）。

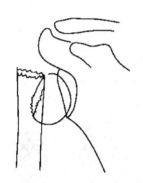 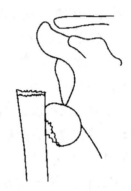

图 13-25　肩关节半脱位合并肱骨颈骨折　　　　图 13-26　肩关节脱位合并肱骨颈骨折

【损伤与移位机理】

肩关节脱位合并肱骨颈骨折同肩关节脱位病机与机制，但外力较猛与持续，会造成肩关节脱位后仍继续作用，致肱骨外科颈骨折。其中部分非真正脱位，而是由于肌肉的牵拉，或骨折端的嵌插，致肱骨头旋转，形成半脱位状。从 X 线正位片上看，似为肱骨外科颈骨折合并肩关节脱位，但从肩部轴位片看，则观察到肩关节并未脱位，肱骨头仍位于肩关节盂内，只是不同程度的旋转错移而已。

【手法复位】

1. 肩关节半脱位合并肱骨外科颈骨折只需按肱骨颈内收型骨折的整复手法进行整复骨折即可。当骨折复位时，肩关节的半脱位也随之复位，一般采用外展牵拉高举推挤复位法（见肱骨外科颈骨折）。

2. 肩关节脱位合并肱骨外科颈骨折采用牵拉外展推挤复位法，现将脱位归位后再正复骨折。

患者仰卧，一助手用宽布带穿过患侧腋下向对侧牵拉，另一助手持患肢腕关节上方牵拉，使患肢逐渐外展高举 120°～ 140°，待骨折远近折端接近时，术者站于患侧，以两手拇指推挤脱出的肱骨头，向外上后方，使脱位先复位，然后按整复肱骨外科颈骨折的手法，进行整复骨折即可（图 13-27）。

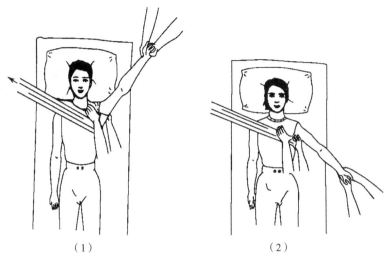

（1） （2）

图 13-27 牵拉外展推挤复位法

如失败，可将患肢内收放下至外展 50°左右，使关节囊松弛，然后术者以拇指推挤脱出的肱骨头，使贴近肱骨干的情况下向上后方复位，再按肱骨外科颈骨折进行整复骨折。

如仍不能复位，可用局麻或颈丛麻醉，X 线透视下以无菌操作行钢针撬拨复位，适用于喙突下脱位。

患者仰卧，患肢保持于体侧不加牵拉，常规消毒，铺巾。一助手扶持患腕，术者站于患侧，先触摸清肱骨头位置，用骨圆针由三角肌内侧缘靠近脱出的肱骨头外侧处进针，避开血管与神经，向内经过肱骨头前内侧向后直达肩关节盂边缘作为支点，而后向外用力撬拨，同时以另一手维护肱骨头，并协同推挤，使肱骨头脱位复位，然后按肱骨外科颈骨折进行整复即可（图 13-28）。

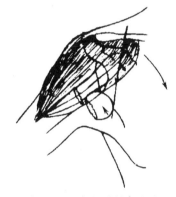

图 13-28 钢针撬拨复位法

【固定简述】

肩关节脱位合并肱骨颈骨折以超肩夹板固定 4 ~ 6 周。骨折端复位后不稳定者，亦可经皮穿针固定，辅以悬吊固定。

三、肘关节脱位

肘关节，是由肱骨下端的滑车与尺骨上端的半月切迹所构成的肱尺关节，及肱骨下端外侧的肱骨小头与桡骨上端构成的肱桡关节，与尺骨上端外侧的尺骨桡切迹与桡骨头构成的尺桡关节所组成。这三个关节包裹在一个关节囊内，有一个共同的关节腔。关节囊的前后壁薄弱而松弛，但其两侧的纤维层，则由桡侧与尺侧副韧带增厚，以加强关节的稳定。肘关节囊的环形纤维，形成一坚强的桡骨环状韧带，包绕桡骨小头

（图 13-29、图 13-30、图 13-31 ）。

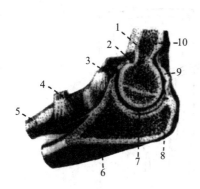

图 13-29　肘关节及其周围结构

1.鹰嘴窝；2.喙突窝；3.喙突；4.肱二头肌腱；

5.桡骨；6.尺骨；7.关节腔；8.鹰嘴；

9.关节囊；10.肱骨

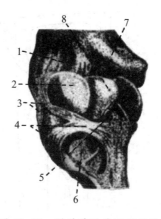

图 13-30　肘关节及其周围结构

1.桡骨窝；2.肱骨小头；3.桡侧副韧带；

4.桡骨环韧带；5.尺骨冠突；6.桡骨切迹；

7.冠突窝；8.肱骨滑车

肘关节只有伸屈功能，没有侧方活动，若强加其侧方活动，或伸直超过正常范围，均可引起肘关节脱位。

前臂的旋转，是上、下尺桡关节的功能。正常的活动范围，前臂旋前为 90°，旋后为 110°，若外力作用超过这一范围，亦可引起桡骨头的单纯脱位，但极少见。

肘后三点的骨突标志，是指肱骨的内、外上髁及尺骨的鹰嘴突。伸肘时，此三点连成一直线，屈肘时呈一等边三角形，又称"肘三角"（图 13-32、图 13-33 ）。肘关节脱位时，三点关系失常。

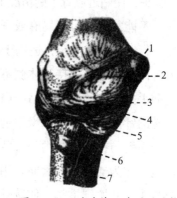

图 13-31　肘关节及其周围结构

1.肱骨内上髁；2.关节囊；3.尺侧副韧带；

4.桡侧副韧带；5.桡骨环韧带；

6.肱二头肌腱；7.尺骨

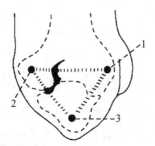

图 13-32　肘后三点连线呈三角形

1.外上髁；2.内上髁；3.鹰嘴

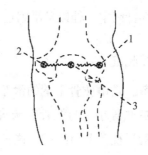

图 13-33　肘后三点呈一直线

1.外上髁；2.内上髁；3.鹰嘴

【分类】

1. 按致病原因分类

（1）外伤性脱位：由外在暴力所致。

（2）病理性脱位：略。

2. 按脱出方向分类

（1）后脱位：尺桡骨远端脱向肱骨远端的后侧，较少见（图13-34）。

（2）后外侧脱位：尺桡骨远端脱向肱骨远端的后外侧，多合并肱骨内髁撕脱骨折。此型最多见（图13-35、图13-36）。

（3）后内侧脱位：尺桡骨脱向肱骨远端后内侧，有时合并肱骨外上髁撕脱骨折，较少见（图13-37）。

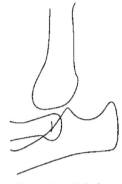

图 13-34　肘关节后
侧脱位

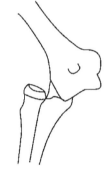

图 13-35　肘关节后外侧脱位

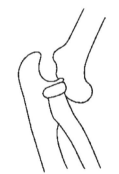

图 13-36　肘关节后外侧脱位

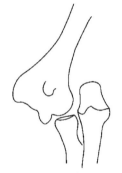

图 13-37　肘关节后内侧脱位

（4）前脱位：尺、桡骨脱向肱骨远端的前侧，又可分为：

外展旋转型前脱位：尺、桡骨近端脱向肱骨远端的内前方，肘关节周围软组织多有严重损伤（图13-38）。

内收旋转型前脱位：尺、桡骨近端脱向肱骨远端的前外方，肘关节周围软组织多有严重损伤（图13-39）。

过伸型前脱位：尺、桡骨近端脱向肱骨远端的前方，多合并鹰嘴骨折（图13-40）。

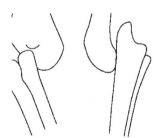

图 13-38　肘关节外展
旋转型前脱位

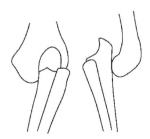

图 13-39　肘关节外展
旋转型前脱位

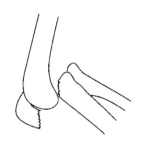

图 13-40　肘关节过伸型
前脱位

（5）肘关节分离脱位：又分为2型。

前后分离型脱位：一般桡骨近端脱向肱骨远端的前方，尺骨近端脱向肱骨远端的后方，软组织损伤较为严重。

内外分离型脱位：桡骨近端脱向肱骨远端的外侧，尺骨近端脱向肱骨远端的内侧，软组织损伤严重（图13-41）。

3. 按关节脱位数

（1）尺、桡骨双脱位：尺、桡骨同时由关节内脱出。

（2）单纯桡骨脱位：单纯桡骨近端由关节内脱出（图13-42）。

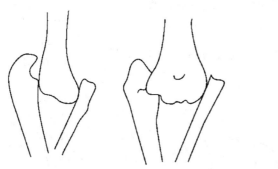 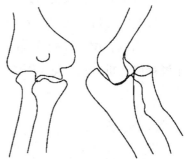

图13-41　肘关节分离型脱位　　　　　图13-42　单纯桡肱关节脱位

4. 按受伤后的时间

（1）新鲜性脱位：伤后3周以内者。

（2）陈旧性脱位：伤后3周以上者。

5. 按与外界相通与否分类

（1）闭合性脱位：软组织损伤较轻，皮肉未裂开，关节腔与外界不相通。

（2）开放性脱位：软组织损伤严重，皮肉破裂，关节腔与外界相通。

【损伤与移位机理】

肘关节脱位多由间接暴力所致。当跌倒时，手掌按地，前臂旋后，肘关节伸直位，外力沿前臂纵轴向上传导，使关节过伸，尺骨鹰嘴尖端撞击于肱骨下端的鹰嘴窝，喙突向后滑，肱骨远端冲破肘关节前侧关节囊致尺桡骨脱出于肱骨后侧形成肘关节后脱位。

如跌倒时，肘关节过伸且内收，以手按地，机理同上，可造成肘关节后外侧脱位，常合并肱骨内髁撕脱骨折，此种类型最多见。

如跌倒时，肘关节过伸且外展，以手按地，机理同上，可造成肘关节后内侧脱位。此种类型较少见。

如果为牵拉旋转暴力，如机器扭伤，可致肘关节前脱位；伸直外展旋转暴力，可致外展旋转型前脱位；伸直内收旋转暴力，可致内收旋转型前脱位。肘关节过伸位的传导暴力，所造成的肘关节前脱位，多合并尺骨鹰嘴骨折，这是由于外力迫使尺桡骨近段向前反折，先造成鹰嘴骨折，再造成尺桡骨向前脱位。或外力直接作用于尺桡骨上段后侧致鹰嘴骨折，外力继续作用则迫使尺桡骨向前脱位。前脱位少见。

如为旋转加传导外力，多为由高处跌下，前臂极度旋前撑地，先造成环状韧带断裂，致桡骨头向前或前外侧脱位，后由于外力传导作用致尺骨鹰嘴向后滑脱，造成肘关节的前后分离脱位。或过大的内外翻应力，刹那间作用于肘关节，先使桡骨头脱向外侧，骨间膜广泛撕裂，关节囊破裂，内翻力致尺骨鹰嘴脱向内侧，造成肘关节内外分离脱位。此两种类型极为少见，可合并肘关节周围软组织较严重损伤。

单纯强烈的旋前或旋后外力，亦可引起单纯的肱桡关节脱位，桡骨头往往脱向前方或后方。此型极少见。

新鲜性脱位，由于误诊、漏诊、误治、失治等原因而致时间延至3周以上未复位者，称陈旧性脱位，受伤机理同新鲜性脱位。

【手法复位】

1. 肘关节后脱位复位法

（1）拔伸按压屈肘复位法：患者仰卧位或坐位，一助手固定患肢上臂中段，另一助手持腕上方顺势用力向远端牵拉。术者站于患侧，以双手拇指按压肱骨远端向后，其余四指提拉尺、桡骨近端向前，同时令牵臂的助手在用力牵拉的情况下屈肘，即可复位（图13-43）。

（2）屈肘牵拉推挤复位法：患者仰卧或坐位，一助手固定上臂，另一助手顺势牵拉前臂。术者站于患侧，用双手拇指在肘后推挤尺、桡骨近端向下向前，其余四指环抱肱骨下端向上向后拉扳。同时令牵臂的助手，在用力牵拉的情况下屈肘，即可复位（图13-44）。

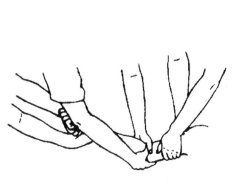

图13-43 拔伸按压屈肘复位法

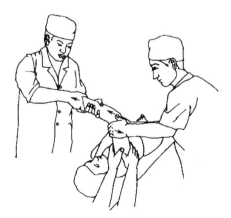

图13-44 屈肘牵拉推挤复位法

2. 肘关节后外侧脱位复位法
患者体位及助手操作同拔伸按压屈肘法。术者一手推尺、桡骨近端向内，另一手挤肱骨远端向外，先矫正侧方移位，再按肘关节后脱位整复即可（图13-45）。

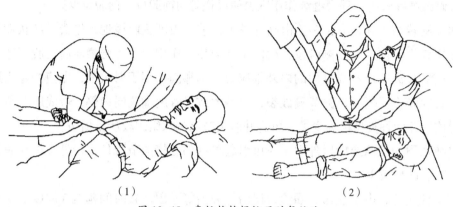

（1）　　　　　　　　　　　　　（2）

图13-45　牵拉推挤提按屈肘复位法

3.肘关节后内侧脱位复位法　体位、助手、手法同上，但推挤方向相反即可。

4.外展旋转型前脱位　臂丛麻醉下采用倒程逆施复位加牵拉推挤提按屈肘复位法。

患者仰卧，一助手固定上臂，术者站于患侧。一手持肱骨下段，另一手持尺桡骨上段，使尺桡骨上端向内侧，围绕肱骨下端回旋至肘后，然后按肘关节后内侧进行整复（图13-46）。

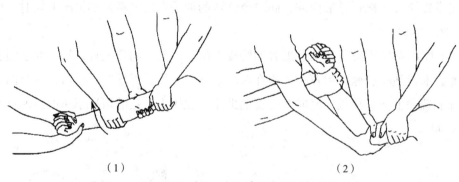

（1）　　　　　　　　　　　　　（2）

图13-46　倒程逆施（旋转）加牵拉推挤提按屈肘复位法

5.内收旋转型前脱位复位法　臂丛麻醉下采用倒程逆施法加牵拉推挤提按屈肘复位法。

患者体位、助手同上。术者站于患侧，一手持肱骨下段，一手持尺、桡骨上段，使尺、桡骨上端向外侧，围绕肱骨下端回旋至肘后，然后按肘关节后外侧脱位进行整复。

6.过伸型肘关节前脱位　采用牵拉按压屈肘复位法。

患者仰卧，一助手固定上臂，另一助手顺势牵拉前臂。术者站于患侧，待上下重叠牵开后，以双手拇指按压尺、桡骨近端向后，同时令牵臂的助手在牵拉的情况下屈曲肘关节，即可使肱桡关节复位，尺骨近端亦被推到肘后，再按鹰嘴骨折处理两折端。

7. 分离型脱位复位法

（1）前后分离脱位复位法：臂丛麻醉下采用牵拉旋转推挤提按屈肘复位法。

患者仰卧，一助手固定上臂，另一助手顺势牵拉前臂。术者站于患侧，待重叠牵开后，术者以拇指推桡骨上端向外、向后，牵臂的助手同时配合，逐渐将前臂旋后。先将肱桡关节复位，然后双手拇指按压肱骨远端向后，其余四指于肘后提拉尺骨鹰嘴向下、向前复位。在此过程中，术者要以桡侧手之大鱼际处，压于肱桡关节处，以维护其对位，勿使桡骨头再向前脱出。

（2）内外分离型脱位复位法：臂丛麻醉下采用牵拉推挤按压复位法。

患者体位及助手同上。术者在助手牵拉的同时，先以双手分别于内、外侧推尺桡骨上端，使其滑向肘后，然后再按肘关节后脱位进行整复。此型脱位亦往往合并开放性损伤，伤口按常规顺序处理。

8. 单纯肱桡关节脱位复位法 可采用牵拉按压推挤复位法。患者仰卧或坐位，术者站于外侧，先以双手环抱肘部，在助手上下牵拉的同时，向外侧提拉肘关节，扩大肘外侧的间隙，再以双手拇指按桡骨小头脱出的方向，推挤或按压桡骨头，使其复位。

9. 陈旧性肘关节脱位复位法 以后外侧脱位为例。

（1）适应证的选择

①伤后时间在 40 ～ 50 天以内，身体条件允许，能耐受手法复位者。

②未经过反复的整复和活筋治疗者。

③关节被动活动尚有 10°以上活动度者。

④X 线片示局部增生不明显，特别是桡骨头周围的骨质无明显疏松和脱钙，无合并其他骨折者。

（2）术前准备

①做好患者思想工作，解除其顾虑和恐惧，取得配合。

②以活血舒筋利节之中药外洗 1 周，使挛缩之筋肉缓解，以利复位。

③臂丛麻醉，在无痛条件下进行整复，必要时注射高渗糖和镇静剂。

④术前应进行充分的活筋，以拔伸、过伸、内收、外展、旋屈等手法以剥离粘连，缓解挛缩。活动范围由小到大，活动强度由轻到重，活筋应稳、缓，循序渐进，不能操之过急，不要猛拉猛扭，以免造成骨折与新的损伤。当牵拉或活动到肘关节有 1cm 以上活动度时，即可进行整复。

（3）手法复位

①牵拉推挤提按屈肘复位法：患者仰卧，一助手固定上臂，另一助手顺势用力牵拉前臂。术者站于患肢外侧，在上下用力牵拉的情况下，先用双手握持患肘进行提按、推拉，反复数次，使粘连进一步分离。然后使肘关节过伸，按新鲜性脱位的复位手法进行整复。一次不成功时，可再重复上法。如牵拉力量不足时，可另增助手，加大牵

拉力，使之复位，屈肘固定。

②牵拉屈肘推挤复位法：如果以上复位手法失败，可使一助手以宽布带穿过患肢上臂下段向后牵拉；1～2个助手站于健侧，将患肢横过胸腹部，顺势向健侧牵拉。术者站于患侧，双手四指环抱肱骨下段向后扳拉，双手拇指推桡骨头向下、内、前，使其复位。同时牵前臂的助手在牵拉的情况下，配合旋动，并逐渐屈肘，即可复位。若复位欠佳，可再重复以上手法。反复屈肘，使其稳定后再屈肘固定。

10. 注意事项

（1）必须严格选择适应证。

（2）态度要严肃认真，术前要心中有数，明确分工，避免临时忙乱。

（3）整复前一定要充分活筋，使粘连充分分离，不可在筋尚未活动开时强行整复，急于求成。

（4）整复过程中，手法要稳缓，避免强屈肘关节，以免造成尺骨鹰嘴撕脱骨折或其他损伤。

（5）整复时，避免直接推挤尺骨鹰嘴，以免其形成压缩性骨折，使半月切迹因压缩而变短，形成日后的功能障碍，其着力点应放在桡骨小头上。

（6）检查、拍摄X线片时，严禁伸肘，否则易引起再脱位，可拍肘关节的侧轴位片。

（7）对陈旧性肘关节脱位，手法虽然能使其整复，但复位后，肿痛与瘀滞必然严重。因此，早期要彻底逐瘀，中期要及时活血通利关节，后期要持之以恒舒筋利节等内、外用药，一定要环环紧扣，方能取得理想的效果。

11. 肘关节脱位已复位的标志

（1）畸形消失，肘后三点复常。

（2）肘窝或肘后已摸不到肱骨下端，关节已平复（以肱桡关节缝平复为准）。

（3）肘关节可以被动伸屈活动，特别是可屈曲超过90°。

（4）X线片显示肘关节关系正常，已恢复原位（侧轴位片）。

【固定简述】

1. 新鲜性脱位复位后，一般仅以腕颈带悬吊胸前，肘屈120°，外贴活血止疼膏药，固定3周。

2. 如为肘关节前脱位或分离型脱位者，因筋肉损伤严重，整复后应屈肘悬吊固定4周。其中如合并有尺骨鹰嘴骨折者，复位后固定4～6周；如为开放性脱位，伤口清创的1期愈合者，固定4～6周。

3. 陈旧性脱位复位后，因肘关节经过反复活筋，筋肉损伤严重，但同时由于肿胀严重，又易形成粘连和机化，故应于腕颈带悬吊固定2周后，即开始在悬吊范围内做自主肘关节伸屈活动练习；3 周后悬吊改为肘屈 90°，4 周后解除固定。

四、腕关节脱位

腕部为手与前臂的连接结构，包括八块腕骨及其形成关节的尺桡骨远端和五个掌骨的近端。腕关节包括桡腕关节、腕骨间关节及腕掌关节。

腕骨共八块，分为远近两排，近排有舟骨、月骨、三角骨，通过坚强的韧带相连，且与桡骨远端关节面及三角软骨构成关节。豆骨位于近排，但实际是尺侧屈腕肌的种子骨。远排腕骨有大多角骨、小多角骨、头状骨、钩骨，与第 1～5 掌骨基底部形成关节。正常腕关节活动，一部分通过桡腕关节，另一部分通过两排腕骨间关节及第 1、2 掌骨之间关节完成。

腕骨间有韧带连接和支持，以防止腕骨无方向性迁移，腕关节韧带有两组，即外在韧带和内在韧带。

外在韧带起于桡骨、尺骨和掌骨，止于腕骨；内在韧带起止，均在腕骨。最重要的内在韧带是三角韧带，起于头状骨，分别止于三角骨和舟状骨。一般认为，外在韧带比内在韧带坚强（图 13-47、图 13-48）。

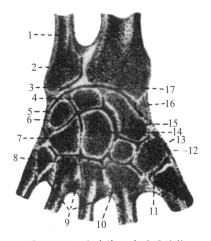

图 13-47　腕关节及其周围结构

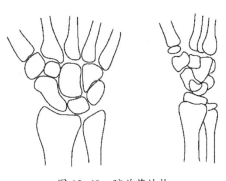

图 13-48　腕关节结构

1. 尺骨；2. 桡尺远侧关节；3. 关节盘；4. 月骨；5. 腕尺侧副韧带；

6. 三角骨；7. 钩骨；8. 腕掌关节；9. 掌骨骨间韧带；10. 小多角骨；

11. 拇指腕掌关节；12. 大多角骨；13. 腕骨骨间韧带；14. 头状骨；

15. 舟骨；16 腕桡侧副韧带；17. 桡腕关节

【分类】

腕关节脱位，因发病原因机制不同，外力作用方向不同，可致不同腕骨、不同数目、不同类型和不同方向的脱位。其类型多见者，大致可分为以下类型。

1. 按脱位的机制分类　①伸展型：多见。腕关节在背伸位受伤，外力作用于掌侧，将远排腕骨推挤向背侧，或由远排腕骨将近排腕骨挤向掌侧；②屈曲型：极少见。腕关节在掌屈位受伤，外力作用于背侧，将远排腕骨推挤向掌侧。

2. 按脱位的情况分类　①月骨脱位：单纯月骨向掌侧脱出；②月骨周围腕骨脱位：月桡关节关系正常，其他腕骨向背侧（或掌侧）脱出；③经舟骨月骨脱位：舟骨骨折，舟骨体部及月骨向掌侧脱出，其他腕骨关系正常；④经舟骨月骨周围腕骨脱位：舟骨骨折后，舟骨体和月骨与桡骨所构成的关节正常，舟骨头部连同其他腕骨向背侧（或掌侧）脱出；⑤舟骨月骨脱位：舟骨、月骨向掌侧脱出，其他关节正常；⑥舟骨、月骨周围腕骨脱位：舟骨、月骨与桡骨所成的关节正常，其他腕骨向背侧（或掌侧）脱出。

3. 按脱位的时间分类　①新鲜性脱位：脱位时间在3周以内者；②陈旧性脱位：凡新鲜性脱位由于失诊、误诊、失治、误治等原因而未及时得到有效的治疗在3周以上未能复位者。

4. 按皮肤完整与否分类　①闭合性脱位：皮肉损伤较轻，无破口，关节与外界不相通；②开放性脱位：多为机器扭轧、压砸伤，皮肉损伤较严重，形成破裂或挫裂，关节腔与外界相通，形成复杂的开放性脱位或骨折脱位。

【损伤与移位机理】

腕关节脱位多为间接暴力所致。

月骨脱位：腕部极度背伸而致月骨向前倾斜，被挤出关节缝，向掌侧翻转脱出。个别还可脱得很远，而至尺、桡骨下段。一般脱出于腕掌侧，背侧韧带断裂，致月骨的杯状面与头状骨的关系失常，而位于头状骨之前，杯状面向前翻转，指向前方。

月骨周围腕骨背侧脱位：跌倒时，如腕关节背伸约45°左右时，以手按地，则暴力可直接推其余腕骨于月骨之后，形成腕关节月骨周围腕骨背侧脱位。

腕舟骨和月骨向掌侧脱位：同月骨脱位机制，腕关节极度背伸，且向尺侧倾斜及旋转时，可致腕舟骨和月骨向掌侧脱位。

舟骨月骨周围其他腕骨背侧脱位：同上机制，如果腕关节背伸45°左右，且向尺侧倾斜及旋转时，可致腕舟骨骨折和月骨周围其他腕骨被推向背侧形成舟骨月骨周围其他腕骨背侧脱位。

经舟骨月骨脱位：同上机制，如果腕关节极度背伸且桡倾及旋转，可使腕舟骨撞击于桡骨茎突上致舟骨骨折，同时使舟骨的近半与月骨被挤出于腕的掌侧，致经舟骨月骨脱位。

经舟骨月骨周围腕骨背侧脱位：同上机制，如果腕关节背屈45°左右，且向桡倾及旋转，可使腕舟骨骨折后，舟骨远端块连同月骨的周围其他腕骨被推向背侧，形成经舟骨月骨周围腕骨背侧脱位。

以上6型临床较为多见，尤以经舟骨月骨周围背侧脱位最为常见。其原因为跌倒时，往往以掌部及掌尺侧按地，致腕背伸及桡倾的机会较多，且月骨舟骨的背侧，受桡骨掌倾角影响因素所致（图13-49、图13-50、图13-51）。

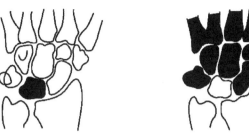

图13-49　月骨脱位及月骨周围腕骨脱位示意

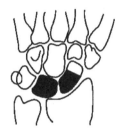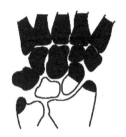

图13-50　经舟骨月骨脱位及经舟骨月骨周围腕骨脱位示意

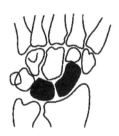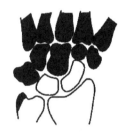

图13-51　舟骨月骨脱位及舟骨月骨周围腕骨脱位示意

同样机制，如果腕关节在掌屈的情况下，暴力来自背侧，也可造成腕骨的向掌侧不同类型的脱位或骨折脱位，但极少见。

【手法复位】

腕关节脱位整复不困难，即或是陈旧性脱位在6周以内者，整复亦不甚困难，而且效果和预后良好。

1. 月骨脱位采用倒程逆施复位法。

患者坐位或仰卧位。一助手固定前臂，一助手牵拉患手，顺势背伸以扩大畸形，使掌侧关节间隙张开。术者站于患侧，用双手拇指推按脱出的月骨向下向后即复位。同时令牵手的助手将腕关节掌屈，着力点应在月骨的杯状关节面，而非月骨前缘，应先按压杯状面矫正其旋转，然后推月骨前缘向后，同时牵手的助手将腕掌屈即可复位

（图 13-52）。

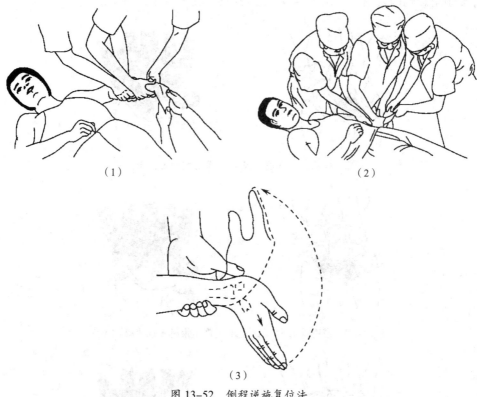

（1）

（2）

（3）

图 13-52　倒程逆施复位法

2. 月骨周围腕骨背侧脱位采用倒程逆施复位法。

患者坐位或仰卧，助手固定前臂，使手心向下。术者站于患侧，双手牵患手，并以拇指扣住脱出的头状骨近端凹陷，其他四指固定腕部，端托腕的前方。先将腕关节顺势背伸牵拉，以扩大畸形，使重叠和关节间的绞锁分离，头骨的近端滑过月骨后缘。同时在牵拉的情况下，使腕关节掌屈，即可复位（图 13-53）。

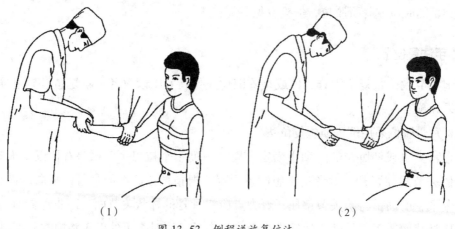

（1）

（2）

图 13-53　倒程逆施复位法

3.经舟骨月骨脱位采用倒程逆施加推挤提按复位法。

同月骨脱位整复手法，使舟骨体部连同月骨脱位先复位，然后以推挤提按手法于腕关节前后、左右加以推挤和提按，使舟骨骨折对位和促使其他腕骨之间严密对合、平复。

4.经舟骨月骨周围腕骨背侧脱位采用倒程逆施加推挤提按复位法。

同月骨周围腕骨背侧脱位整复手法，使脱位复位后，再以推挤提按手法使舟骨骨折对位和其他腕骨之间严密对合平复。

5.舟骨月骨脱位极少见，采用倒程逆施复位法，方法同月骨脱位，唯牵患手时，令其背伸与尺偏以扩大畸形。

6.舟骨月骨周围腕骨背侧脱位采用倒程逆施加推挤提按复位法，方法同经舟骨月骨周围腕骨脱位。

7.腕关节屈曲型脱位此种病例极罕见，亦采用倒程逆施复位法或加推挤提按复位法，但与腕关节背侧脱位方向相反。

8.陈旧性腕关节脱位同各部脱位复位法，首先选择好适应证，臂丛麻醉下进行充分活筋，以分离粘连，缓解挛缩，然后按新鲜性脱位进行闭合手法复位。

陈旧性腕关节脱位，时间在6周以内者，虽因时间较长，较之关节脱位复位困难，但因其关节比较平浅，故与其他陈旧性关节脱位相比，反而较为容易。

腕关节脱位已复位的标志：

（1）疼痛减轻，畸形消失。

（2）腕关节可作伸屈活动，正中神经刺激症状消失。

（3）X线片示腕关节结构恢复正常。

【固定简述】

1.腕关节伸展型脱位复位后以腕关节塑形夹板将腕固定于掌屈位2～3周。

2.腕关节屈曲型脱位复位后以腕关节塑形夹板固定腕于背伸位2～3周。

3.腕关节脱位合并骨折特别是舟骨骨折，先掌屈固定2～3周，改中立位固定6～8周。确定骨折已愈合后，去除固定。

4.陈旧性腕关节脱位固定4周左右。

五、掌腕关节脱位

第1掌骨基底部与大多角骨组成关节，第2～5掌骨基底部与小多角骨、头状骨、钩骨组成关节，其间有短而强韧的掌骨间韧带和腕掌关节掌背侧韧带相连，非常稳定。当外力作用时，往往被掌、指骨或腕肌所缓冲，故其脱位极少发生（图13-54、图13-55）。

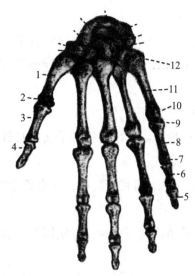

图 13-54　腕手部结构

1. 第 1 掌骨；2. 籽骨；3. 基节指骨；4. 末节指骨；

5. 第 3 节指骨；6. 第 2 节指骨；7. 第 1 指骨头；

8. 第 1 节指骨体；9. 第 1 节指骨基底；

10. 掌骨头；11. 掌骨体；12. 掌骨底

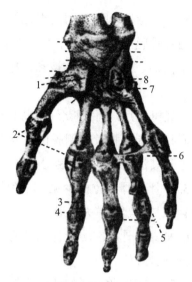

图 13-55　腕手部结构

1. 腕横韧带；2. 掌指关节侧副韧带；3. 指浅屈肌腱；

4. 指深屈肌腱；5. 指关节侧副韧带；6. 指纤维鞘；

7. 腕掌骨掌侧韧带；8. 钩骨钩

【分类】

1. 按脱出方向可分为掌侧脱位和背侧脱位。

2. 按皮肤完整与否可分为闭合性脱位和开放性脱位。

各种类型的腕掌关节脱位，虽有掌侧、背侧脱位的不同，但以背侧脱位为多见。

【损伤与移位机理】

掌腕关节脱位分三组。

第 1 组为桡侧列，即第 1 掌骨与大多角骨之关节脱位。拇指在受外力的瞬间，处于较大的屈曲内收位，在屈拇长肌、拇收肌和外展拇肌的综合作用下，掌骨底部多向桡背侧脱位。也有向掌侧脱位，但极少见（图 13-56 ）。

第 2 组为中央列，即第 2～4 掌骨，因其腕掌关节活动范围极受限制，所以比较稳定，故脱位少见。多为间接暴力或直接暴力所致。跌倒时，若手呈掌屈着地，可致单独第 2 或第 3 掌骨脱向背侧；偶尔也有手呈背伸位着地，可致第 2 或第 2.3、4 掌骨向掌侧脱位。或因机械扭伤或轧砸、挤压伤而致不同类型的脱位，此型脱位多合并有皮肉伤，软组织及骨关节多发损伤，损伤

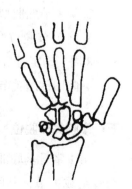

图 13-56　第 1 掌腕

关节脱位

严重。

第 3 组为尺侧列，即第 5 掌骨与钩骨所组成的关节，亦较少见，可分为两种类型：一是向外前脱位至第 4 掌骨的掌侧，一是向内后脱位。

【手法复位】

1. 第 1 掌腕关节脱位采用拔伸推挤复位法。患者坐位，一助手固定前臂。术者一手牵拉拇指，一手拇指推挤脱出的第 1 掌骨基底部使其复位。

2. 第 2 ～ 5 掌腕关节脱位患者坐位，一助手固定患肢前臂。术者一手持患指，在用力牵拉的情况下，按压掌骨脱出的基底部使其复位。

3. 开放性脱位按常规顺序进行清创、复位、缝合、固定处理。

【固定简述】

1. 第 1 掌腕关节脱位用撬拉固定器（鸭嘴钳）固定 3 周。

2. 第 2 ～ 5 掌腕关节脱位以前臂托板固定，必要时于脱出部位加垫，固定 3 周。不稳定者，亦可在相应的手指作胶布牵引。

3. 合并有骨折者固定 4 ～ 5 周。如为开放性脱位，以石膏托固定 4 ～ 6 周，及时观察伤口。

六、掌指关节脱位

以拇、食指掌指关节脱位多见，3、4、5 掌指关节脱位少见。

【分类】

按脱出的方向可分为：①背侧脱位：指骨底脱向背侧；②侧方脱位：指骨底脱向掌骨头的侧方（图13–57）。

按脱位的性质可分为：①一般性脱位：指骨底脱向掌骨头的背侧或侧方，掌骨头未被关节囊、籽骨或肌腱嵌卡，复位容易，但较少见；②嵌卡性脱位：指骨底脱向掌骨头的背侧或侧方，掌骨头被关节囊，籽骨或肌腱所嵌卡，往往复位困难。

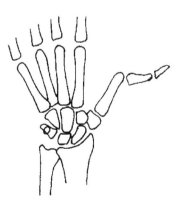

图 13–57　掌指关节脱位

【损伤与移位机理】

多为间接暴力所致，如过伸及旋扭暴力可致拇、食指基底部脱向掌骨的背侧或侧方，多由破裂的关节囊或肌腱嵌卡住掌骨头，形成纽扣被第 1 指掌指关节脱位扣眼卡夹样脱位，或拇长屈肌或籽骨嵌夹于关节面之间形成嵌夹性脱位。

【手法复位】

采用倒程逆施复位法。

患者坐位，一助手固定前臂。术者一手持牵患指，一手拇指捏持掌骨，先顺势牵拉，扩大畸形，然后在牵拉的情况下，推指骨基底部向掌侧或侧掌侧越过掌骨头，即可复位。

若为嵌卡性脱位，则复位困难，需在臂丛麻醉下进行整复，采用嵌入缓解加上法复位。患者坐位或卧位，一助手固定前臂。术者一手持患指，一手持掌骨，使患指顺势背屈（或侧屈），在松弛的情况下，使患指底部顶紧掌骨体，缓缓向掌骨头推移，持掌骨的手，以拇指推压掌骨头。如此可使掌骨头的嵌夹缓解，进入关节囊内，指骨基底再越过掌骨头滑向掌侧而复位，屈曲患指即可。

若为籽骨嵌夹于关节间者，应先旋动患指使籽肌缓解出关节间隙后，再以上法复位。

若为肌腱的嵌夹，用上法不能复位者，应采用嵌入缓解法。先在指掌关节松弛的情况下，将肌腱向侧方推挤，必要时结合旋扭患指，先将肌腱的嵌夹缓解，然后再按上法复位。

嵌卡性脱位，在进行整复时，关键不能牵拉患指。因越牵拉，嵌卡越紧，不易复位。

【固定简述】

以胶布粘贴固定，将掌指关节固定于90°屈曲位3周。

七、指间关节脱位

【分类】

可分为后方脱位及侧方脱位（图 13-58）。

【损伤与移位机理】

多为间接暴力所致，如踬、扭致伤脱位。

【手法复位】

采用倒程逆施复位法：一助手固定前臂，术者一手拉脱出的患指远端，一手持近端指骨。先顺势牵拉并扩大畸形，继推

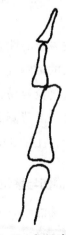

图 13-58　指间关节脱位

脱出的指节基底部向掌侧（或侧方）越过近端指骨的头部并屈患指间关节即可复位。

【固定简述】

以胶布粘贴固定法将指间关节固定在 90° 屈曲位 3 周。

第四节　下肢关节脱位手法治疗

一、髋关节脱位

髋关节是全身最深最大的关节，也是最完善的球窝关节（杵臼关节），髋关节位于全身的中间部分，其主要功能是负重及维持相当大范围的运动，因此髋关节的特点是稳定、有力而灵活。

髋关节是由股骨头和髋臼构成。股骨头呈球形，约占圆球的 2/3，股骨头的方向朝向上、内、前方；髋臼是倒杯形的半球凹，其关节面部分是马蹄形，覆被以关节软骨。髋关节的稳定，除了依靠关节骨形的特点外，关节囊和韧带的附着也起重要作用。关节囊很坚固，起于髋臼边缘及髋臼唇，前面止于粗隆间线，后面止于股骨颈中 1/3 与远侧 1/3 交界处。因此股骨颈前面全部在关节囊内，后面只有内侧 2/3 部分在关节内。关节囊的前后均有韧带加强，这些韧带与关节囊的纤维层紧密交错，以至不能互相分离。但关节囊纤维层的厚度不一致。髂股韧带比较坚韧，位于髋关节囊之前，呈 Y 形，在股直肌的深面，与关节囊前壁纤维层紧密相连，其尖端起于髂前下棘，向下分为二束，分别抵止到粗隆间线的上部及下部，在伸髋及外旋髋时，该韧带特别紧张。当人在直立时，身体重心落于髋关节的后方时，髂股韧带有限制髋关节过度后伸的作用，与臀大肌的协同作用，能使身体保持直立的姿势（图 13-59、图 13-60）。

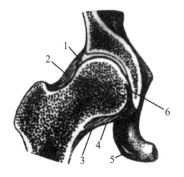

图 13-59　髋关节结构

1. 关节腔；2. 轮匝带；3. 轮匝带；4. 关节囊；

5. 坐骨结节；6. 股骨头韧带

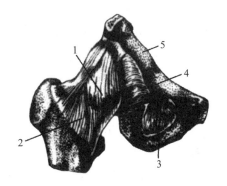

图 13-60　髋关节周围结构

1. 髂股韧带；2. 关节囊；3. 闭孔膜；4. 耻股韧带；

5. 髂耻隆起

髋关节在伸直位时，股骨头几乎全部在髋臼内，因髋关节臼窝很深，其周围肌肉丰厚，韧带坚强，故比较稳定而有力，一般情况下，不易遭受损伤。只有在强大的暴力作用下，才能造成髋关节脱位。

髋关节在屈曲位时，股骨头的相当部分不在髋臼内，而稳定性较差，若遭受外力，易引起脱位。

【分类】

1. 按脱位方向

（1）髋关节后上方脱位：股骨头脱出后，停留在髂骨部，故又名髂骨部脱位。最多见。

（2）髋关节后方脱位：股骨头脱出后，停留在髋臼后方。较少见。有时可向上滑移，变为后上方脱位。

（3）髋关节后下方脱位：股骨头脱出后，停留在髋臼的后下方，近坐骨结节部，故又名坐骨结节部脱位。

（4）髋关节前上方脱位：股骨头脱出后，停留在髋臼的前上方耻骨梳部，故又名耻骨部脱位。

（5）髋关节前方脱位：股骨头脱出后，停留在髋臼前方。

（6）髋关节前下方脱位：股骨头脱出后，停留在髋臼的前下方闭孔处，故又名闭孔脱位。较多见。

（7）髋关节中心脱位：有两种情况，为髋关节臼底骨折，股骨头由臼底骨折处向内陷入骨盆腔。一为骨盆骨折所致髋臼骨折，股骨头随同骨盆的骨折块向骨盆内移位。故又分为臼底骨折脱位型和骨盆骨折脱位型。其中前者较为少见，后者较为多见。

2. 按脱位后的时间

（1）新鲜性脱位：脱位后时间在3周以内者。

（2）陈旧性脱位：脱位后时间在3周以上者。

此外，还有复合暴力所致的双髋关节同时向后或向前脱位，或一侧向前、另侧向后折脱位，或脱位合并其他骨折者。

【损伤与移位机理】

髋关节脱位，多为间接暴力所致，且多为杠杆暴力、传导暴力或旋扭暴力。

1. 髋关节后脱位　髋关节在屈曲位时，股骨头的一部分不在髋臼内；若髋关节在屈曲内收位时，则股骨头大部不在髋臼内，其稳定性较差，主要靠关节囊维持。故在此位置时，暴力作用于大腿远端，沿股骨向上传导；或膝部着地，暴力来自后方，作用于臀后；或暴力作用于大腿远端的外侧，迫使髋关节继续内收；或旋扭暴力作用于下肢都可使股骨头突破后侧关节囊而脱出，形成髋关节后脱位。但其中由于受伤时的体位不同和暴力作用的方向和方式不一，又可造成不同类型的脱位：①若髋关节屈曲在小于90°的内收位时，传导暴力或杠杆暴力的作用，均可使股骨头冲破关节囊的后壁，向后上方脱出，形成髋关节后上方脱位，股骨头停留在髋臼的后上方。②若髋关节屈曲在90°的内收位时，同上暴力，或作用于下肢的旋扭暴力，均可使股骨头冲破关节囊的后壁，向后方脱出，形成髋关节后方脱位，股骨头停留于髋臼的后方。其中一部分患者在搬动中，股骨头向后上方滑移而变为后上方脱位，特别是杠杆暴力和传导暴力所致者。③若髋关节屈曲超过90°的内收位时，同上暴力均可使股骨头突破关节囊的后壁，向后方脱出，形成髋关节后下方脱位，股骨头停留在髋臼的后下方，接近坐骨结节部，故又名坐骨结节部脱位。如果脱出的股骨头继续向内滑动，可形成坐骨直肠窝脱位。此种脱位，在搬动中，股骨头亦可向后上方滑动，变为髋关节后上方脱位；或向前内滑动，而变为下方脱位。

2. 髋关节前脱位　　当髋关节在外展、外旋的屈曲位或过伸位时，暴力作用于大腿下端的内侧，或膝部着地暴力作用于大腿上端的外侧或髋关节或臀部，均可使股骨头冲破关节囊的前壁，而造成髋关节前脱位。但其中由于受伤时的体位不同和暴力作用的方向方式不同，又可造成不同类型的脱位：①若髋关节于高度外展、外旋的过伸位，暴力作用于大腿下端的内侧，或髋关节或臀部的后侧，均可使股骨头冲破关节囊的前壁而向前方脱出。股骨头脱出后，停留在髋臼的前内上方，形成髋关节前内上方脱位。如股骨头停留在耻骨梳，又称耻骨部脱位。②若髋关节于外旋过伸位，作用于下肢的旋扭暴力，迫使下肢过度外旋；或髋关节于外旋过伸位，暴力作用于髋关节的后方，致股骨大转子顶住髋臼后缘，而使股骨头突破关节囊前壁，而造成髋关节前脱位，股骨头停留在髋臼的前方。③若髋关节于外展外旋屈曲位，暴力作用于大腿下端的内侧，或髋关节后侧，或臀部时，可使股骨头突破关节囊的前下方而脱出，形成髋关节的前下方脱位。股骨头停留在闭孔处，故又称闭孔脱位。

3. 髋关节中心型脱位　　当髋关节外展，沿下肢向上的冲击暴力，使股骨头撞击髋臼底部，形成髋臼底骨折，致股骨头通过骨折部向盆腔插入，形成髋关节中心型脱位。如由高处坠下，一侧下肢外展足跟着地，致股骨头撞击髋臼底，而形成髋臼底部骨折，使股骨头随之内陷。又挤压或冲击暴力，如由高处侧身坠下，大转子部着地，股骨头向内上方的冲击力，亦可造成臼底骨折，而形成髋关节中心型脱位。或挤压暴力，造成骨盆骨折，折线通过髋臼底，致股骨头连同远端骨盆骨折块，向盆腔内移位，形成髋关节中心型脱位。

【手法复位】

1. 髋关节后上方脱位

（1）提牵复位法：患者仰卧，一助手以两手按压两侧髂前上棘处，固定骨盆。术者面对患者站于患侧，一手持足踝，一手持膝部。先使髋关节屈曲90°，然后改为一手持小腿下段，一前臂置患肢腘窝部，将患肢向前上方提牵。同时可配合徐徐摇晃和伸屈髋关节，持小腿的手可同时向下压小腿的下段，以增加提牵力量，使股骨头向前滑动，纳入髋臼内，听到复位响声，逐渐将患肢伸直（图13-61）。

如患者肌肉发达，用此法不易复位时，可增加助手协助。一助手固定骨盆，一助手扶持患者小腿，将髋膝关节屈曲90°。术者面对患者，两腿分站于患肢两侧，以两手置于患肢腘窝部相对扣向前上提牵，同时持小腿的助手牵压小腿下段即可复位（图13-62）。

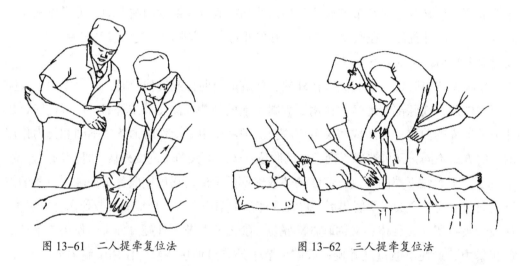

图 13-61　二人提牵复位法　　　　　　图 13-62　三人提牵复位法

（2）木棒抬牵复位法：患者仰卧，一助手固定骨盆，一助手双手分别置于患者两侧腋下，向上牵拉固定，一助手牵患肢小腿下段。术者面对患者，站于患侧，用特备木棒（即整复肩关节陈旧性脱位的木棒）置于患肢膝下腘窝处，经健肢膝前，将木棒的一端放于对侧相应高度的支点上（一般用椅背作支点）。在上下助手牵拉同时，术者一手扶持患膝，避免患肢内收、内旋；另一手托提木棒的另一端，将患肢抬起，一般抬高至30～50cm时，可感到患髋弹动，或听到复位响声（图13-63）。

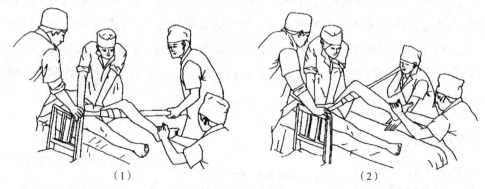

（1）　　　　　　　　　　　　　　（2）

图 13-63　木棒抬牵复位法

（3）旋撬复位法：患者仰卧，一助手固定骨盆。术者一手持患肢小腿下段，另一手持患膝，顺势（内收内旋的畸形姿势）使髋、膝关节尽量屈至腹壁，然后使患肢逐渐外展及外旋、伸直。当伸直100°左右时，即可听到复位的弹响声，再逐渐伸直患腿即可（图13-64）。

2. 髋关节后方脱位　采用提牵复位法。患者仰卧，一助手固定骨盆，一助手拉两侧腋窝向上，一助手拉患肢小腿下段向下。术者面对患者站于患侧，一手按患侧髂前上棘，另一手从膝内侧，持膝关节，在上下牵拉的同时提牵膝关节使髋、膝关节屈曲，并将患肢外旋，即可听到复位声（图13-65）。

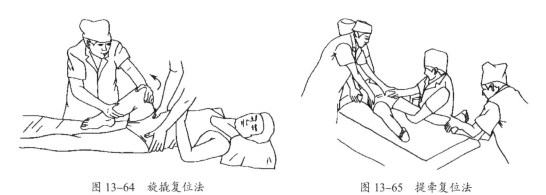

图13-64　旋撬复位法　　　　　　　　　　图13-65　提牵复位法

3. 髋关节后下方脱位　根据患者肌肉的强弱，可选用同髋关节后上脱位的相同手法，进行整复即可。

4. 髋关节前上方脱位　采用牵拉推挤复位法：患者仰卧，一助手固定骨盆，一助手牵拉固定两侧腋窝，一助手持膝部徐徐用力顺势持续向下牵拉患肢，并将患肢逐步外展至30°左右。术者站于患侧，用两手推脱出的股骨头向外、向下，同时令牵膝的助手，在保持牵拉力的情况下，将患肢前屈内旋，一般当离床抬高至30°～40°时，即可听到复位的响声（图13-66）。

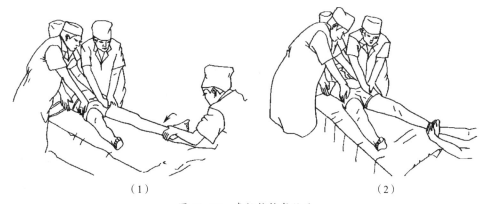

（1）　　　　　　　　　　　　　　　　（2）

图13-66　牵拉推挤复位法

注意事项：髋关节前上方脱位，股骨头距股动脉、股静脉、股神经等较近，如不小心，可致血管、神经损伤。故在复位时，手法要稳、缓，切忌粗暴。

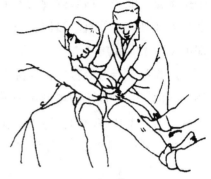

图 13-67 牵拉推按复位法

5. 髋关节前方脱位 采用牵拉推按复位法：患者仰卧，一助手固定骨盆，一助手一手持膝关节，另一手持踝关节。在顺势牵拉情况下，术者站于健侧，两手相叠，压于向前脱出的股骨头上，向外后侧推挤，同时令牵患肢的助手内收、内旋患肢，即可复位（图 13-67）。

6. 髋关节前下方脱位

（1）旋撬复位法：患者仰卧，一助手固定骨盆，一助手以宽布带绕过患肢大腿根部。术者一手持患膝，一手持踝，顺原外展、外旋畸形姿势，将髋、膝关节尽量屈曲，当大腿部屈至接近腹壁时，再将患肢内旋、内收至中立位。此时令助手协同将宽布带向后、外、下方牵拉，术者继续将患肢内收、内旋并逐渐伸直。一般伸至髋关节屈曲 30°左右位时，即有弹动感或复位声，复位即告成功亦可不用宽布带牵引（图 13-68）。

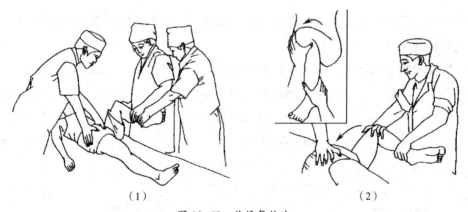

（1）   （2）

图 13-68 旋撬复位法

若关节囊损伤严重，在复位过程中，股骨头在髋臼下缘前后滑动，不易复位，此种类型，亦可待股骨头滑至髋臼后方时，按髋关节后方脱位，采用提牵复位法进行复位。具体方法参看髋关节后上方脱位的提牵复位法。

（2）侧牵复位法：患者仰卧，一助手固定骨盆，一助手用宽布带绕过患肢大腿上端内侧，向外上方牵拉。术者站于患侧，一手持患膝，一手持踝部，连续伸屈患肢，在伸屈过程中，使患肢徐徐内收内旋，即有弹动感及复位声，畸形随之消失而复位（图 13-69）。

7. 髋关节中心脱位

（1）牵伸扳拉复位法：适用于脱位较轻者。

患者仰卧，一助手固定骨盆，一助手牵拉两侧腋窝，一助手持患肢小腿下段，向远端牵拉，持续 5 ～ 10 分钟。然后术者站于患侧，以两手交叉抱持患肢大腿上段向外扳拉，将内陷的股骨头拉出而复位。亦可用宽布带绕过患肢大腿上段向外牵拉（图 13-70）。

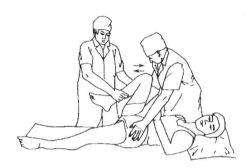
图 13-69　侧牵复位法

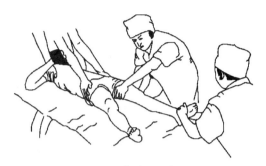
图 13-70　牵伸扳拉复位法

（2）牵引复位法：适用于脱位较严重者。

患者仰卧，可采用股骨髁上骨牵引，使其逐渐将脱入髋臼的股骨头拉出而复位。患肢外展 30°；或双向牵引，即在股骨髁上牵引的同时，另用宽布带绕过大腿根部，向外牵引，加以 6 ～ 8kg 重量，维持 2 ～ 3 天。复位后，减轻重量至 4 ～ 6kg，维持 6 ～ 8 周。也可于大转子部另打入一前后钢针，向外同时牵引。但大转子为松质骨，牵引重量太小不起作用，太大又容易将骨皮质拉裂。再者，前后针的外露端易绊住床单或其他物品，使用不方便，故不如宽布带方便实用。

8. 陈旧性髋关节脱位　以后上方脱位较为常见，前下方脱位次之，现以后上方脱位为例。由于损伤后时间较久，引起一系列病理变化，如气血凝滞，关节周围的肌肉韧带发生挛缩、粘连，股骨头在异常位置被血肿机化所形成的瘢痕包绕，同时患肢长期活动受限，骨质发生废用性脱钙，这些均给手法整复造成困难。

（1）适应证的选择

①身体条件好，能耐受麻醉及整复刺激者。

②外伤性脱位后，时间在 2 ～ 3 个月以内者。

③筋肉挛缩较轻，关节轮廓尚清晰者。

④关节被动活动时，股骨头尚有活动度者。

⑤X 线片示：骨质疏松脱钙不明显，不合并骨折、关节周围钙化、增生不严重者。

（2）术前准备

①做好患者的思想工作，取得配合。

②术前 1 周，将患肢用大重量牵引（成人用 7 ～ 10kg），以克服筋肉的挛缩，使上

移的股骨头逐渐下降至髋臼水平。

　　③详细观片，严密制订施术方案，仔细进行分工。

　　④选择适当麻醉，在筋肉松弛和无痛的情况下进行整复。

　　⑤整复前，先做髋关节各方向的充分活筋，以剥离粘连。一助手固定骨盆，术者站患侧，一手持患膝，一手持患踝，先顺其畸形姿势，逐渐适当稳妥地用力，做髋关节的屈、伸、回旋、收、展、摇摆、推拉、拔伸等活动，范围由小到大，力量由轻到重，将股骨头由粘连中解脱出来，使挛缩的筋肉得以充分的松弛，然后再进行手法整复。

　　活筋是否充分的标准：髋关节可以极度屈曲，使股部接近腹壁，当向远端牵拉下肢时，股骨头可下移到髋臼水平，再向前提牵股骨头，使其可前后活动。

　　（3）手法复位：待活筋达到上述标准后，可进行手法整复。其具体整复方法，与新鲜性脱位基本相同，唯力量要大，并尽量选用直接作用于股骨头力量的复位法，避免远距离传导的扭曲力，以免造成并发症和新的损伤。可选用下述手法复位：

　　①旋转提牵复位法：患者仰卧位，一助手固定骨盆。术者站于患侧，一手持小腿下段，另一手持膝部，顺畸形姿势，使髋膝关节屈曲至大腿接近腹壁，然后逐渐使髋外旋、外展，当至中立位时，配以向前上提牵，同时缓缓继续外展、外旋患肢，并轻伸屈髋关节，使股骨头滑入髋臼。

　　若外旋超过中立位时，因内收而使肌肉紧张、挛缩，影响髋关节继续外展，可在保持此位置的情况下，反复按摩推拿紧张的内收肌群，使其松展，便于复位。复位后，再逐渐伸直髋膝关节。

　　②侧卧牵拉摇摆复位法：患者健侧卧位，一助手用宽布带绕过大腿根部向后牵拉，另一助手持患肢膝关节，使髋膝关节屈曲90°，向前牵拉，并同时徐缓地做髋关节的伸屈、摇摆活动。术者站于患者背后，一手扳拉髂前上棘部向后，另一手掌推脱出的股骨头向前。这样反复操作，直至股骨头滑入髋臼（图13-71）。

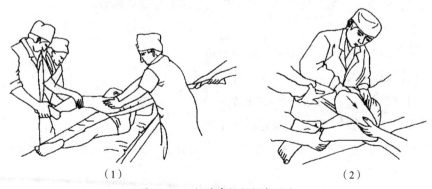

（1）　　　　　　　　　　　　　　　　（2）

图13-71　侧卧牵拉摇摆复位法

或患者仰卧，1～2个助手固定骨盆，一助手牵扶小腿下段，一助手站健侧。术者站于患侧，以特备的木棒置于患肢膝下腘窝部，向前抬牵，使股骨头复位，具体方法同新鲜性脱位的木棒提牵复位法。

（4）注意事项

①适应证的选择要严格认真。

②分工明确，配合协调。

③手法要稳健有力，避免粗暴，切忌急于求成。

④活筋要充分，避免硬扳硬牵、强力旋转而导致股骨头压缩或股骨颈骨折。

⑤如手法复位失败，及时改用手术切开复位。

（5）髋关节脱位复位的标志

①畸形消失，两下肢等长。

②股骨大转子的顶点处于髂前上棘与坐骨结节的连线以下。

③X片示股骨头已纳入髋臼中，小转子清晰，大小正常，股骨颈内缘与闭孔上缘的弧线恢复正常。

【固定简述】

1.髋关节后脱位，包括后上方、后方、后下方脱位。

患肢外展30°～40°位，足尖向上或稍外旋，以皮牵引维持固定，重量4～5kg，牵引3～6周。

2.髋关节前脱位，包括前上方、前方、前下方脱位。

方法同后脱位，但患肢不外展，需固定在内旋伸直位3～6周。

3.髋关节中心性脱位，因合并骨折，故须骨牵引固定8～10周。

4.髋关节陈旧性脱位，一般采用皮牵引固定，维持4～6周。每日需推挤大转子数次，目的是使髋臼内的瘢痕组织被挤压、研磨，逐步退化吸收，使股骨头与髋臼进一步吻合，更趋稳定。其余同新鲜性脱位。

二、膝关节脱位

膝关节为屈戌关节，由股骨下端及胫骨上端构成，二骨之间有半月软骨衬垫，向外有约15°的外翻角。膝关节实际上是由三个关节、六个关节面组成。股骨外髁关节面与胫骨外髁关节面形成一个关节，股骨内髁关节面与胫骨内髁关节面形成一个关节，股骨滑车的前面与髌骨后面的关节面形成一个关节。膝关节缺乏球与窝，仅胫骨内、外髁关节面轻度凹陷，因此缺乏自然稳定性（图13-72）。

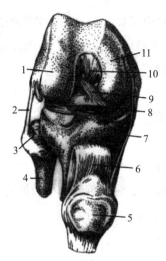

图 13-72　膝关节及其周围结构

1.外侧髁；2.腓侧副韧带；3.腓骨头韧带；4.腓骨；5.髌骨；6.髌韧带；7.胫侧副韧带；

8.膝横韧带；9.前交叉韧带；10.后交叉韧带；11.内侧髁

膝关节是人体最大的关节，膝关节的稳定主要靠其周围肌肉和韧带的维持。膝关节因其构造复杂，连结坚固，故脱位很少见，一旦发生脱位，将有广泛的关节囊和韧带撕裂，或合并关节内骨折，腘窝部动、静脉也可能受到损伤，但较少见。

【分类】

膝关节按脱位的方向，可分为膝关节前脱位、膝关节后脱位、膝关节内脱位、膝关节外脱位。

前脱位多见，后脱位次之，侧方脱位则少见。膝关节后脱位，因胫骨平台后缘锐利，容易引起血管损伤。

【损伤与移位机理】

1. 前脱位　多为过伸暴力所致。若暴力作用于膝关节前方，使膝关节过伸，股骨滑车沿胫骨平台向后急骤旋转移位，突破后侧关节囊，而形成膝关节向前脱位。

2. 脱位　若胫骨上端受外力作用，使膝关节过伸，胫骨平台向后脱出，可形成膝关节后脱位。

3. 侧方脱位　若暴力作用于膝关节侧方或间接暴力传导至膝关节，使膝关节过度外翻或内翻，造成膝关节侧方脱位。单纯的侧方脱位少见，多合并脱位侧的胫骨平台骨折，近折端与股骨的关系基本正常。膝关节外侧脱位，多合并腓神经损伤。膝关节侧方脱位，可致囊关节嵌夹，而造成复位困难。

【手法复位】

1.膝关节前脱位　采用牵拉提按复位法。

患者仰卧，一助手牵两侧腘窝或大腿部，一助手牵患肢踝部。术者站于患侧，在上下牵拉的情况下，一手托股骨下端向前，一手按压胫骨上端向后，即可复位；术者或以两手拇指按胫骨近端向后，其余四指托提股骨远端向前，即可复位。复位后，助手放松牵拉，术者一手持膝，一手持踝，将膝关节屈曲后再伸展至15°左右，使其复位。仔细检查关节缝，查看是否完全吻合（图13-73）。

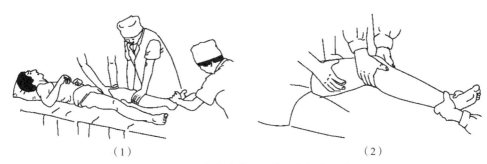

（1）　　　　　　　　　　　　　　　　　（2）

图13-73　膝关节前脱位牵拉提按复位法

2.膝关节后脱位　采用牵拉提按复位法。

患者体位及助手同前。术者站于患侧，一手托提胫骨上端向前，一手按压股骨下端向后，即可复位。或术者两手拇指按压股骨下端向后，其余四指托提胫骨上端向前，即可复位。复位后，助手放松牵拉，术者一手持膝，一手持踝，将膝关节屈曲后再伸直至15°左右。仔细检查关节缝，查看是否吻合（图13-74）。

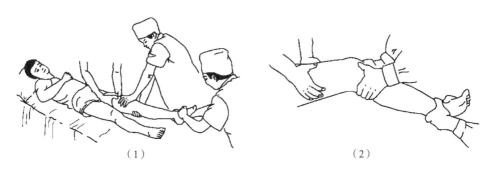

（1）　　　　　　　　　　　　　　　　　（2）

图13-74　膝关节后脱位牵拉提按复位法

3.膝关节侧方脱位　采用牵拉推挤复位法。

患者仰卧，一助手固定大腿中段，另一助手牵拉踝部。若为膝关节外脱位，术者一手扳挤股骨下端向外，另一手推挤胫骨上端向内，并使膝关节呈外翻位，即可复位。若是膝关节内脱位，术者一手推股骨下端向内，一手扳拉胫骨上端向外，并使膝关节呈内翻位，即可复位。

膝关节外侧脱位复位时，牵拉力不能过大，避免在复位过程中内侧韧带嵌夹于膝关节内侧间隙（图 13-75）。

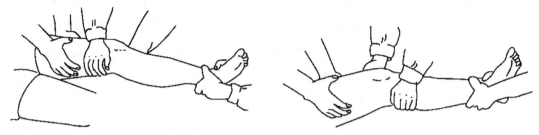

图 13-75　膝关节侧方脱位牵拉推挤复位法

【固定简述】

1. 膝关节前脱位用长连脚夹板或石膏托将患肢固定于膝关节屈曲 15°～ 20°中立位，股骨远端后侧加垫或向前塑形，固定 5 周。定时检查，详细触摸复位情况，必要时拍摄膝关节侧位 X 线片，以确定是否有移位与再脱位，以便及时采取处理措施。

2. 膝关节后脱位同上固定 5 周，其不同处是于膝关节脱出方向的胫骨上端后侧加垫，或向前塑形。

3. 膝关节侧方脱位同上固定 5 周，其不同处是于膝关节脱出方向的胫骨上端加垫及在股骨下端相对的方向处加垫或塑形，以保持对位。外侧脱位时，将膝关节固定于膝外翻位；内侧脱位，将膝关节固定在膝内翻位。固定时间 6 ～ 8 周。

【注意事项】

1. 膝关节脱位都伴随相关关节韧带的断裂，应及时手术治疗，以免日后关节不稳定而严重影响关节功能。

2. 大部分膝关节脱位的复位和固定，仅仅是及时解除血管、神经主要危害因素的重要手段，是预防肢体远端并发症的重要手段，为手术修复韧带等重要组织奠定了良好基础的手段与方法。

三、髌骨脱位

髌骨是人体最大的籽骨，也即是包裹在股四头肌腱内的籽骨，髌骨被股四头肌扩张腱膜所包绕，以其腱抵止于胫骨粗隆，是伸膝动力的支力点，其两侧为支持带所附着，能保护膝关节，增强股四头肌的力量，是稳定膝关节的重要因素。当膝关节运动时，髌骨也随之移动。膝关节半屈时，髌骨与股骨之髌股关节面相接；膝关节深度屈曲时，髌骨则下降，正对股骨髁间窝；膝关节伸直时，髌骨上移，仅其下部与股骨的髌面相接；膝关节旋转时，髌骨的位置不动。

膝关节有 10°～15° 的外翻角，因而股四头肌起止点不在一条直线上。股四头肌是由上向下、向内，而髌韧带则垂直向下，髌骨则位于此两轴心所形成的夹角上。当股四头肌收缩时，髌骨有自然向外脱位的趋向，故一旦脱位，多脱向外侧，这与以上膝关节的生理结构有关。在脱位的同时，膝关节内侧支持带和关节囊被撕裂，髌骨旋转 90°，其关节面与股骨外髁外侧面相接触（图 13-76）。

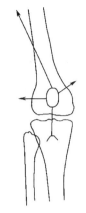

图 13-76 髌骨位置示意

【分类】

1. 按病理机制分类 ①外伤性脱位：由于外在暴力所致；②先天性脱位：由于发育异常所致；③习惯性脱位：由于失治、误治而形成髌骨的反复多次脱位。

2. 按其脱位的部位和方向分类 ①外侧脱位：髌骨沿矢状面翻转 90°，脱于膝关节外侧，髌骨关节面正对股骨外髁，临床最多见，占髌骨脱位的 95% 以上；②膝关节间脱位：髌骨沿冠状面翻转脱于胫股关节之间，髌骨关节面朝向胫骨平台，临床极少见；③股骨髁间脱位：髌骨沿矢状面翻转 90° 左右，侧棱于股骨两髁间，髌骨关节面朝向内侧，临床极少见；④髌骨上脱位：又名"髌骨上移"，髌骨下缘与胫骨平台或股骨髁相绞锁，髌骨沿冠状面翻转，髌骨关节面朝向股骨髁前下方，或指向股骨下端，临床极少见。

【损伤与移位机理】

当膝关节屈曲外展跌倒时，由于膝关节内侧张力增大，将内侧筋膜撕裂，致髌骨向外侧翻转脱位。或在膝关节屈曲位跌倒时，髌骨内侧受到外力的直接撞击，也可造成髌骨向外侧翻转脱位。

当膝关节强力屈曲时，使髌骨上缘卡于股骨髁下，致股四头肌由其上方撕脱，可形成髌骨沿冠状面翻转脱位于胫股关节面之间，髌骨关节面对向胫骨平台，临床极少见。

当膝关节于半屈曲外翻位时，暴力来自内侧，撞击于髌骨内侧，可致内侧筋膜撕裂，髌骨向外翻转，但由于髌骨外缘被股骨外髁卡锁，致使髌骨沿股骨矢状面翻转脱位，呈 90° 翻转位于股骨两髁之间。髌骨外缘正对髌股关节面，若外力继续作用，可将股骨外髁切断，使髌骨嵌夹于两髁之间，临床极少见。

当膝关节呈伸直位，暴力来自前方，作用于髌骨下部，致膝关节过伸，髌骨向上移动，当暴力过后，膝关节又恢复屈曲位。然髌骨下缘被嵌入胫骨平台上方，髌骨不能向下滑动，致向上移脱。

若股骨外髁发育差，膝关节呈高度外翻，膝关节囊内侧松弛。每当轻微外伤诱因，或无明显外伤史，膝关节屈曲时，髌骨即可向外侧翻转脱位；而当膝关节伸直时，即又自行复位，称"先天性脱位"或"习惯性脱位"。

【手法复位】

1. 髌骨外侧脱位　采用屈伸复位法或屈伸推挤复位法。

患者仰卧，术者站于患侧，一手持膝，另一手持踝上方，顺势将膝关节伸直，即可复位。或在伸直的过程中，以持膝手的拇指推髌骨向前，即可复位。

若髌骨与股骨外髁相嵌顿，用上法不能复位者，可采用嵌入缓解法加屈伸推挤复位法：患者仰卧，一助手固定股部，另一助手持踝关节上方，先使膝关节屈曲外翻，使外侧筋肉松弛（有时髌骨的绞锁可自行缓解）。术者站于患侧，双手持膝，先以两手四指拉压脱位的髌骨内缘，使髌骨向外翻转以扩大畸形，松解嵌顿；然后令牵踝的助手将膝关节慢慢伸直，同时术者以两手拇指推挤脱出的髌骨向内前，即可复位。

2. 髌骨关节内脱位　采用嵌入缓解复位法。

髌骨关节内脱位在局麻或神经阻滞麻醉下进行。患者仰卧，一助手固定股部，另一助手扶持踝关节上方。术者站于患侧，先将膝关节缓缓屈曲60°左右，然后猛推按胫骨上端向后，并过伸膝关节，使嵌夹于胫股关节之间的髌骨弹出，然后将膝关节伸直，即可复位。

如上法失败，可采用钢针撬拨复位法，在局麻或神经阻滞麻醉和X线透视下进行。患者仰卧，常规消毒铺巾，一助手固定股部，另一助手扶持踝关节上方，将膝关节缓缓屈曲80°～90°，使膝关节前侧间隙增宽。术者站于患侧，由膝关节内侧刺入骨圆针，至髌骨上缘之后，然后向前方推顶髌骨，使滑出关节间隙，再进行推挤、按压使其复位。

3. 髌骨股骨髁间脱位　采用伸屈推挤复位法。

患者仰卧，一助手固定股部，另一助手扶持踝关节上方，顺势将膝关节做小幅度缓缓伸屈。术者站于患侧，一手拇指先按推髌骨之外缘向内，以扩大畸形，缓解其与股骨外髁之间的绞锁，一手同时持脱出的髌骨内缘向内旋转推挤，令持踝部的助手同时将膝关节伸展，即可复位。

4. 髌骨上脱位　采用伸屈复位法或伸屈推按复位法。

患者仰卧，一助手固定股部，另一助手扶持踝关节上方。术者站于患侧，双手扶持膝关节，令上下两助手缓缓将膝关节屈曲，即可缓解绞锁，然后再缓缓将膝关节伸直，即可复位。或当上、下两助手将膝关节缓缓屈曲的过程中，术者在扶持膝关节的同时，以两手拇指推按髌骨的上缘，使其下缘的嵌顿缓解，然后伸直膝关节，脱位的髌骨即复位。

5. 先天性髌骨脱位及习惯性髌骨脱位，多需手术处理。

【固定简述】

用下肢托板或石膏托将膝关节固定于屈曲10°～15°中立位。

【注意事项】

髌骨脱位都伴随关节韧带的断裂，应及时手术治疗，以免日后关节不稳定，影响关节功能或造成习惯性脱位。

四、踝关节脱位

踝关节由胫、腓、距三骨组成，距骨由胫骨的内踝、后踝和腓骨的外踝组成踝穴所包绕，由韧带牢固地固定在踝穴内。距骨的鞍状关节面，与胫骨下端的凹面形成关节，腓骨下端的顶点较内踝长 0.5cm，且向后 2cm。

踝关节内侧的三角韧带起于内踝下端，呈扇形展开，附着于跟骨、舟骨等处，主要作用是避免足过度外翻。由于三角韧带坚强有力，常可因足过度外翻时，牵拉内踝而造成内踝骨折。外侧韧带起于外踝尖端，止于距骨和跟骨，分前、中、后三束，主要作用是避免足过度内翻，此韧带较薄弱。当足过度内翻时，常可导致此韧带损伤或撕裂，亦可造成外踝撕脱骨折。下胫腓韧带紧密联系在胫骨与腓骨下端之间，把距骨牢牢控制在踝穴内，此韧带常在足极度外翻时断裂，造成下胫腓联合分离，致踝距变宽，失去生理的稳定性（图 13-77、图 13-78）。由于踝关节的生理解剖特点，踝关节脱位常伴有内、外踝和胫骨前唇和后唇骨折。

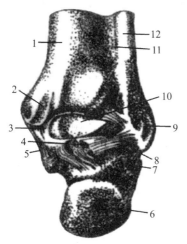

图 13-77　踝关节结构

1. 胫骨；2. 内踝沟；3. 三角韧带（距骨后部）；

4. 距骨后突；5. 三角韧带（胫跟部）；6. 跟结节；

7. 跟腓韧带；8. 距跟关节；9. 外踝沟；

10. 距骨滑车上面；11. 小腿骨间膜；12. 腓骨

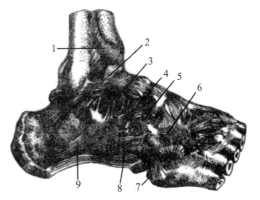

图 13-78　踝关节及其周围结构

1. 胫腓前韧带；2. 距腓前韧带；3. 距跟骨间韧带；

4. 跟舟韧带；5. 跟骰韧带；6. 楔骰韧带；

7. 腓骨短肌腱；8. 跟骰跖侧韧带；9. 腓骨肌下支持带

【分类】

1. 按脱位的方向

（1）外脱位：足跗脱向外侧。

（2）内脱位：足跗脱向内侧。

（3）前脱位：足跗脱向前侧。

（4）后脱位：足跗脱向后侧。

2. 按皮肉损伤程度

（1）闭合性脱位：皮肉损伤轻，无开放性伤口。

（2）开放性脱位：皮肉损伤严重，有开放性伤口与外界相通。

一般内侧脱位较多见，其次是外侧脱位和开放性脱位，后脱位少见，前脱位则极少见。

此外，踝关节在外翻暴力作用下，而外踝未合并骨折，仅内踝有撕脱或内侧韧带撕裂，可致距骨及其以下各骨向内侧脱位，一般为半脱位；同样在内翻暴力作用下，可致距骨及其以下各骨向外侧半脱位。此类损伤，在骨折中进行详述。

【损伤与移位机理】

踝关节脱位多为间接暴力所致，如蹉、扭而致伤，常见由高处跌下，足部内侧或外侧着地，或行走不平道路，或平地滑跌，使足旋转，内翻或外翻过度，往往形成脱位，且常合并骨折。

若跌下时足的内侧着地，或滑跌时足呈过度外旋、外翻，而致内侧脱位。多合并外踝骨折，或同时有内踝骨折，亦称"外翻脱位"。

若由扭蹉，或由高处跌下，足的外侧着地，或使足过度内旋、内翻而致伤，形成踝关节外脱位，多合并内踝骨折；或同时有外踝骨折，亦称"内翻脱位"。

若由高处掉下，足呈高度背屈位，跟骨后结节部着地，身体向前倾，而致胫骨下端向后错位，形成关节前脱位，多合并胫骨前唇骨折；或由外力推跟骨向前，胫腓骨向后的对挤暴力，也可形成踝关节前脱位。

若由高处掉下，足高度跖屈，足尖或前足着地，身体向后倾倒，致胫腓骨下端向前，足推向后，形成踝关节后脱位，往往合并后踝骨折。

若暴力过大，在致踝关节脱位过程中，并同时导致皮肉损伤，形成开放性脱位。

【手法复位】

1. 踝关节内脱位　采用牵拉推挤复位法。

患者患侧卧位，膝关节半屈曲，一助手固定患肢小腿部，将小腿端起。术者一手持足跗，一手持足跟，顺势用力牵拉，并扩大畸形。然后以两手拇指按压内踝下骨突起部向外，其余指握足，在保持牵拉的情况下，使足极度内翻、背伸，即可复位（图 13-79）。

2. 踝关节外脱位 手法同上法。患者健侧卧位，患肢在上，膝关节屈曲，一助手固定患肢小腿部，将小腿端起。术者一手持足跗部，一手持足跟，顺势用力牵拉，并扩大畸形。然后以两手拇指按压外踝，下方突起部向内，其余指握足，在保持牵拉的情况下，使足极度外翻，即可复位（图 13-80）。

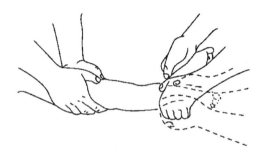 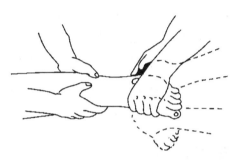

图 13-79 踝关节内脱位牵拉推挤复位法　　图 13-80 踝关节外脱位牵拉推挤复位法

3. 踝关节前脱位 采用牵拉提按复位法。

患者仰卧，膝关节屈曲，一助手固定患肢小腿部，将小腿端起。术者一手握踝上，一手握足跗部，在顺势牵拉的情况下，持踝上之手提胫腓骨下端向前，握足跗的手使足跖屈，向后推按，即可复位。然后跖屈踝关节（图 13-81）。

4. 踝关节后脱位 手法同上。患者仰卧，膝关节屈曲，一助手固定患肢小腿部，将小腿端起，一助手一手持足跗，一手持足跟，顺势向远端牵拉，并扩大畸形。术者用力按压胫腓骨下端向后，同时牵足的助手在牵拉的情况下，提足向前并背屈，即可复位（图 13-82）。

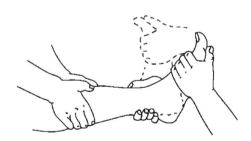 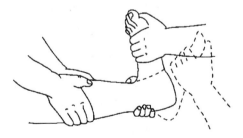

图 13-81 踝关节前脱位牵拉提按复位法　　图 13-82 踝关节后脱位牵拉提按复位法

5. 开放性脱位 争取时间，彻底清创。先整复脱位，然后缝合伤口。

【固定简述】

1. 踝关节内脱位复位后，用踝关节塑形夹板，将踝关节固定在内翻位 3 周；合并骨折者，固定 5 周。

2. 踝关节外脱位复位后，用踝关节塑形夹板，将踝关节固定在外翻位 3 周；合并骨折者，固定 5 周。

3. 踝关节前脱位用石膏托将踝关节固定于背屈、中立位 3 ～ 5 周，注意塑形。踝关节前脱位，复位容易，但在固定过程中，常发生再脱位。其主要原因是：后侧关节囊撕裂，胫骨前唇又往往合并骨折。复位后，患者仰卧，足跟部着力，小腿下段因重力下垂，而逐渐形成再脱位。因此，当用石膏托固定时，一定要注意很好的塑形，后托要向前顶住小腿下段，以防止继发性再脱位。

4. 踝关节后脱位用石膏托将踝关节固定于跖屈、中立位 3 ～ 5 周，注意塑形。踝关节后脱位固定期间，由于小腿不自主地向前抬动，足跟易向后下垂，重复了受伤机制，易造成继发性再脱位。因此，石膏托要很好塑形，避免足向后垂，同时要经常向前方牵提足部，以保证复位良好。

五、距骨脱位

距骨，与胫骨、跟骨、舟骨组成关节。距骨本身无肌肉附着，绝大部分被软骨面包围。距骨有六个关节面，即胫距、内踝、外踝及距下前、后和距舟关节面。距骨无大的滋养动脉，只有足背动脉关节支，自距骨的前外侧进入距骨体，其余为周围的关节囊进入有限的血液供应。当距骨发生骨折或脱位时，可以形成缺血性坏死。

【分类】

1. 按脱位的方向分类

（1）外前方脱位：距骨脱出于踝关节的外前方。

（2）外脱位：距骨脱向踝关节的外侧，多合并有外踝骨折。

（3）内前方脱位：距骨脱出于踝关节的内前方。

（4）内后方脱位：距骨脱出于踝关节的内后方。

2. 按其损伤的程度分类

（1）半脱位：往往合并内外踝骨折。

（2）全脱位：距骨完全由踝穴内脱出。

（3）骨折脱位：距骨颈骨折合并距骨体脱位。

3. 按皮肉创伤程度分类

（1）闭合性距骨脱位：皮肉损伤较轻，未有开放性伤口。

（2）开放性距骨脱位：皮肉损伤严重，有皮肉破裂伤口，脱位的距骨外露，或与外界相通。

【损伤与移位机理】

1. 因外力作用，造成足极度内翻、内旋，可形成距骨外前方脱位。

2. 若外力作用使足极度内翻，可形成距骨外脱位。

3. 若外力作用使足极度外翻外旋，可形成距骨内前侧脱位，往往合并骨折。

4. 若外力作用使足极度外翻背屈时，可形成距骨内后方脱位。

【手法复位】

此型损伤，复位较为困难，需在神经阻滞麻醉下进行。

1. 距骨外前侧脱位 患者仰卧或健侧卧位，患肢膝关节屈曲。一助手固定小腿部，将小腿抬起；另一助手一手持足跖部，一手持足跟部，顺势牵拉，并尽量扩大畸形。术者以两手拇指，推挤脱出的距骨向内、向后。同时牵足的助手，以维持牵拉的情况下，使足外翻、外旋，即可复位。

2. 距骨外侧脱位 患者仰卧或健侧卧位，患侧膝关节屈曲。一助手固定患肢小腿，将小腿抬起；另一助手，一手持足跖部，一手持足跟部，在牵拉下用力将患足极度内旋内翻，以扩大畸形，使脱位的距骨转至前外侧。术者以两手拇指，推挤距骨向内、后，同时牵足的助手在维持牵拉的情况下，将足外旋、外翻，即可复位。

3. 距骨内前侧脱位 患者仰卧或患侧卧位，膝关节屈曲。一助手固定小腿部，将小腿抬起；另一助手，一手握足跖部，一手持足跟部，顺势牵拉，并用力扩大畸形。术者以两手拇指推挤脱出的距骨向外后方，同时牵足的助手在牵拉的情况下内翻、内旋患足，即可复位。

4. 距骨内后侧脱位 患者患侧卧位，膝关节屈曲。一助手固定小腿部，将小腿抬起；另一助手一手持足跖部，一手持足跟部，顺势牵拉，扩大畸形。术者以两拇指推挤脱出的距骨向前外方，同时牵足的助手在牵拉的情况下，使患足内翻，跖屈即可复位。

5. 开放性脱位按清创，整复脱位，钢针固定，缝合伤口的顺序进行处理。

【固定简述】

距骨脱位复位后，以石膏托将患足固定在90°中立位4周。

六、距骨周围跗骨脱位

距骨周围跗骨脱位，指胫距关节的关系正常，而距跟、距舟关节发生脱位（图13-83）。

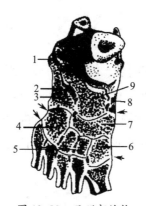

图 13-83　足跗部结构

1.跟腓韧带；2.距跟骨间韧带；3.跟骨；4.骰骨；5.跗骨骨间韧带；

6.楔骨；7.舟骨；8.跗横关节三角韧带；9.距骨

【分类】

按距骨周围跗骨脱出的方向不同，可分为内脱位、外脱位、前脱位及后脱位。

【损伤与移位机理】

当暴力使足强力内翻时，首先发生距舟关节脱位。在暴力继续作用，则发生距跟关节脱位，形成距骨周围跗骨内侧脱位。

当暴力使足强力外翻，使距舟关节囊破裂，先致距舟关节脱位，然后跟骨从距骨下脱出而向外，形成距骨周围跗骨外侧脱位，易同时发生跟骨的载距突骨折。

当暴力使足强力背屈，胫骨下端的关节面前缘作用于距骨头部，而推挤距骨向后移位，造成距舟、距跟关节同时脱位，跟骨相对前移，形成前侧脱位。

当暴力使足强力跖屈时，胫骨下端关节面的后缘作用于距骨后部，而推挤距骨向前，跟骨相对后移而形成后脱位，易并发舟骨骨折。

【手法复位】

本病能否得到早期诊治，是预后良好与否的关键。此病复位较容易，牵拉扳正即可整复。

【固定简述】

固定方法：均以石膏托固定。内脱位将踝关节固定于90°足稍外翻位；外脱位将踝关节固定于90°足稍内翻位；前脱位将踝关节固定于轻度跖屈足中立位；后脱位将踝关节固定于轻度背屈足中立位。时间4～6周。

七、跖跗关节脱位

【分类】

一般常见的是 2 ～ 5 跖骨基底部脱向外侧；重者第 1 跖骨亦同时脱向内侧；多合并楔骨骨折，或跖骨基底部骨折（图 13-84）。

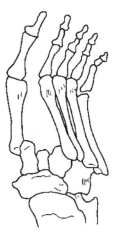

图 13-84　跖跗关节脱位

【损伤与移位机理】

当暴力迫使足前段内翻内收，可致跖跗关节脱位；或前后挤压足部，可致足背部翘起，也可形成跖跗关节脱位。

【手法复位】

助手固定踝关节，术者一手持跖趾关节处向远端牵拉，另一手挤按翘起的脱出骨端向内向下，即可复位。若为 1 ～ 5 跖骨均脱位，可令一助手固定踝关节，一助手持前足向远端牵拉，同时术者以双手对挤并挤压脱出的跖骨使其复位。

【固定简述】

跖跗关节脱位复位后，以连脚托板将踝关节固定于 90°中立位，足弓下方垫以厚棉垫，维持足弓正常，足背侧跖骨基底部压垫，上面压硬纸壳（大小以能覆盖足背为适度），用绷带将足缠绕固定在足托板上 4 ～ 6 周。

八、跖趾关节脱位

【分类】

跖趾关节脱位可分为背侧脱位、侧方脱位及绞锁脱位（多见于 1、2 趾）。后者少见（图 13-85）。

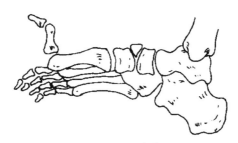

图 13-85　跖趾关节脱位

【损伤与移位机理】

行走或跳跃，或因挤压外力，均可使各趾跖关节脱位，一般均脱向背侧，偶然也有脱向侧方者。

【手法复位】

跖趾关节脱位，采用倒程逆施复位法。

助手固定踝关节，术者一手持跖，一手持患趾，或用布带提牵患趾。先将患趾背伸，扩大畸形牵拉，并同时推基节底部向跖骨头远端，持跖部远端的拇指将跖骨头推向背侧。当患趾基节的基底部滑到跖骨头远端时，在维持牵拉的情况下，将患趾由跖趾关节背伸位转向跖屈位，即复位（图 13-86）。

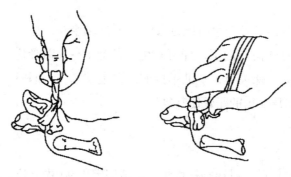

图 13-86　跖趾关节脱位倒程逆施复位法

第 1 跖趾关节或其他跖趾关节：有时跖骨头可被关节囊或屈趾肌腱嵌夹绞锁，不易复位。在整复时，关键在于将拇趾极度背伸，扩大畸形，然后将拇趾基节基底部，顶紧第 1 跖骨背侧，向远端推到跖骨头部，可使嵌顿缓解，然后脱位才能按上法顺利复位。

第 2～5 跖趾关节脱位：有时可向侧方脱出，可按前后脱位手法复位，即顺势牵拉，扩大畸形，然后反屈复位。

【固定简述】

第 2～5 跖趾关节脱位，复位后多不稳定，容易再脱，故复位后需以胶布将患趾固定于移位侧相邻的健趾上 1～2 周，然后逐渐进行功能锻炼。其他脱位复位后，一般不需固定，只须外贴活血接骨止痛膏，制动 3 周即可。

九、趾间关节脱位

此种脱位不多见，且复位容易。

【分类】

趾间关节脱位可分为近端趾间关节脱位和远端趾间关节脱位，又可分为前脱位、后脱位和侧方脱位。

【损伤与移位机理】

趾间关节脱位多由顶碰趾端，使末节趾骨近端脱于近节趾骨背侧，或近节趾骨间关节形成脱位。

【手法复位】

此种脱位复位容易，只需稍一牵拉或推挤即可复位。

【固定简述】

一般不须固定，仅局部制动 4～6 周。随着肿痛减轻而功能活动亦逐渐恢复，必要时外贴活血接骨止痛膏即可。

第十四章 关节错缝手法治疗

第一节 关节错缝概论

关节错缝是指构成关节两骨的接触面，因外力作用引起微小错离，发生疼痛和功能障碍，且不能自行复位，既非骨折，又非脱位，亦非单纯筋伤，有时有畸形并显弹性固定，但无显著肿胀，解剖上无明显变化和异常。X 线片示无明显异常改变。手法治疗时有复位声或弹动感，并可收到立竿见影的效果。

【分类】

按损伤机制可分为错移型、嵌夹型、旋转型。

1. 错移型 一个关节面稍移位于另一关节面的前后、左右、上下、内外等某一方向，可发生于各类关节，尤以关节面较平坦的关节为多。

2. 嵌夹型 关节的滑膜层或关节囊或附着于关节周围的韧带，有极少的一部分被嵌夹于关节间隙中，造成关节面间隙的紊乱，多发生于运动范围较大，关节囊较松弛的关节。

3. 旋转型 一个关节面顺时针方向或逆时针方向旋转移位，如脊椎椎体的旋转移位多发生于活动范围较小的关节。

以上分类有时可单一存在，有时可合并发生，机制较为复杂，故有时比较显著，有时又很轻微。

【损伤与移位机理】

1. 间接外力是引起关节错缝的主要原因，如强力扭转、牵拉、躲闪、坠堕、过伸等。凡超过关节活动的正常范围，都可致关节囊或韧带受伤，形成关节错缝；或将关节囊和韧带嵌锁于关节缝内而使关节不能自行复位，特别是体质较弱者更易导致。

2. 肌肉主动或被动的突然紧张，猛力收缩，使肌肉的起止点处所附着的骨骼受牵拉，或由于牵拉使关节腔形成负压，将关节囊或韧带部分吸入关节腔，形成嵌顿。肌肉牵拉多与间接外力合而致伤。

3. 直接外力所形成者较少见，一般可见于跌仆、撞击和压挫等。

【手法复位】

手法要稳、准、巧，关节错缝由于错位轻，复位较容易。常用的有下列几种手法：

1. 牵拉推按法 通过牵拉，使关节间隙增大。术者在局部或推或按压，将错移复位。牵拉时，要力量持续，手法要快速，配合密切。

2. 屈伸旋转法 通过牵拉，使关节间隙增大，再伸屈或旋动，使旋转错移，在牵拉旋转过程中恢复原位或缓解嵌夹。

3. 旋转顿推法 按一定方向，反复被动活动关节，逐渐增加力量和活动度，当接近极度时，趁患者不备，稍微用力再疾推一下，并立即放松。这种疾推力量大而且速，为多用的一种手法，亦可在疾推的刹那间，用另一手在局部速推以配合。

4. 按压分扯法 在患处施以下压或分扯的手法，并令其同时配以用力咳嗽或深呼吸，使高者平之，凹者举之。

以上手法，可单一应用，也可同时几种方法配合应用。根据病情需要，选择相适应的手法。

第二节 上肢关节错缝手法治疗

一、肩关节错缝

肩关节错缝，又称"牵拉肩""肩关节急性脱位"。本病多发生于儿童，2～5岁者占80%，8岁以上者极少见。

【分类】

肩关节错缝按受伤机制可分为嵌夹型和错移型关节错缝。

【损伤与移位机理】

当跌倒或穿衣，上肢因强力外展、外旋而致伤，前伸牵提上肢亦可致伤。当牵拉上肢时，肩关节腔被拉长，造成了关节腔内的负压，将关节下方松弛的滑膜，或部分关节囊吸入关节间隙；当上肢放下时，被关节挤压不能脱出，形成嵌夹。此种情况较为多见。或当牵拉上肢时，致肱二头肌腱由结节间沟中滑移，不能自行复位。

【手法复位】

肩关节错缝，采用牵拉旋转复位法。

　　患者坐位或仰卧位，一般由其父母抱坐并置于膝上，以两手环抱固定其身体，避免患儿乱动。术者一手牵患肢腕部，一手置于患肩上方，拇指在前，其余四指在后，以拇指推其肌肉向后上方，同时牵腕的手在顺势用力牵拉的情况下，使上肢高举外旋，即可听到复位声或手下有弹动感而复位。当时或稍休息后，即可自主外展、外旋及抬高患肢，疼痛消失或减轻，说明已经复位。

【固定简述】

　　肩关节错缝整复后，一般不需固定。若伤后日久就诊者，复位后以腕颈带悬吊3～7日，避免重复受伤机制的作用，或牵拉患肢。穿衣时先穿患肢，脱衣时后脱患肢，无须特殊功能锻炼及内服药。

二、小儿桡骨小头错缝

　　小儿桡骨小头错缝，多发生于 4 岁以下的小儿，又名"牵拉肘""桡骨小头半脱位"，是常见的一种损伤。

【分类】

　　1. 按受伤机制，可分为嵌夹型和错移型。
　　2. 按错移方向，可分为前错移型和后错移型。
　　3. 按嵌夹组织不同，可分为滑膜嵌夹型和韧带嵌夹型。
　　4. 按错位次数，可分为新鲜性和习惯性。

【损伤与移位机理】

　　在小儿无准备的情况下，猛力牵拉患儿前臂，造成肱桡关节错动而产生疼痛。小儿因疼痛惧牵患肢，在此情况下使抵止在桡骨粗隆上的肱二头肌突然收缩，把松动的桡骨小头拉向前方，称为"前错"，约占本病的 90% 以上。

　　当小儿前臂旋转屈肘跌倒时，可将桡骨头挤向肱桡关节的后方，造成后错。

　　牵拉小儿前臂时，由于力量大而猛，引起肱桡关节松动、拉长，致关节囊内形成负压，将部分滑膜吸入关节腔内而阻碍关节的自行复位。也可由于牵拉前臂时，环状韧带紧张锁住了桡骨小头而使其不能自行复位。总之，原因多样，其说不一。多次拉伤，可形成习惯性，但随着年龄的增长，可自行痊愈。如拉伤后未及时进行复位，有时可形成发育畸形。

【手法复位】

　　小儿桡骨小头错缝，多采用牵拉旋转复位法。

家长将患儿抱于膝上，用两手持患儿上臂作固定以反牵拉。术者一手持患腕上方，一手持肘，拇指在前，按压于桡骨头前方；其余四指在后，牵前臂的手顺其旋前，适当用力向远端牵拉，在牵拉的情况下屈曲肘关节，同时拇指按压桡骨头向后，手下即有复位声或弹动感。

如用上法无复位感时，说明向后错移，可重复上法，但于屈肘时，将前臂旋后即可。

【固定简述】

小儿桡骨小头错缝复位后，患儿立即或稍休息后即可抬动患肢，屈肘、旋臂、抬举、持物自如，无须固定。但要避免重复受伤机制的活动，避免牵拉患肢。穿衣、脱衣时的注意事项同肩关节错缝。无须药物治疗。

第三节 下肢关节错缝手法治疗

一、小儿髋关节错缝

小儿髋关节错缝，是指股骨头与髋臼窝之间发生微小的移动，又名"小儿闪髋""小儿髋关节半脱位""小儿髋关节假性脱位"等。多发生于 3～10 岁的儿童，发病年龄以 9～10 岁多见，2～5 岁者次之，10～15 岁者又次之。成人罕见，故称"小儿髋关节错缝"。

【分类】

小儿髋关节错缝按受伤机制，可分为错移型和嵌夹型。

【损伤与移位机理】

由于下肢过度外展，或内收致伤，如滑倒、摔跤、赛跑、打球等体育运动均可致发病。

根据致伤外力，可伤及下肢的内收、外展肌群，致肌肉疼痛而痉挛，形成关节错移。可挤压或牵拉圆韧带而致圆韧带松弛、变长从而形成关节错移。当圆韧带变细，可形成股骨头供血不全，久之则股骨头可因缺血而发生坏死，故本病应争取时间治疗，越早效果越好。

当跳跃、滑闪使髋关节过度外展时，股骨头与髋臼下缘的间隙增宽，关节腔内形成负压，将部分关节囊或滑膜或韧带吸入关节腔，嵌夹在股骨头与关节盂缘之间。

【手法复位】

小儿髋关节错缝，采用牵拉旋转复位法。

患者仰卧，一助手以双手按压患者两髂前上棘处以固定骨盆。术者一手持踝关节上方，另一手持膝，先顺其外展、外旋畸形，将髋膝关节轻轻屈伸，待其肌肉放松后，逐渐将髋关节、膝关节极度屈曲，使股部至腹壁，或接近腹壁。然后内收，内旋，伸直患肢，即可复位。有弹动感，症状消除，功能恢复，疼痛缓解。

【固定简述】

一般不需固定。若复位后，仍有疼痛，令制动休息数日即愈。也可服舒筋活血通络中药，外贴活血止痛膏药。

二、髌股关节错缝

髌骨系人体最大的种籽骨，能保护膝关节，增强股四头肌的力量，是维持膝关节稳定的重要因素。

髌骨的关节面与股骨的髌面形成关节。当膝关节运动时，髌骨也随之移动；膝关节半屈曲时，髌骨与股骨的髌面相接。深度屈曲时，髌骨则下降至股骨髁间窝。伸直时，髌骨向上移。此症多发生于儿童，尤以 3～6 岁为多见，这可能与小儿活泼好动及韧带松弛有关。

【分类与病机】

在过度奔跑、跳跃时，股四头股骤然猛力收缩，超过了髌韧带的制约能力，髌骨遂被牵拉向上，或向上外方轻微错移，不能自动恢复原位，形成髌股关节错缝。

【手法复位】

小儿髋关节错缝，采用牵拉屈伸复位法。

患者仰卧，术者站于患侧，一手持踝关节上方，另一手持膝关节。先将膝关节缓缓伸屈数次，待筋肉放松后，将膝关节尽量屈曲，再伸直，即可复位。

如症状仍不缓解，可采用牵拉旋转复位法或牵拉推按复位法，即在以上复位法的基础上，在伸屈膝关节的同时，持小腿的手将小腿稍作内外旋动伸直，即可复位。或在上法复位的过程中，当膝关节伸展时，于髌骨上加以向下或向内的推按力，即可复位。

【固定简述】

小儿髋关节错缝复位后，症状往往立即缓解或消失，功能恢复，无须固定。若仍有疼痛者，经制动休息数日后即愈，亦可外贴活血止痛膏药。

三、跖跗关节错缝

第 1 跖骨基底与第 1 楔骨远端构成跗跖关节的内侧部；第 2、3 跖骨基底与第 2、3 楔骨远端构成跗跖关节的中部；第 4、5 跖骨的基底则与骰骨远端构成跗跖关节的外侧部。此外，2～5 跖骨间又互相构成三个跖骨间关节，它们可做轻微的滑动及屈伸运动，还可做轻微的内收及外展运动。

【分类与病机】

当足部因超越正常范围的活动而致扭伤时，可将一个或多个跖骨基底错移至相对关节面的背侧或跖侧。此外，第 1 跖骨基底还可向内侧错移，第 5 跖骨的基底可向外侧错移。

【手法复位】

小儿髋关节错缝，采用牵拉顿挫推按法。患者坐位或卧位，一助手固定小腿中下段。术者站于患侧，一手牵拉错缝的跖骨远端做持续的牵拉，另一手在相应错缝关节的跖骨近端，用力向前或向后或向内或向外猛力推挤使其复位，即有弹动感。

如为多个跖骨错缝，一助手固定小腿中下段，另一助手牵拉患足。术者站于患侧，用双手拇指置于错移的跖骨近端，向后或向内、向外顿推使其复位即可，也可进行逐个顿推。

小儿髋关节错缝复位后，无须固定，可外贴活血止痛膏药。

第四节　躯干部关节错缝手法治疗

一、寰枕关节错缝

寰枕关节是由枕骨髁与环椎上关节凹构成的椭圆关节，左右各一。关节囊较松弛，可使头部做俯仰、侧屈活动，但范围都不广泛。

【分类与病机】

当头部受到外力袭击，或做不协调的头颈动作，如猛烈活动头颈可使两侧枕骨髁同时移位于各自的寰椎上关节凹而造成错移。其错移方向可左可右，可前可后。但由于程度轻微以及该处不容易触摸到，所以无法定向。

【手法复位】

小儿髋关节错缝，采用提牵旋转复位法。

患者坐于凳上，术者站其背后，先在颈部轻柔按摩，使其筋肉松弛。然后用一手托持下颌，一手托枕部，在双手同时用力向上提牵头部的情况下，使头先缓缓做俯仰动作，或加配以左右旋转，即可复位。若症状不缓解，可以上法做左右旋转至最大限度时，再轻轻顿推一下，即可复位。复位后，患者头部活动自如。若仍有疼痛，可内服活血止痛中药。不需固定，唯于活动颈部时多加注意，数日后即可自由活动。

二、寰枢关节错缝

在全部 7 个颈椎中，寰椎与枢椎的形态与其他颈椎不同。寰椎无椎体和棘突，是由前弓和后弓及两个侧块组成，因外形呈环状而命名。枢椎的特殊形态是椎体上有一骨性突起，名为齿状突。寰枢关节由数个独立的关节构成，由寰椎的下关节面与枢椎的上关节面组成左右两个寰枢外侧关节；由枢椎齿突的前关节面与寰椎的齿突关节面组成寰枢关节，两组关节是联动的，单独一个不能活动，它们的关节囊都较松而薄弱，尤其是寰枢后侧的横韧带，所以比较容易发生相互位置的轻度错移。

【分类与病机】

1.当颈部活动度超过一定范围，如急剧扭转、挫撞、猛烈摇晃，或不协调的活动时，都可使枢椎的齿突在寰椎中移动，并离开正常的位置。同时两个寰枢外侧关节也发生相应的移动，离开原位，形成错移。

2.上呼吸道感染、感冒、腮腺炎等周围组织炎症，可使寰枢关节韧带充血、松弛，加之儿童骨与关节发育不完善，多因轻微外力或睡姿不良造成寰枢关节半脱位或错缝。

【手法复位】

寰枢关节错缝，采用提牵旋转顿推复位法。

患者坐于凳上，术者站其背后，先在颈部进行揉摩，使筋肉放松，然后用一手托持下颌，一手托持枕部，在提牵头部向上的情况下，使头向左右旋转。当旋到最大限度时，再加以急猛的旋转力后随之放松，轻柔地给颈部做侧屈及俯仰活动，症状消除则证明已复位。

复位后，无须固定。在颈部外贴活血止痛膏药，休息数日即愈。如症状未完全消失，可配服活血舒筋中药。

三、颈 3 ~ 7 椎间关节错缝

第 3 ~ 7 颈椎，都是通过 5 个部分（即椎间盘）相互连接。上椎体关节突的下关节面与下椎体关节突的上关节面构成左右两个椎间关节，上椎体下缘两侧斜面与下椎体两侧的唇形构成滑膜关节。椎间盘在颈椎的活动中并不移动，仅以形状的改变以适应椎体间隙的变化。滑膜关节的活动度也很小，只有与关节间隙位置接近水平的颈椎椎间关节，可以做前屈、后伸、侧屈及旋转等多方面的活动。尤其是前屈功能，幅度是整个脊柱中最大的，故关节错缝大都发生在椎间关节。

【分类与病机】

当头部受到外力作用，致颈部过度活动和旋转就可发生一侧椎间关节滑膜被嵌夹在关节间隙中，或发生两侧关节突之间的前、后、左、右任何一方向的轻微错移，或前后、左右旋转错移。也可以睡姿不良造成，俗称"落枕"。

【手法复位】

若为嵌夹型者，可采用提牵旋转法。患者坐于凳上，术者站于背后，一手托持患者颌部，一手托持枕部，在向上提牵的同时进行左右旋转，即可使嵌夹缓解而复位。

若为错移型或旋转型，采用旋转顿推复位法。

患者坐于凳上，术者站于背后，一手托持下颌部稍偏于左，一手托持枕部稍偏于右，使两手相对，先将患者头颈屈向右侧。然后在侧屈情况下，使头向右侧旋转，当旋至最大限度时，再将头稳妥地推动一下，此时可出现弹响复位声或弹动感。然后依上法，再向另一侧做旋转推动活动。

若施术正确，患者术后立即感到轻快，术者再给予揉摩理筋，以巩固疗效。

四、肋椎关节错缝

肋骨后端与胸椎之间有两处关节。一个叫肋头关节，由肋头与椎体肋凹组成，多数肋头关节内有韧带将关节分成上下两部分，但第 1、11 和 12 肋头关节则无这种分隔；另一个是肋横突关节，由肋骨结节关节面与横突肋凹组成。肋头关节与肋横突关节都是平面关节，两关节同时运动（联合关节），运动轴是通过肋骨颈的斜轴，运动时肋骨颈沿此运动轴旋转，肋骨前部则上提下降，两侧缘做内、外翻活动，从而使胸廓矢状径和横径发生变化。

【分类与病机】

肋椎关节错缝按其病理机制，可分为嵌夹型错缝（滑膜嵌夹）、旋转型错缝。

当躯干过度活动或突发旋转就可发生一侧肋椎关节错缝，甚或滑膜被嵌夹在关节间隙中，疼痛难忍，辗转不安，俗称"岔气"。

【手法复位】

若为嵌夹型者，可采用旋牵顿扳复位法。

患者坐于凳上，术者站于患侧偏前方，一手按压固定同侧骨盆，另一手（前手）自患侧腋下穿过搭于健侧肩胛部外后侧固定，以上臂向上抬牵患侧腋部，持续30秒钟，然后维持牵抬力，肩手同时用力使患侧后旋，至最大限度时停留片刻突发寸力（小幅度爆发力）骤然牵扳，听到咯噔声，即复位成功。轻轻回位，患者症状消除。

若为旋转错缝型，可采用旋牵顿扳复位法，还可采用屏气按压复位法、扩胸牵扳复位法。

1. 屏气按压复位法　患者俯卧，术者站于患者一侧，使两手相叠压于患部脊柱正中，先令患者深呼吸数次，然后深吸气屏气，术者同时向下压脊柱，至最大限度时停留片刻，然后突发寸力骤然下压，听到咯噔声即复位成功，轻轻回位，患者症状消除。

2. 扩胸牵扳复位法　患者坐位，双手十指交叉扣住并抱于枕部。医者站其后方，以一侧膝部顶住其病变胸椎，双手分别自前侧把持双肩，嘱咐患者做前俯后仰运动，并配合深呼吸（即前俯时呼气，后仰时吸气）。如此活动数遍，待患者身体后仰至最大限度时，用"巧力寸劲"将其两肘向后方突然拉动。与此同时，膝部向前顶抵，常可闻及"喀哒"声。

五、腰椎关节错缝

腰椎的椎间盘大而且厚，椎间关节的关节面接近矢状位，故腰部伸屈活动度较大，而两侧屈和旋转活动度较小，加上腰部活动频繁，所以易致外伤。

腰椎关节错缝是指腰椎小关节错缝，即腰椎之间上下小关节的接触面，因外力作用而发生轻微的错移，不能自行复位，且引起疼痛和功能障碍而言。

【分类】

腰椎关节错缝按其病理机制，可分为嵌夹型错缝、旋转型错缝。

【损伤与移位机理】

韧带松弛，不经意间轻微旋扭腰部，即可致腰椎关节错缝、滑膜嵌夹而疼痛难忍，动则加剧；或在没有思想准备的情况下，突然动作，或受外力作用，使腰部猛然闪动、扭转，都可致伤。如失足落空、足踏滑物、突然扭闪腰部、弯腰捡物、搬抬重物、转身翻身过猛等，使关节随外力滑动，或扭向侧方，致腰椎关节错缝，或滑膜嵌夹而疼痛难忍，动则加剧。

【手法复位】

1. 嵌夹型错缝　采用屈伸牵拉推按复位法。

患者仰卧板床上，术者先一手推膝，另一手持踝关节上方，分别做双腿髋、膝关节的屈伸活动数次，再将双腿的髋膝关节同时极度屈曲，然后再伸直。如此活动数次，直到患者双腿能过伸而不感腰部疼痛为止。此时令患者改为俯卧位，一助手把持双踝部向下牵拉，另一助手把持两侧腋窝向上做反牵拉固定。术者站于患侧，以两手掌从骶部开始，沿脊柱两旁由后下向前上推按，一掌错一掌向上移动，直到胸腰联合处为止。术者推按时，令患者张口呼吸，一般推按3次。然后双手掌按揉肾俞穴，以调整经气，巩固疗效。

2. 旋转型错缝　采用旋转顿推复位法。

患者健侧卧位，术者站于患者背后，一手持患侧肩部，另一手持患侧髂前上棘处，两手同时做相反方向的推扳活动，先轻柔地使腰部旋转数次，腰部筋肉放松；然后再将腰部旋到最大限度时，术者两手同时用力，猛将腰部的旋转再推进一步。若有"咔嗒"响声，或有弹动感出现，患者立即有轻快感，表明骨缝已合，再做局部揉摩，以巩固疗效。若未出现轻快感觉，术者可做向以上相反方向的推扳旋腰活动，手法同上，直到骨缝合好、症状消失为止。

复位后无须固定，卧床休息数日，外贴活血接骨止痛膏，亦可同时内服活血舒筋止痛中药数剂。

六、骶髂关节错缝

骶髂关节是骨盆环中的微动关节，是由骶骨与髂骨耳状关节面构成的、有完整的关节结构关节。其活动范围较微小，关节面不平，有凹陷和隆起相吻合，并依靠骶髂关节前、后韧带和骶髂间韧带加以稳定，因而比较牢固。如果没有强大外力，骶髂关节不易引起错缝。

【分类】

骶髂关节错缝按受伤机制和错缝方向，可分为前错缝和后错缝两种。

【损伤与移位机理】

突然跌倒，单侧臀部着地，上身的重力和地面的反作用力交集于骶髂关节部位，迫使髂骨向上、向内旋转，使方向错缝；或负重行走，单侧下肢蹬空，或绊于障碍物上，或高处落下单足着地等单侧下肢突然负重，皆可使骶髂关节前后旋转，或向前、向后推挤致伤；也或因韧带蜕变松弛，束骨不力，不经意间轻微旋扭腰髋部，即可致骶髂关节错缝。一旦发生不能自行复位，引起疼痛和功能障碍。

【手法复位】

1. 前错缝 采用旋转顿推复位法。患者仰卧板床上，术者站于患侧，一手按压患侧髂前上棘处以固定，另一手由健侧插入患者背后，扳拉健髋部向前且向患侧旋转，双手同时用力，猛然将错缝复合，即可听到弹响声或弹动感。

2. 后错缝 采用顿推复位法。患者俯卧于板床上，令患肢膝关节屈曲。术者站于健侧，一手托持患肢膝关节，使患髋过伸；另一手按压患处，推骶髂关节向前。两手同时猛然用力，即可听到弹响声或感到弹动感。患者疼痛消失或大减，表明复位成功。

复位后无须固定，卧床休息数日即愈，也可局部外贴活血接骨止痛膏。

第十五章　常见骨伤杂病手法治疗

第一节　膝骨关节炎手法治疗

骨关节炎是以筋骨平衡失调为主要因素，以关节软骨进行性损害（变性、破坏及骨质增生）为特征的一种慢性关节退行性病变。好发于膝关节和中老年人群。

【分型】

根据病因，可分为原发性和继发性。

根据发病缓急，可分为急性和慢性。

根据中医辨证，可分为气滞血瘀型、痰湿阻络型、肝肾亏虚型和湿热内蕴型。

【病机】

原发性膝骨关节炎多以构成关节的复合组织退行性改变、筋骨失衡为基础，由此造成关节生物力学失稳，机械力分布失衡，关节异常活动、撞损与日积月累的运动磨损而逐渐发病；多以过度活动与劳累、轻微外伤、外感风寒湿邪等为诱发因素，临床表现以关节疼痛、僵硬、活动受限为主要症状。往往慢性起病，逐渐加重，反复发作，最终出现关节畸形。

继发性膝骨关节炎多以关节内骨折、半月板损伤、关节韧带损伤等治疗失当，而使筋骨失衡、关节失稳、关节异常活动与磨损而逐渐发病。临床表现同原发性，但容易急性发作，症状较剧。

【手法治疗】

调衡活节法：平乐正骨认为，人体是一个小天地，膝关节疼痛不单止痛，膝病不独治膝。在膝骨关节炎手法治疗上，重视整体，从整体着眼，松腰、调盆、治股、活关，终以恢复整体平衡为主线，恢复关节的功能为根本。以整体松解调衡为先，再做膝周调衡，整体与局部兼顾，解除影响关节功能的因素，消除症状。

1. 适应证

该法适用于无明显畸形的骨关节炎。

2. 禁忌证

（1）局部有皮损者。

（2）有明显畸形者。

（3）有出血倾向性及患者。

（4）湿热内蕴，局部发红发热者。

3. 操作步骤

（1）松腰调盆：先采用推经、揉法、㨰法、拿法等放松和调整腰与骨盆肌肉，使脊柱骨盆肌肉放松，两侧张力均衡。

（2）治股活关正力线：第一，先采用揉法、㨰法、拿法等方法放松股部及关节周围的肌肉，由浅入深，刺激量以患者不感觉疼痛为度。第二，采用弹拨、点按等手法有针对性地松解关节周围紧张的韧带、肌腱及关节囊，祛除影响关节功能的外在因素，恢复关节周围筋肉的相对平衡。根据患者病情，以及手法的方向、力量、作用点，补虚泻实。第三，根据关节解剖结构，在顺应关节的生理功能情况下，采用牵引、旋转等手法，进行关节的屈伸、旋转、内收、外展等动作，活关节并矫正力线。

（3）点穴通经益气血：根据膝骨关节炎的发病特点选定主穴：内膝、外膝、气海、百会、阳陵泉、足三里。根据临床证型选用配穴：气滞血瘀者选血海、太冲；痰湿阻络者选丰隆、三阴交；肝肾亏虚者选绝骨、关元；水湿内停者选复溜。以点揉手法为主，兼以点振手法疏通经络，调和气血。每穴 1 ～ 2 分钟，每天 1 次。

4. 注意事项

（1）复位前要做好详细评估，如患者的耐受能力、可能出现的并发症及不良反应等问题。

（2）手法要轻柔缓和。

（3）注意手法治疗后，患者应适当进行功能锻炼。

第二节　腰椎间盘突出症手法治疗

腰椎间盘突出症是临床上最常见的腰腿疼疾病之一。它是腰椎间盘发生退变后，在外力作用下，纤维环破裂使髓核向后突出，刺激或压迫神经根、血管或脊髓等组织所引起的腰痛，并伴有以坐骨神经放射性疼痛为特征的病变。病变部位以腰 4、5 之间最为多见，腰 5、骶 1 之间次之，也有腰 4、5 之间及腰 5 和骶 1 之间同时发病的，腰 3、4 发病相对少见。

【分型】

根据突出的部位，可分中央型、旁侧性、极外侧型（神经根管型）、椎体型（Schmorl 结节）和椎体外侧型。

根据突出的程度，可分膨出、突出和脱出。

根据发病情况，可分为急性和慢性。

【病机】

腰椎间盘突出症多以椎间盘退行性变为基础，加之某种可诱发椎间隙压力突然升高、椎间盘纤维环撕裂的因素导致髓核突出。常见的诱发因素有腹压增加、腰姿不正、突然扭腰、突然负重、突然改变体位、半弯腰负重、妊娠、感受风寒湿等。椎间盘纤维环部分破裂，而表层尚完整，髓核因压力而向椎管内局限性隆起，但表面光滑为膨出型。此型临床表现多以腰痛为主，可伴有臀部疼痛不适，经非手术治疗大多可缓解或治愈。椎间盘纤维环完全破裂，髓核突向椎管，仅有后纵韧带或一层纤维膜覆盖，表面光滑或有高低不平，硬膜囊和神经根受压为突出型，此型突出节段相应下肢特定部位疼痛等神经症状较明显，60% ～ 80% 可非手术治愈，不留症状。椎间盘纤维环完全破裂，髓核突破后纵韧带突入椎管，甚至个别突破硬膜囊进入硬膜下腔，破裂突出的椎间盘组织或碎块脱入椎管内或完全游离或下垂。急性期神经根症状尤为明显，部分可有马尾神经症状、大小便异常。椎体型（Schmorl 结节）常见于老年人，髓核经上下椎体终板软骨的裂隙进入椎体松质骨内，一般仅有腰痛，无神经根症状。

【手法治疗】

一、牵弹三步法

1. 适应证　该疗法适用于中央型、旁中央型及旁侧型腰椎间盘突出症有下肢神经症状者，对中央型及旁中央型为最佳适应证。

2. 禁忌证

（1）腰椎间盘突出症急性期患者禁用。

（2）对椎间盘突出块状巨大、极外侧型（神经根管型）、青少年型或伴有钙化及侧隐窝狭窄患者应慎用。

（3）腰椎间盘突出症患者有足下垂及马尾神经症状者禁用。

（4）腰椎失稳或腰椎手术者应慎用。

（5）超过 60 岁的老年患者应慎用，65 岁以上患者应禁用。

（6）心、脑、肺、肾、肝等脏器功能不好及血压异常者禁用。

3. 操作步骤

（1）第1步：牵引。床尾抬高，患者排空二便后，俯卧位骨盆牵引带牵引。牵引重量为体重1/2（尾数不足1kg者，按1kg计），每次40±10分钟，要求骨盆牵引带上缘绑扎在髂嵴以上，尾部牵引仰角30°±5°。牵引结束后，患者卧床30分钟，然后佩戴腰围下床。牵引12±5天。

（2）第2步：弹压。在电脑力度显示牵引床上实施弹压手法。患者俯卧于牵引床上，胸部和髋部常规缚扎牵引带后，在骨盆下方及胸前下方各垫一自制长50cm、高10cm、宽40cm海绵软枕1个，使病变间隙之腹部悬空，将牵引重量根据患者耐受程度设定为超体重10%～30%，持续牵引10～15分钟，待患者骶棘肌充分松弛后，实施弹压手法。术者站立于患侧（中央型突出站立于症状较重一侧），一手掌根按压于相应病变节段棘突间隙，中指正对脊柱方向（或上或下），另一手虎口叠加于手腕背部，双肘关节伸直，向腹部垂直、连续地弹压（弹压过程中，嘱患者张口呼吸，切勿闭气），压力为30～50kg（电脑牵引床可显示弹压力千克数），频率为120次/分。此时牵引力维持不变，患者如无不良反应，可连续弹压5～10分钟后停止手法，逐渐减少牵引重量至电脑显示牵引力为0，去软垫，患者同身手掌置于腰骶部，用直尺越过手掌连接T12椎体棘突和骶骨岬在同一水平面以下，表明手法成功，嘱患者深呼吸，去除牵引带。

（3）第3步：扳伸。患者健侧卧位，健肢贴紧床面并伸直，患侧下肢尽量屈曲。术者面对患者，一手肘推肩向后，一手肘压臀并用拇指压住病变间隙上位棘突（如有棘突偏歪则以偏歪棘突为准），双肘交错用力，调整力线，当力线传导至拇指下并有阻抗感时突然发力，闻及"咯噔"弹响声同时拇指下有关节松动感时，即告复位成功。然后嘱患者仰卧，腰骶部垫厚约10cm海绵软垫，助手固定骨盆，术者将患者双下肢分别直腿抬高，并做踝关节背伸，高度以患者能耐受为限，但不低于50°，不高于100°。先健侧、后患侧，每侧3次（如中央型突出时，则先症状较轻侧，后症状较重侧）。

（4）卧床：术毕患者绝对卧床3天，直线翻身。平卧时，腰下加自制腰垫，高度不低于2cm，以维持腰曲。并应用20%甘露醇250mL静滴，每日1次，连用3天。

（5）起床：绝对卧床3天后，患者床上行腰背肌锻炼，四肢活动1～2个小时，测血压正常后，佩戴腰围下床活动，注意保持正确姿势，循序渐进，逐日根据情况增加活动时间和频次，避免突然弯腰，逐渐进行腰背肌锻炼。

4. 注意事项

（1）复位前要做好详细评估，如患者的耐受能力、可能出现的并发症及不良反应等问题。

（2）弹压时，嘱患者张口呼吸，切勿闭气。

（3）复位后卧床制动，要重视预防下肢血栓形成，可行气压治疗、定时按摩等方法进行预防。

（4）复位后如出现足下垂或马尾损伤症状时，应立即会诊，必要时急诊手术治疗。

（5）下床前要监测生命体征及指导适度床上活动，避免下床时突然晕倒。

（6）后期腰背肌功能锻炼是其减少复发的关键。

二、旋转复位法

1.适应证、禁忌证与注意事项同上。

2.准备手法 俯卧位采用揉摩、按压、牵抖、点穴与推经等手法，对患者腰部及下肢进行肌肉放松及调整。

3.旋转复位法 以右侧痛为例：患者坐在方凳上，术者立于患者右后侧，右手经患者右腋下至患者颈后，用手掌压住颈后与左肩，嘱患者双足踏地，臀部正坐不要移动，术者左手拇指抵住偏歪的棘突。助手面对患者，双腿夹住固定患者左下肢。术者以右手使患者上半身前屈60°左右，并向右侧弯，在最大侧弯感锁定时发寸力使患者躯干向后右侧旋转。同时左手拇指向左抵住腰椎棘突，此时指下可感椎体错动，伴有弹响声，手法成功，缓慢恢复中立位。